当代旅游学规划教程

旅游营养与卫生学

LUYOU YINGYANG YU WEISHENGXUE

金声琅 /主　编

姜　薇　孙克奎
杜密英　郜玉振 /副主编

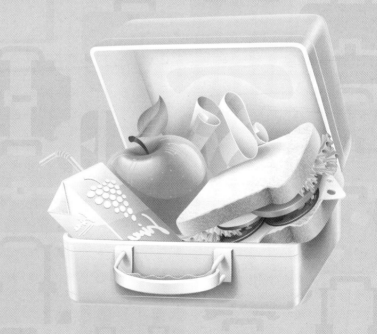

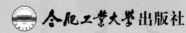合肥工业大学出版社

图书在版编目(CIP)数据

旅游营养与卫生学/金声琅主编. —合肥:合肥工业大学出版社,2017.1
ISBN 978 - 7 - 5650 - 3234 - 9

Ⅰ.①旅…　Ⅱ.①金…　Ⅲ.①旅游—食品营养②旅游—食品卫生学
Ⅳ.①R15

中国版本图书馆 CIP 数据核字(2017)第 013089 号

旅游营养与卫生学

金声琅　主编　　　　　　　责任编辑　朱移山

出　版	合肥工业大学出版社	版　次	2017 年 1 月第 1 版
地　址	合肥市屯溪路 193 号	印　次	2017 年 7 月第 1 次印刷
邮　编	230009	开　本	710 毫米×1000 毫米　1/16
电　话	总 编 室:0551 - 62903038	印　张	19.75
	市场营销部:0551 - 62903198	字　数	333 千字
网　址	www. hfutpress. com. cn	印　刷	安徽昶颉包装印务有限责任公司
E-mail	hfutpress@ 163. com	发　行	全国新华书店

ISBN 978 - 7 - 5650 - 3234 - 9　　　　　　　定价: 38.00 元
如果有影响阅读的印装质量问题,请与出版社市场营销部联系调换。

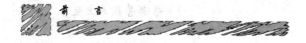

前　言

　　旅游业，国际上称为旅游产业，是凭借旅游资源和设施，专门或者主要从事招徕、接待游客，为其提供食、住、行、游、娱、购等六个环节服务的综合性行业。2016年被认为是中国旅游波澜壮阔的一年，"大众旅游"首次写入政府工作报告，"十三五"规划将旅游产业上升为战略性支柱产业。文创、科技等要素在旅游产业中的渗透，将改变以往的旅游消费结构，如文化娱乐、目的地生活体验方面的体验性消费，将进一步扩大。旅游业务由三部分构成：旅游业、交通客运业和以饭店为代表的住宿业，它们是旅游业的三大支柱。当下，旅游已成为老百姓的生活常态，要保证旅游品质，旅游餐饮则是基础。但由于种种原因，旅游餐饮并没有引起旅游从业者的高度重视，导致投诉层出不穷，其中旅游团队用餐尤为严重。

　　目前市场上同类的教材，多为预防医学、食品科学领域的教材，或者是中等职业学校以及高职高专规划教材，而针对普通高等地方性本科院校旅游类的同类教材鲜见。我们根据教育部和国家旅游局对旅游学科的规划和行业要求，编著了本部教材。以"联系实际、深化概念、注重应用、培养创新"为原则，编写力求从现代营养学和卫生学的角度阐述饮食营养与卫生安全的基本理论、基本知识和基本技能，特别是把现代营养学和卫生学的理论应用于旅游业实践中，使学生能系统地了解目前各类食品的概念、标准、要求及主要质量管理。教材还介绍了旅游团队营养配餐、《中国居民膳食指南（2016）》《中华人民共和国食品安全法》（2015年修订）等目前最新的知识，设计了相应的实验实训内容，具有较强的实用性。

　　教材内容涉及营养学、卫生学和管理学三大部分，共分十个项目，营养学主要介绍营养学基本原理、各类原料的营养价值、旅行团配餐及平衡膳食；卫生学主要介绍食品污染及其预防、食品的腐败变质及其预防、食物中毒及预防、常见食源性传染病和寄生虫病及其预防、各类食品的卫生要求；管理学主要介绍旅游餐饮经营的卫生与安全、现代旅游餐饮卫生管理与安全控制。与以往的教材相比，本书更符合应用型本科旅游院校的教学需求。应用本科教育是培养适应旅游行业生产、管理、服务第一线需要的高等技术应用型人才，以培养技术应用能力为主线设计学生的知识、能力、素质结构和培养方案，以"应用"为主旨和特征构建课程和教学内容体系，重视学生的技术应用能力的培养。因此，在此次编写过程中，我们在坚持教材原有的学术规范性的基础上，加强了理论内容的概括和提炼，以理论知识的适度、够用为原则来进行理论知识部分的编写，同时也加强了实践内容在教材中的渗透和体现，以应用性为导向。但囿于写作团队的眼界、学识和能力，不足之处，还请各位专家和广大读者指正。

　　本书是集体智慧的结晶，黄山学院金声琅负责全书框架的设计和统稿，并完成第一、二、六、七章，姜薇负责第四、五章，孙克奎负责第九、十章，郜玉振负责第八章，桂林旅游学院杜密英负责第三章。首先，感谢本书所列参考文献的作者以及未及时列入参考文献的引文作者，他们的前期研究为本书的写作提供了思想的源泉和有益的启发。其次，感谢从多方面激发本书写作灵感的领导、老师和同事们，他们包括吉林大学生物与农业工程学院殷涌光教授、黄山学院胡善风副校长以及黄山学院旅游学院的毕民智书记、朱国兴院长和各位同事们。再次，感谢参与资料整理工作的黄山学院毕业生汤鑫磊、沈海军、毛召燕、李瑞，他们给予书稿撰写工作以很大的帮助。另外，感谢参与课程改革实践的黄山学院旅游学院烹饪与营养教育专业 2013 级至 2016 级的同学们，他们的实践需求为本书的写作提供了依据。最后，感谢合肥工业大学出版社的相关工作人员的大力支持。

金声琅

2017 年 2 月 27 日

目　　录

第一章　营养学基本原理

第一节　人体对食物的消化吸收

食物是一种复杂的物质，在其所含的营养成分中，除水、无机盐外，都是分子结构较为复杂的有机物，如糖类、脂类、蛋白质等。它们一般都是难于溶解的生物大分子，不能被有机体直接利用，必须先在消化道内进行分解。结构复杂的大分子变成结构简单的小分子，才能透过消化管壁的上皮细胞进入血液、淋巴液，然后，通过血液循环、淋巴循环输送到身体各部分，供组织细胞利用。

一、人体消化系统的组成

消化系统由消化道和消化腺组成。消化道是一条长约 9m、粗细不等的弯曲管道，包括口腔、咽、食道、胃、小肠、大肠和肛门。消化腺分为两类：一类是位于消化道外的大消化腺，有唾液腺、肝脏和胰腺，它们通过导管开口于消化道；另一类是分布于消化道壁内的小腺体，有胃腺、肠腺等，它们数量甚多，都直接开口于消化道。消化腺能分泌消化食物的消化液。

二、食物的消化

食物进入消化道，在消化酶的作用下，被分解成小分子的过程，称为食物的消化。食物经过分解后透过消化管壁进入血液和淋巴液的过程称为吸收。最后，不能消化的食物残渣、水和代谢终产物被排出体外，这一过程称为排泄。食物的消化、吸收、排泄是食物满足人体生长发育、热能的需要，构成机体组织，调节体内各种生理机能不可缺少的三个重要过程。

食物在消化道内的消化，主要有两种方式：一种是靠口腔的咀嚼和消化管

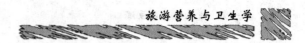

的蠕动，把大块食物磨碎并与消化液混匀，称为机械性消化；另一种是靠消化液中的消化酶和其他成分（如胃酸）分解食物，称为化学性消化。

（一）食物在口腔内的消化

食物的消化始于口腔，咀嚼可把食物咬碎并同唾液混合成食团，唾液淀粉酶使食团中的淀粉分解成糊精，部分可继续分解成麦芽糖。一般食物在口腔中停留的时间很短，只有 15 ~ 20s，所以淀粉的分解量甚少。为充分发挥唾液淀粉酶的作用，进食时以细嚼慢咽为宜。细嚼米饭或馒头时之所以感觉微甜，是因为部分淀粉已经变成麦芽糖。因为唾液中无分解蛋白质和脂肪的酶，所以含蛋白质和脂肪的食物在口腔中主要是机械性消化。

（二）食物在胃内的消化

食糜经过食管到达胃里，胃的收缩和蠕动，进一步揉搓食糜并使其和胃液充分混合。经过初步消化后，再逐步输送至十二指肠。胃的入口是食管与胃相连处，称为贲门；胃的出口是胃与十二指肠相连处，称为幽门。

胃黏膜有许多胃腺，它分泌的胃液主要成分是盐酸、胃蛋白酶和黏液，还有少量胃脂肪酶，每人每天分泌胃液 1.5 ~ 2.5L。胃酸（盐酸）提供胃蛋白酶所需的酸性环境，使食物中蛋白质变性易于分解；胃酸能杀死食物中的细菌；胃酸还能促进胆汁、胰液和肠液的分泌，并有利于小肠吸收钙和铁。胃蛋白酶能使蛋白质分解成蛋白胨和蛋白胨。胃液中的黏液不仅有润滑作用，使食物易于通过，而且还能保护胃黏膜不受损伤。少量的胃脂肪酶，分解脂肪的量不超过脂肪总量的 10%。

（三）食物在小肠内的消化

小肠是消化与吸收的主要场所，小肠有三种形式的运动：一是紧张性收缩，使食糜在小肠内的混合和作用加快；二是分节运动，小肠节律性的分段收缩，把食物分割成许多节段，反复切割，使食糜与消化液充分混合；三是蠕动，将食糜向大肠方向推动。小肠的运动同时促使小肠绒毛吸收营养素。小肠内腔表面有许多突起的绒毛，它们担负着吸收营养素的作用，每根绒毛中都有毛细血管和毛细淋巴管。绒毛壁、毛细血管和毛细淋巴管的管壁部只有一层上皮细胞，壁很薄，有利于营养成分的吸收。肠腺开口于相邻的两个小肠绒毛之间，它分泌的肠液进入肠腔。来自胃的酸性食糜一旦被推送进十二指肠，便刺激胰液、胆汁和肠液的分泌。小肠液中有许多消化酶，主要有肠脂肪酶、淀粉酶、麦芽糖酶、蔗糖酶、乳糖酶、糜蛋白酶和肠肽酶。脂肪被胆汁中的胆汁酸

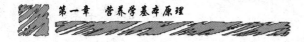
乳化，并且受胰脂肪酶催化、水解，进而被肠黏膜脂肪酶分解成脂肪酸和甘油。胰脂肪酶作用于油相和水相的界面，因此，脂肪的消化作用在很大程度上取决于胆汁对脂肪乳化的程度。淀粉被胰淀粉酶催化水解成麦芽糖，随后被麦芽糖酶分解成葡萄糖。蔗糖被蔗糖酶水解为葡萄糖和果糖。乳糖被乳糖酶水解为葡萄糖和半乳糖。蛋白质受胰蛋白酶和肠肽酶的催化，分解成蛋白胨、蛋白胨和多肽，多肽由肠黏膜肽酶催化水解成氨基酸。

（四）食物在大肠内的消化

大肠所分泌的碱性黏稠液中，几乎不含消化酶，但是小肠液中的酶随着食糜一起进入了大肠，所以在大肠内，食物的消化作用仍在继续进行，不过这种消化作用极为微弱。在大肠内，食物残渣中的一部分水和少量的无机盐以及由大肠中的微生物合成的维生素（维生素 B_6、K 等）被吸收，最终形成粪便，通过直肠由肛门排出。

三、营养素的吸收

食物经过消化，高分子的营养物质大多已变成低分子的营养成分。例如，糖类分解成葡萄糖，蛋白质分解成氨基酸，脂肪分解成脂肪酸和甘油，维生素和无机盐则在消化过程中从食物中游离出来，上述这些低分子物质能透过肠壁被人体吸收。

食物在消化道内吸收量的多少，在很大程度上取决于肠道的表面积。小肠不仅长（5~7m），而且黏膜上有凸起的绒毛结构（图 1-1），这就大大增加了消化和吸收的面积（可达 $200m^2$ 以上）。胃和大肠的吸收面积远不及小肠，虽然胃和大肠内壁有许多皱褶，但缺少绒毛结构。因此，食糜在小肠中的推进速度非常慢，可长达 3~8 小时。这些都为食物能在小肠内被充分吸收创造了条件。

（一）糖类的吸收

单糖是糖类被肠道吸收的主要形式。肠道中主要的单糖有葡萄糖、果糖和半乳糖。各种单糖的吸收速度不一。如果把葡萄糖的吸收速度记为100，那么果糖的吸收速度是70，半乳糖的吸收速度是110。双糖一般不被吸收。

吸收后的单糖进入毛细血管，经门静脉入肝脏，以肝糖原的形式贮存。大量摄取淀粉时，肝糖原剧增，食后 1 小时血糖即增加，2~3 小时后，又恢复为正常水平（100mg/100ml）。

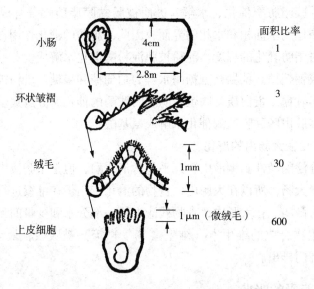

		面积比率
小肠	4cm / 2.8m	1
环状皱褶		3
绒毛	1mm	30
上皮细胞	1μm（微绒毛）	600

图 1-1 小肠的构造与吸收表面积

（二）蛋白质的吸收

氨基酸是蛋白质被吸收的主要形式。氨基酸在小肠内被吸收后，从毛细血管经门静脉进入肝脏，其中一部分被合成为组织蛋白质；一部分合成为含氮的有机物，如嘌呤、肌酸等；还有一部分氨基酸继续分解成低分子的物质，如粪素、尿素、氨等。

肉类、乳类、蛋类、禽类、鱼类等动物蛋白质几乎能被完全水解，97%以上可被人体消化吸收。有些植物蛋白质由于纤维素的包裹及其他因素，较难被消化吸收，吸收率比动物蛋白质低。

（三）脂肪的吸收

脂肪的吸收主要在十二指肠下部和空肠上部，多以甘油和脂肪酸的形式被吸收。由于甘油溶于水，故易经血液吸收，而脂肪酸不溶于水，吸收过程就比较复杂。

长链脂肪酸及甘油被吸收后，大部分在肠黏膜细胞的内质网上重新合成甘油三酯，小部分脂肪酸则能转化成胆固醇。它们被吸收入肠绒毛的淋巴管中，再运送到身体的其他部位。其中部分甘油三酯和长链脂肪酸与胆盐聚合成微粒，这种微粒带有极性，通过小肠绒毛表面的水层，进入肠黏膜细胞。留下的胆汁酸又可在回肠下部重被吸收入肝脏，重新组成胆汁酸盐微粒，反复利用。

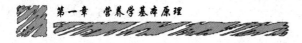

在人体内合成的甘油三酯还可以结合成脂蛋白、卵磷脂、胆固醇，进行运转构成机体组织。另外，脂溶性维生素还可以随乳糜微粒很快被吸收。

（四）无机盐的吸收

可溶性无机盐被吸收后，主要经血液进入体内；难溶性无机盐的吸收较差，机体往往借助于特殊运转机理吸收各种离子。血液与肠内容物之间存在着各种离子交换，所交换的离子种类和数量，取决于供给量、需要量、肠内和人体组织内的酸碱度和渗透压，以及食物中的有机酸等因素。在消化过程中，无机盐从食物中游离出来，是食物中离子能被充分吸收的先决条件。

（五）维生素的吸收

维生素的吸收取决于它的溶解性。一般水溶性维生素容易被吸收，脂溶性维生素必须溶解于脂肪中，才能被机体吸收。此外，一些维生素，如维生素 A、胡萝卜素、维生素 K 等，还需要胆汁参与其吸收过程。

第二节　蛋白质

一、蛋白质的组成和分类

（一）蛋白质的组成

蛋白质主要由碳、氢、氧、氮四种化学元素组成，多数蛋白质还含有硫和磷，有些蛋白质还含有铁、铜、锰、锌等矿物质。蛋白质内四种主要化学元素的含量为：碳 15% ~55%，氢 67%、氧 21% ~23.5%、氮 15% ~18.6%。人体内只有蛋白质含有氮元素，其他营养素不含氮。因此，氮成为测量体内蛋白质存在数量的标志。一般来说，蛋白质的平均含氮量为 16%，即人体内每 6.25g 蛋白质含 1g 氮，所以只要测定出体内含氮量，就可以计算出蛋白质的量。

（二）蛋白质的分类

根据蛋白质所含氨基酸种类、数量和比例的不同，把蛋白质分成以下三类：

1. 完全蛋白质

这类蛋白质中所含的必需氨基酸的种类齐全、数量充足，比例适合人体的

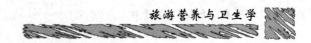

需要。因此，这类蛋白质能维持身体健康并能促进人体生长发育，如瘦肉、蛋、奶、禽、鱼、大豆类所含的蛋白质。

2. 半完全蛋白质

这类蛋白质中所含的必需氨基酸的种类齐全，但有的种类数量偏少，相互间的比例不符合人体需要。如果作为蛋白质的唯一来源，则只能维持生命，不能促进人体的正常发育和健康，如米、麦、土豆、花生和干果中的蛋白质。

3. 不完全蛋白质

这类蛋白质所含的必需氨基酸的种类不全。如用它们作为膳食中的唯一蛋白质来源时，身体将日见消瘦，严重者可导致死亡，如玉米、豌豆中的蛋白质缺色氨酸和赖氨酸，肉皮、蹄筋和鱼翅中的蛋白质缺色氨酸和蛋氨酸。

二、蛋白质的生理功能

（一）构成人体，更新和修补组织

被吸收进入人体的氨基酸，通过血液循环到达身体的各个组织，构成人体各部分器官中的蛋白质，如皮肤、肌肉、内脏、体液、毛发、指甲等。

人体中的蛋白质处在不断合成与分解的动态变化过程中，更新和修补是反复进行的。例如，肠黏膜和肝脏蛋白质的半衰期是 10 天，肌纤维蛋白质的半衰期是 50~60 天。成年人体内的蛋白质约占体重的 18%，蛋白质的总更新量每日约为 400 克。更新中的蛋白质释放出的氨基酸，又大部分用于合成新的蛋白质分子，只有一小部分进一步分解成代谢产物（如尿素）被排出体外。

（二）调节生理机能

（1）维持体液平衡。正常人的血浆与组织间的水不停地交换，保持着动态平衡。如果血中蛋白质浓度降低，血浆中渗透压亦随之降低，则血浆中的水分随血液进入组织间隙增多，引起水肿。

（2）维持机体的酸碱平衡。血浆蛋白、血红蛋白及盐类，能够调节人体的酸碱度。

（3）促进人体各种生理作用。人体内所有的合成和分解代谢，均依赖于酶和激素的作用，胃蛋白酶、胰岛素都是蛋白质构成的，甲状腺素、肾上腺素都是氨基酸的衍生物。

（4）增强人体的抵抗力。抗体是一种蛋白质，如流行性感冒、麻疹、病

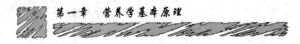
毒性肝炎、伤寒、白喉和百日咳的抗体形成，都与蛋白质有关。

（5）解毒作用。高蛋白膳食可以保护肝脏，增强肝脏对化学毒物的抵抗力。

（三）供给热能

每克蛋白质在体内可产生 16. 72kJ（4kcal）热能。机体内旧的或已被破坏的组织细胞中的蛋白质发生分解，或大量进食蛋白质时，多余氨基酸分解，都会释放出热能。

三、氮平衡

在正常情况下，人在成年之后体内蛋白质含量稳定不变。虽然通过蛋白质的不断分解与合成，细胞组织在不断地更新，但蛋白质的总量却维持动态平衡。一般认为，人体内的全部蛋白质每天约有 3% 进行更新。由于氨基酸是组成蛋白质的基本单位，所以蛋白质在人体内首先被分解成氨基酸，然后大部分又重新合成蛋白质，其中只有一小部分分解成尿素以及其他代谢产物排出体外。这种氮排出是人体不可避免的消耗损失，称为必要的氮损失。因此，为维持成年人的正常生命活动，每天必须从膳食中补充蛋白质，才能维持人体内蛋白质总量的动态平衡。如果人体摄入氮和排出氮的量相等，就称为氮平衡。氮平衡状态可用下式来表示：

摄入氮＝尿氮＋粪氮＋其他氮损失（通过皮肤及其他途径排出氮）

氮平衡＝摄入氮－（尿氮＋粪氮＋其他氮损失）

对于正在生长发育的婴幼儿和青少年，为了满足新增组织细胞合成的需要，有一部分蛋白质将在体内储留，即蛋白质的摄入量大于排出量，摄入氮量大于排出氮量，称为正氮平衡；在某些疾病状态下，可能由于大量组织细胞破坏分解，人体排出氮量大于摄入氮量，称为负氮平衡。

人体每天必须摄入一定量的蛋白质以维持氮平衡。如果摄入蛋白质过少，会产生蛋白质缺乏症；如果每天摄入的蛋白质过多，体内氮含量也会过多，就会造成蛋白质中毒症。因此，大量摄入蛋白质对身体是有害的，过量摄取蛋白质会导致钙排泄量增大。

四、氨基酸和必需氨基酸

1. 氨基酸

氨基酸（amino acid）是组成蛋白质的基本单位，氨基酸分子通式及结构如图 1 - 2 所示。

多个不同氨基酸组成肽（peptide），含 10 个及以上氨基酸的称多肽（polypeptide）；含 10 个以下氨基酸的称寡肽（oligopeptide）；含 3 个或 2 个氨基酸的分别称为三肽（tripeptide）或二肽（dipeptide）。

构成人体蛋白质的氨基酸有 20 种。

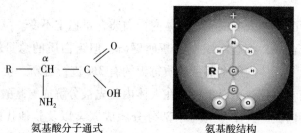

氨基酸分子通式　　　　　氨基酸结构

图 1 - 2　氨基酸分子通式及结构

2. 必需氨基酸

必需氨基酸（essential amino acid，简称 EAA）是人体不能合成或合成速度不能满足机体需要，必须从食物中直接获得的氨基酸。

必需氨基酸共 9 种：异亮氨酸、亮氨酸、赖氨酸、蛋氨酸、苯丙氨酸、苏氨酸、色氨酸、缬氨酸、组氨酸（婴儿）。

半胱氨酸和酪氨酸在体内分别由蛋氨酸和苯丙氨酸转变而来，因此，被称为半必需氨基酸（semi-essential amino acid）。

其他 9 种氨基酸可由人体自身合成以满足需要，故称为非必需氨基酸（non-essential amino acid），包括丙氨酸、精氨酸、天门冬氨酸、天门冬酰胺、谷氨酸、谷氨酰胺、甘氨酸、脯氨酸、丝氨酸。

3. 氨基酸模式

氨基酸模式（amino acid pattern）是指某种蛋白质中各种必需氨基酸的构成比例。

计算方法：以该种蛋白质中的色氨酸含量为 1，分别计算出其他必需氨基酸的相应比值。不同食物蛋白质和人体蛋白质氨基酸模式见表1-1。

表1-1 几种食物和人体蛋白质氨基酸模式

氨基酸	人体	全鸡蛋	牛奶	牛肉	大豆	面粉	大米
异亮氨酸	4.4	3.2	3.4	4.4	4.3	3.8	4.0
亮氨酸	7.0	5.1	6.8	6.8	5.7	6.4	6.3
赖氨酸	5.5	4.1	5.6	7.2	4.9	1.8	2.3
蛋氨酸+半胱氨酸	3.5	3.4	2.4	3.2	1.2	2.8	2.3
苯丙氨酸+酪氨酸	6.0	5.5	7.3	6.2	3.2	7.2	3.8
苏氨酸	4.5	2.8	3.1	3.6	2.8	2.5	2.9
缬氨酸	5.0	3.9	4.6	4.6	3.2	3.6	4.8
色氨酸	1.0	1.0	1.0	1.0	1.0	1.0	1.0

当食物蛋白质的氨基酸模式越接近人体蛋白质的氨基酸模式时，必需氨基酸被机体利用的程度也越高，则食物蛋白质的营养价值越高。这样的蛋白质有鸡蛋、奶、肉、鱼等动物性蛋白质和大豆蛋白质，被称为优质蛋白质。其中氨基酸模式与人体蛋白质氨基酸模式最接近的某种蛋白质常被作为参考蛋白（reference protein），通常为鸡蛋蛋白质。

食物蛋白质中一种或几种必需氨基酸含量相对较低，会导致其他必需氨基酸在体内不能被充分利用，造成食物蛋白质营养价值降低，这些含量较低的氨基酸称限制氨基酸（limiting amino acid，简称LAA）。其中含量最低的称第一限制氨基酸。植物性蛋白质中的限制性氨基酸多为赖氨酸、蛋氨酸、苏氨酸、色氨酸。限制氨基酸的模型如图1-3所示。

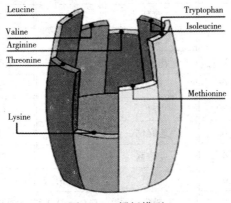

图1-3 桶板模型

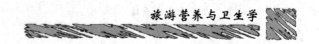

五、蛋白质营养价值的评价

食物蛋白质的营养价值，可从以下几个方面进行评价。

（一）食物中蛋白质含量

评定一种食品的蛋白质营养价值时，应以含量为基础，不可脱离含量单纯考虑营养价值。因为营养价值虽高，而含量太低，也不能满足机体的需要。日常每 100 克食物中，经测定其蛋白质含量：粮谷类为 8g，豆类为 38g，肉类为 20g，蛋类为 15g，鱼类为 15～20g，蔬菜为 0.2～3g，见表 1-2。

表 1-2　常见食物中蛋白质的含量　　　　　单位：g/100g

品　种	含　量	品　种	含　量	品　种	含　量
瘦牛肉	20.3	大豆	36.3	籼米	7.6～9.1
瘦羊肉	17.3	绿豆	23.8	粳米	6.2～7.9
瘦猪肉	15.7	红小豆	21.7	糯米	6.7
肥瘦猪肉	9.5	蚕豆（带皮）	28.2	富强粉	9.4
猪肝	21.3	豌豆（干）	24.6	精白米	7.2
猪心	19.1	豆腐（北）	7.4	标准粉	9.9
猪肾	15.5	豆腐（南）	4.7	面条	7.4
鸡	21.5	油豆腐	24.6	挂面	9.6
鸭	16.5	豆腐干	19.2	大麦米	10.5
小黄鱼	16.7	千张（百页）	35.8	小米	9.7
带鱼	18.1	腐竹	50.5	玉米	8.5
鸡蛋	14.7	油皮	44.8	大白菜	1.1
牛奶	3.3	花生仁	26.2	小白菜	2.1
鱼松	59.9	核桃	15.4	冬瓜	0.4
虾皮	24.5～39.3	杏仁	24.9	西瓜	0.3
对虾	20.6	芝麻酱	20.0	苹果	0.4
青虾	16.4	豆瓣酱	10.7	鸭梨	0.1
河蟹	14.0	豆豉	19.5～31.2	马铃薯	2.3
蛤蜊	10.8	粉皮	0.02～0.1	豌豆（鲜）	7.2

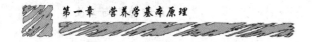

（二）食物蛋白质的必需氨基酸含量和相互的比值

各种食物蛋白质中所含氨基酸的种类和数量都不同，当食物蛋白质中必需氨基酸种类越多、含量越高，相互之间的比例越接近人体需要时，则蛋白质的营养价值越高，即氨基酸的营养价值高。

一般来说，蛋类、奶类、鱼类、肉类等动物性食物和豆类蛋白质的营养价值较高，植物性食物的蛋白质营养价值较低。全鸡蛋蛋白质最为理想，人奶蛋白和牛奶蛋白也非常好。大豆及花生蛋白质的蛋氨酸，米及面粉蛋白质的赖氨酸，无论是绝对含量还是相对比值都比模式低得多，因而，限制了其他必需氨基酸在人体内的利用，这些食物蛋白质营养价值低。

（三）蛋白质的消化率

食物蛋白质的消化率是反映食物蛋白质在机体消化酶作用下水解的程度。

$$蛋白质消化率（\%）＝\frac{吸收氮}{摄入氮}×100$$

蛋白质的消化率受人体和食物两个方面的多种因素影响。前者指全身状态、消化功能、精神因素、饮食习惯等，后者主要指食物属性、食物纤维素、酶、烹调加工方法及食物间的相互影响等。例如，整粒生大豆的蛋白质消化率约54%，煮熟后整粒大豆的蛋白质消化率约增至65%，加工成豆浆后可提高到85%，加工成豆腐则可提高至90%。若豆腐与肉末烹调成菜肴，其蛋白质消化率更可提高到95%。经测定，下列食物蛋白质的消化率为：乳类97%～98%，肉类92%～94%，蛋类98%，米、面制品80%，土豆74%，玉米面65%等。一般动物蛋白质较植物蛋白质的消化率高；人在健康状态时对蛋白质的消化率高于疾病状态时的消化率。

（四）蛋白质的生物价

蛋白质的生物价表示蛋白质被人体吸收后，在体内被利用的程度。

$$蛋白质生物价（\%）＝\frac{贮留氮}{吸收氮}×100$$

生物价是测定或比较食物蛋白质营养价值的重要依据，常见食物蛋白质生物价见表1-3。

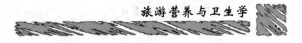
旅游营养与卫生学

表 1-3　常见食物蛋白质的生物价

蛋白质	生物价（%）	蛋白质	生物价（%）
全蛋	94	熟大豆	64
鸡蛋白	83	扁豆	72
鸡蛋黄	96	蚕豆	58
脱脂牛奶	85	白面粉	52
鱼	83	小米	57
牛肉	76	玉米	60
猪肉	74	白菜	76
大米	77	红薯	72
小麦	67	土豆	67
生大豆	57	花生	59

（五）蛋白质的净利用率

蛋白质的净利用率考虑了蛋白质消化率与蛋白质生物价的影响，它是贮留氮对摄入氮的百分比。

$$蛋白质净利用率（\%）=\frac{贮留氮}{摄入氮}\times100=\frac{吸收氮}{摄入氮}\times\frac{贮留氮}{吸收氮}\times100=生物价\times消化率\times100$$

两种食物蛋白质，它们的生物价和消化率各不相同，对人体的营养价值高低由它们的净利用率高低决定。

六、蛋白质的互补作用

食物蛋白质中氨基酸比值各有不同，故可根据各种食物蛋白质的氨基酸组成，将两种或两种以上的食物混合食用，或者先后食用不超过 5 小时，则可相互补充所缺乏或含量不足的必需氨基酸，使氨基酸比值更接近人体的需要，从而，提高混合蛋白质的生物价，这种作用称为蛋白质的互补作用。例如，大米中的赖氨酸少，但蛋氨酸和胱氨酸较多，而大豆蛋白质中赖氨酸却十分丰富，蛋氨酸和胱氨酸较少，当大米和大豆混合食用时，前者的富余可弥补后者的不足，两者取长补短，从而提高了营养价值。食物搭配的例子如图 1-4 所示。

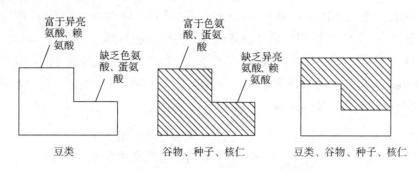

图 1-4 食物中的氨基酸互补

此外，还可通过食品强化，提高膳食的营养价值。根据营养需要在食品中添加营养素，或者以添加某些营养素为目的而添加天然食品，以增强食品营养价值的工艺处理过程，称为食品强化。例如，在谷类食品中添加天然含量不足的赖氨酸，或向其他食物蛋白质中添加所缺乏的氨基酸，使强化后的氨基酸比例尽量接近人体的需要，从而达到提高膳食蛋白质营养价值的作用。

七、蛋白质的摄入量与食物来源

蛋白质的供给量，取决于年龄、劳动强度和生理状况等因素。一般成年人每天每千克体重需 1.0~1.5g。儿童和青少年正处于生长发育时期，需要量相较于成年人要大，可为成年人的一倍多。孕妇和乳母需要较多的蛋白质。劳动强度大者消耗蛋白质多，需要补充的也多。人患病或受伤后，体内需要蛋白质就更多。但是蛋白质过多，对身体也是有害的，因为蛋白质在体内的代谢产物过多，会使肝、肾负担增加，同时由于蛋白质氧化时耗氧多（氧化1g蛋白质需氧0.97L），这对运动时的机体不利。蛋白质供给量宜占膳食总热量的10%~15%。

蛋白质的食物来源：动物性食品，如肉、鱼、禽、蛋、乳类等蛋白质含量高，而且是完全蛋白质；植物性食品，如大豆类（黄豆、青豆、黑豆）所含必需氨基酸全，含量高达40%，谷类中所含蛋白质多为不完全蛋白质，但对以粮、菜为主的人群至关重要，约有70%的蛋白质来自谷类。氨基酸丰富的蛋白质与营养价值较低的蛋白质混合食用，由于氨基酸的互补作用，其生物价值相应提高，如鸡蛋和土豆合用、玉米面掺黄豆粉，以及粮、豆混食，荤素搭配等。

若膳食蛋白质长期供给不足可发生一系列症状。

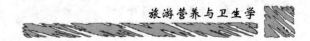
临床表现：消化不良→腹泻→血浆白蛋白下降→水肿→肌肉萎缩→体重减轻→贫血→女性月经障碍、乳汁分泌减少、生殖功能障碍。

（1）若蛋白质摄入严重不足，会导致"蛋白质恶性营养不良症（Kwashiorkor）"，主要表现为水肿。若蛋白质和热能同时严重缺乏时，会导致"干瘦型营养不良（Marasmus）"，主要表现为消瘦。

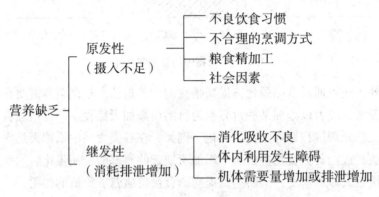

图1-5 营养缺乏的原因

（2）蛋白质摄入过多：蛋白质虽然对人体有重要的作用，但并不是越多越好。当摄入过多的蛋白质时，体内多余的蛋白质就会经肝脏转化，再由肾脏从尿液中排出。蛋白质分解为氨由尿排出时，需要大量水分，这增加了肾脏负担。若摄入过多含硫氨基酸（动物蛋白），会加速骨钙流失，易致骨质疏松。在摄入过多蛋白质的同时，也伴随摄入较多的动物脂肪和胆固醇，对人体健康不利。

第三节　脂　类

脂类（Lipids），又称脂质，它是人体重要的组成成分，也是存在于食物中的重要营养素。脂类在人们膳食中的重要性以及可能发生的营养问题，越来越引起人们的重视。

一、脂类的组成和营养分类

脂类是一大类具有重要生物学作用的化合物，它们主要是由碳、氢、氧及少量磷、硫元素组成。不管是存在于人体内的，还是动物体内的脂类，都包括中性脂肪和类脂两部分。

（一）脂肪的组成

脂肪又称中性脂肪或真脂，它的主要成分是甘油三酯，由1分子甘油和3分子脂肪酸组成，其中脂肪酸对人体具有营养作用。

已知存在于天然脂肪中的脂肪酸有七八十种，大多数是偶数碳原子的直链脂肪酸。一般陆上动植物脂肪中大多数为 C_{16} 及 C_{18} 的脂肪酸，尤以 C_{18} 脂肪酸居多，水产动物脂肪则以 C_{20} 及 C_{22} 脂肪酸居多。脂肪酸按其碳键的不同饱和度，可分为饱和脂肪酸与不饱和脂肪酸。脂肪的性质与其所含脂肪酸的种类有很大关系。例如，含不饱和脂肪酸多的脂肪在常温下呈液态，易消化吸收；在有氧条件下易酸化酸败。因为植物脂肪一般含不饱和脂肪酸高于动物脂肪，所以在常温下，前者呈液态，后者则呈固态。

脂肪酸按其生理意义可以分为两大类：一类是生命活动必需的，又不能由机体合成，必须从食物中摄取的脂肪酸，称为必需脂肪酸。目前公认的必需脂肪酸是亚油酸（十八碳二烯酸）。虽然亚麻酸（十八碳三烯酸）和花生四烯酸（二十碳四烯酸）也有必需脂肪酸的活性，但可以由亚油酸合成。另一类是不仅可以从食物摄取，而且体内可以合成的脂肪酸，称为非必需脂肪酸。

（二）类脂的组成

类脂主要包括磷脂、糖脂、固醇及类固醇、脂蛋白等物质，它们对人体都具有重要的营养生理意义。

磷脂存在于动植物食物中，常见的有卵磷脂、脑磷脂、鞘磷脂；固醇多与脂肪和磷脂共同存在，是一类分子量较大的化合物，常见的具有营养生理意义的有胆固醇、7-脱氢胆固醇、麦角固醇、谷固醇等。

（三）脂肪的营养分类

广义的脂肪实际上就是指中性脂肪。

脂肪的分类有多种，按其来源分为植物性脂肪和动物性脂肪；按其物理性状或稠度可分为固态脂肪、半固态脂肪和液态脂肪等。

这里将按脂肪中含不饱和脂肪酸多少及必需脂肪酸多少，人为地进行营养分类，分为植物油和动物脂，一般植物油的营养价值高于动物脂。

二、脂类的生理功能

（一）脂类的主要生理功能

从脂肪的元素组成看，它所含的碳、氢比例都高于碳水化合物和蛋白质，含氧比例较小，所以可氧化的成分多。每克脂肪在体内能产生 9kcal 热能，是一种高热能营养素。

摄入体内的脂肪大部分被带入肝脏，其中一部分转变成磷脂，然后以脂蛋白的形式被送入血液，分配给其他组织；另一部分经生物氧化释放热能，成为身体所需的重要能源。小部分被吸收的脂肪，以乳糜微粒的形式进入脂肪组织贮存，以备机体热能不足时动用。当人体摄入能量长期超过需要时，就会发胖。相反，长期热能不足，贮存的脂肪被耗竭，人体就变得消瘦。另外，贮存在皮下的脂肪可以起到绝热的作用，达到减少体热散发，维持正常体温的效果。附着在内脏器官、关节、神经等组织上的脂肪，可以起保护器官、减少摩擦、支持内脏的作用。

类脂是人体组织细胞的重要组成成分，特别是磷脂和固醇等。磷脂是构成组织细胞膜及神经细胞膜的主要成分，约占细胞膜重量的40%。固醇是体内合成固醇类激素及维生素 D 的前体，同样也是构成多种细胞膜的成分。另外，胆固醇还是胆酸的前体，每天所代谢的胆固醇有80%转变成了胆酸、胆汁酸盐。血液中的胆固醇酯的脂肪酸部分为不饱和脂肪酸，这说明不饱和脂肪酸还是胆固醇的特殊运输工具。

脂肪能促进脂溶性维生素，如维生素 A、D、E、K 和胡萝卜素的吸收，同时还起到增进口味、延长食物在胃内停留的时间、增强饱腹感的作用。

脂肪是高热能的食物，可以缩小进食食物的体积，减轻胃肠负担。但应当注意，脂肪不易消化，过多的脂肪会在体内贮存，故必须控制膳食脂肪的摄入量。

（二）必需脂肪酸的重要生理功能

必需脂肪酸参与磷脂的合成，并以磷脂形式成为生物细胞的组成成分，尤其是线粒体和细胞膜。当必需脂肪酸缺乏时，线粒体渗透性改变，会发生肿胀，进而导致代谢障碍。动物缺乏必需脂肪酸会患鳞屑性皮炎，出现毛发脱落及伤口愈合缓慢等症状。但是，人类很少或很难发生这些缺乏症。

必需脂肪酸与胆固醇的转运有密切关系，胆固醇与必需脂肪酸结合后才能

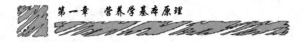

在体内正常转运。如果必需脂肪酸缺乏，胆固醇将与饱和性脂肪酸结合，致使正常转运终止，而积存于体内的组织器官及血管壁上。

动物精子的形成也与必需脂肪酸有关，缺乏时将引起不育症。

必需脂肪酸也是前列腺素的前体。前列腺素是激素类物质，参与调节代谢。如果缺乏亚油酸，前列腺素合成受阻，将对机体产生不良影响。

三、脂类的营养价值评价

（一）脂肪的消化率

脂肪消化率高的营养价值较高。脂肪的消化率与其熔点有密切的关系，熔点在50℃以上的比较不容易消化吸收，而其熔点接近体温或低于体温的则消化率就比较高。应当指出，脂肪的熔点又与其所含的不饱和脂肪酸有关，含不饱和脂肪酸多者其熔点较低。几种常用食用油脂的消化率见表1-4。

表1-4　几种食用油脂的消化率

食用油脂	消化率（%）	食用油脂	消化率（%）
棉籽油	97.2	椰子油	97.9
花生油	98.3	猪油	97
菜籽油	99	羊油	88
芝麻油	98	牛油	93
豆油	97.5	鱼油	95.2
向日葵油	96.5	蛋黄油	93.8
玉米油	91.2	米糠油	98

（二）必需脂肪酸的含量

含必需脂肪酸较多的油脂营养价值较高。植物油中含有较多的亚油酸和亚麻油酸，故其营养价值比动物脂肪高（椰子油除外）。一般含不饱和脂肪酸多的油脂含必需脂肪酸较高。因此，动物脂含不饱和脂肪酸低于植物油，所含必需脂肪酸的量也低（表1-5）。

表 1-5　几种食用油脂中的脂肪酸含量　　　　单位:%

油　　脂	饱和脂酸	不饱和脂酸	亚油酸	亚麻油酸
棉籽油	25	75	50	
花生油	20	80	26	
菜籽油	0	94	22	
豆油	13	87	53	6.0
芝麻油	14	86	42	
椰子油	92	8	6	2
奶油	60	40	3.2	0.9
猪油	42	58	8.0	
牛脂	53	47	2.0	0.5
羊脂	57	43	4.0	

（三）脂溶性维生素含量

含脂溶性维生素量多的油脂营养价值高。动物的贮存脂肪中几乎不含维生素，如家禽、畜肉的脂肪及一般器官的脂肪中维生素含量都不多，而肝脏中的脂肪含丰富的维生素 A、D，奶及蛋黄中的脂肪含有丰富的维生素 A、D。植物油含有较多的维生素 E。

因此，就营养价值而言，植物油高于动物脂。

四、脂类的摄入量与食物来源

一般情况下，力求以植物油为主，大豆油中含有较高浓度的卵磷脂和不饱和脂肪酸，可以防止胆固醇在血管内沉积；玉米油、米糠油又称为"健康营养油"，富含维生素 E；向日葵油中含有丰富的谷固醇，其化学结构与胆固醇非常相似，可在肠道内与胆固醇竞争吸收点，从而阻碍胆固醇的吸收，是高血脂病人良好食用油。动物性食品中，禽类、蛋类、鱼类、兔肉等含脂肪相对少些，不饱和脂肪酸的含量比猪、牛、羊肉要多，蛋白质的含量也较高，瘦肉及动物内脏脂肪少，含不饱和脂肪酸多。老年人应避免食用过多高胆固醇食品，特别是脑、脊髓等，食物中的胆固醇含量见表 1-6。

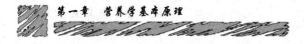

表1-6 每100克食物中胆固醇含量　　　单位：毫克

食物名称	胆固醇含量	食物名称	胆固醇含量
牛脑	2447	猪肉（肥）	109
猪脑	2571	鸡	108
羊脑	2004	鸭	143
卤猪肝	469	牛奶	15
鸡蛋	585	带鱼	76
鸡蛋黄	1510	鳜鱼	124
咸鸡蛋黄	2110	海鳗	71
干鱿鱼	871	鲑鱼	86
牛肉（瘦）	58	鳕鱼	74
牛肉（肥）	133	猪油	93
羊肉（瘦）	60	甲鱼	101
羊肉（肥）	148	海参（鲜）	51
猪肉（瘦）	81	草鱼	86

　　膳食中脂肪的供给量因民族、地方饮食习惯、季节、市场供给水平等不同，变动范围较大。而脂肪在体内的供能作用又可被糖类代替。因每天膳食摄入的脂肪只需满足供给脂溶性维生素、必需脂肪酸等需求即可。每人每日摄入脂肪占总热能的热比值以 20%～25% 为宜。每天摄取约 50g 脂肪就可以满足生理需要。另外应当指出，膳食脂肪的供给量应包括各种食物本身所含的脂肪和烹调用油。

第四节　碳水化合物

一、食品中重要的碳水化合物

　　碳水化合物是由碳、氢、氧三种元素组成的一大类化合物，也称糖类。营养学上一般将其分为四类。

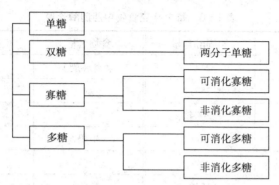

图 1-6　糖类的划分

（一）单糖（monosaccharide）

单糖是所有糖类的基本结构单位，由一个糖分子组成，易溶于水，有甜味。单糖不经过消化过程就能直接被人体吸收利用。

有生理意义的单糖有：葡萄糖、果糖和半乳糖。葡萄糖在水果中含量最丰富；果糖在蜂蜜中含量最多；半乳糖在脑髓、神经组织和奶中都含有。天然水果、蔬菜中，还有少量的糖醇类物质。

（二）双糖（disaccharide）

双糖是由两个分子的单糖脱水缩合而成的化合物，味甜，多为结晶体，易溶于水。双糖不能直接为人体吸收，必须经过酶和酸的水解作用，成为单糖后，才能被人体吸收。与日常生活关系密切的双糖有蔗糖、麦芽糖、乳糖和海藻糖等。

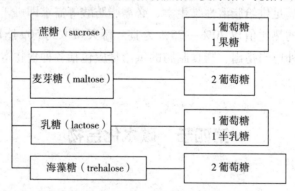

图 1-7　双糖的构成

（三）寡糖（oligosaccharide）

由 3~10 个单糖构成的小分子多糖，较重要的是存在于豆类中的棉子糖、

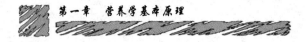

水苏糖。

（四）多糖（polysaccharide）

多糖是由 10 个以上单糖构成的大分子糖，无甜味，不易溶于水，须经过消化酶分解为单糖（葡萄糖）后，才能被机体吸收利用。重要的多糖有糖原、淀粉、纤维素，均由葡萄糖分子构成。

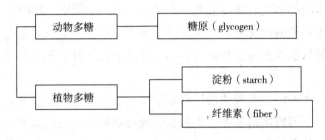

图 1-8 多糖的种类

二、膳食纤维

（一）膳食纤维的概念

膳食纤维是膳食纤维食物中不能被人体消化酶分解的多糖的总称。严格而言，膳食纤维不是营养素，但因其特殊生理作用，营养学上仍将它作为重要的营养素。膳食纤维存在于植物的各种组织中，是丝状固态物质。膳食纤维包括纤维素、半纤维素、木质素、果胶等成分，这些组分常结合在一起，是人体不能消化的聚合糖。膳食纤维对人体健康有特殊的功效。

（二）膳食纤维的功能

膳食纤维虽不能被人体消化吸收，但纤维素吸水膨胀，能增加粪便的体积；半纤维素及混杂多糖能被肠道细菌分解，产生低级的挥发酸及其分解产物，促进消化液的分泌，刺激胃肠蠕动，缩短通过肠道的时间，有清道的作用，可防止结肠癌、盲肠炎、痔疮等；肠道内纤维素和胆固醇作用，可使血清、肝脏和主动脉中的胆固醇含量减少；果胶有增加胆酸和胆固醇排出的作用，可降低与脂质代谢有关的心血管疾病、糖尿病、冠心病等的发病率。值得一提的是，膳食纤维有促进排便的作用，可防治大便秘结，但腹泻和消化能力差的人，不宜多吃膳食纤维，而应吃松软易消化的食物。膳食纤维在量较大时可妨碍消化酶与营养素接触（抗营养过程），使消化吸收过程减慢，从而降低血糖。

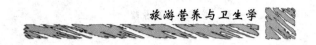

三、碳水化合物的功能

1. 供给热能

碳水化合物是食物中最主要的供能物质，每克糖类在体内氧化可产生热量 16.72kJ（4kcal），在每天的膳食中 60%～70% 的能量来自于碳水化合物。碳水化合物在体内的消化、吸收和利用较其他供热营养素（脂肪、蛋白质）迅速而完全。在缺氧的情况下，碳水化合物也可进行无氧氧化，通过酵解作用供给热量，这对从事紧张劳动和运动、高空作业和水下作业的人员来说，是十分重要的。

碳水化合物不但是肌肉活动最有效的燃料、心肌收缩的能源，而且脑组织也离不开血液中的糖供给能量。如果长时间低血糖会引起大脑功能障碍，出现昏迷、痉挛，甚至死亡。

2. 构成人体组织

糖可与脂类形成糖脂，是组成神经组织与细胞膜的成分；糖还与蛋白质结合成糖蛋白，是抗体、激素和一些酶的组成成分，黏多糖可与蛋白质结合成黏蛋白，是构成结缔组织的基质。核糖和脱氧核糖参与核酸的构成。

3. 维持中枢神经系统的正常作用

糖对维持心脏、神经系统的正常功能，增强耐力，提高工作效率有极为重要的意义，因为中枢神经组织中储存的营养素很少，其代谢主要利用的是血糖。血糖过低，心脏和肌肉的工作能力下降，会出现耐力不足，甚至惊厥和昏迷的症状。

4. 节约体内蛋白质的消耗

体内糖充足时，机体首先利用糖供给热能，可避免人体利用蛋白质作为燃料，从而保证蛋白质用于构成机体组织和调节生理机能。

5. 有抗生酮作用

人体内糖供应充足时，被氧化的脂肪才能彻底生成二氧化碳和水；当糖缺乏时，则脂肪代谢不完全，会产生酮体。当血液中的酮体达到一定的浓度时即发生酸中毒，故供给充足的糖，可防止脂肪代谢产生酮，避免酸中毒。

6. 帮助肝脏解毒

糖与蛋白质结合成糖蛋白，可保持蛋白质在肝脏中的储备量。摄入充足的糖量可以增加肝糖原的贮存，这能增强肝细胞的再生，促进肝脏的代谢和解毒

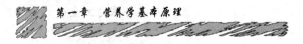

作用，因此，适量吃糖有保肝作用。

四、碳水化合物的摄入量与食物来源

膳食中糖的供给量主要由民族饮食习惯、生活水平、劳动性质及环境因素而定。一般认为糖类占膳食总热量的 60% ~ 70%，也可略少。如果太多，会影响其他营养素的摄取，对健康不利。

膳食中糖类主要来自谷类、豆类、块根和块茎类粮食作物，还可来自各种食糖、糕点、果脯、蜂蜜等。膳食纤维在植物的果实、根、茎、叶中含量丰富。常见食物的含糖量见表 1 - 7。

表 1 - 7　常用食物中糖的含量

食物	糖含量（%）	食物	糖含量（%）
白砂糖	99	藕	20
红　糖	94	藕　粉	87
大　米	77	柿　子	15
标准粉	75	苹　果	13
小　米	73	柑　桔	13
玉米面	71	橙	12
高粱米	76	莲子（干）	62
赤　豆	61	牛　奶	5
豌豆（干）	57	脱脂奶粉	36
马铃薯	18	全脂奶粉	52
红　薯	30	巧克力	42
芋　头	16	麦乳精	74

第五节　能　量

一、能量代谢

自然界存在着各种形式的能，如热能、光能、化学能、机械能、核能等。这些"能"可以彼此相互转化，并可做"功"。植物能把吸收到的太阳光和热能转变为化学能，以满足其自身生长发育、开花结果的需要。食草类动物又将植物中的化学能转化成自身需要的各种能。人类则是通过食用动、植物食物摄入化学能，并根据自身需要将其转变为热能、化学能和机械能等，用以维持生命，从事各种脑力和体力活动。人体所需要的热能不仅消耗在各种劳动、体育锻炼、文化娱乐等行为上，而且即使在完全安静入睡的状态下，为保证心脏跳动、血液循环、胃肠蠕动、维持体温，甚至于做梦等也都要消耗一定的热能。

人体所需要的热能来自碳水化合物、脂肪、蛋白质三种生热营养素。从一段较长的时间来看，健康的成人从食物中摄取的热能与消耗的热能经常保持相对的平衡状态。一般情况下，一个人在 5~7 天内的热能需要与热能摄入之间存在着量的平衡关系，称为能量平衡。一旦这种平衡关系被破坏，就会影响人体的新陈代谢。当摄入的能量超过人体需要时，一般就在体内贮存起来；当摄入热能不足时，机体就会动用自身储备的能量。人体贮存热能的主要形式是脂肪，因此，热能的储备与利用，可以在体重的增加或减少上表现出来。

热能的单位习惯上用卡（Calorie）表示。1cal 热能相当于 1 个大气压下，将 1 克水提升 1 摄氏度所需要的热量。在营养学的实际应用中，这个单位嫌小，故往往以它的 1000 倍即千卡（kilo calorie，kcal）作单位，1kcal 是 1acl 的 1000 倍。国际上也用焦耳（Joule，J）作热量单位，它表示 1 牛顿的力将 1000 克的物体移动 1 米所消耗的能量。常用 1 焦耳的千倍即千焦耳（kilo Joule，kJ）为单位，1kJ 的 1000 倍为 1 兆焦耳（mega Joule，MJ）。两种单位之间的换算关系是：

$$1kcal = 4.187kJ \quad 1kJ = 0.239kcal \quad 1000kcal = 4.187MJ \quad 1MJ = 239kcal$$

实验证明，蛋白质、脂肪和碳水化合物在弹式测热器内完全燃烧，他们产生的热能分别是：蛋白质 5.65kcal/g，脂肪 9.45kcal/g，碳水化合物 4.1kcal/g。

脂肪、碳水化合物在体内生理氧化的最终产物与体外完全燃烧的产物一致，都是二氧化碳和水。因此，1 克的碳水化合物和脂肪在体内生理氧化热能与体外物理燃烧的热能相同。蛋白质在体内不能完全氧化分解，其最终产物除二氧化碳和水外，还有尿素、肌酐及其他含氮物质，它们不再进行分解而是随尿、汗等排出体外。每克蛋白质在体内氧化分解所产生的这部分含氮有机物，若在测热器内完全燃烧则可产生 1.3kcal 热量，故计算蛋白质在体内产生的热能应扣去这部分热能。此外，食物中的三种生热营养素在人体内不可能全部被消化吸收。在普通混合膳食中，正常人对蛋白质、脂肪、碳水化合物的消化吸收率分别为 92%、95%、98%；因此，还应扣去消化过程中的损失。这样，每克生热营养素在体内实际产生的热能（即生热系数）为：

蛋白质（5.65−1.3）×92% = 4（kcal/g）= 16.7（kJ/g）

脂肪　9.45×95% = 9（kcal/g）= 37.7（kJ/g）

碳水化合物　4.10×98% = 4（kcal/g）= 16.7（kJ/g）

二、影响人体热能需要量的因素

人体对热能的需要，主要决定于以下三个方面。

（一）维持基础代谢所需要的能量

基础代谢（basal metabolism）所需要的能量是维持生命基本活动所必需的能量。它是指机体在 18～20℃ 室温环境中，处于安静、清醒、松弛、静卧的休息状态下，为维持体温，保证各器官和循环系统等最基本的生命活动所需要的最低能量。在进行基础代谢测定之前的 12～15 小时必须停止进食。

在同一生理条件下，人体的基础代谢比较接近，但仍然要受许多因素的影响，例如，体型、年龄、性别、某些特殊生理状态等，其中，尤以体型的影响较大。人体的体型又与体表面积、身高、体重密切相关，在正常条件下，相同的身高与体重其体表面积基本一致。我国成年人的体表面积，建议用下列公式推算（赵松山，1984）：

$$M = 0.00659H + 0.0126W - 0.1603$$

式中，M、H、W 分别表示体表面积（m^2）、身高（cm）及体重（kg）。

单位时间内人体每平方米体表面积所消耗的基础代谢热能称为基础代谢率（basal metabolic bate，简称 BMR），其单位是 kcal/（$m^2 \cdot h$）。用它可以了解人体代谢状态是否正常。一般成年人的 BMR 约为 40kcal/（$m^2 \cdot h$）。也可以用每 1000 克体重每小时消耗 1kcal 热能来计算。年龄愈小（指儿童和青少年），BMR 相对愈高，随着年龄的增加，BMR 值缓慢降低，见表 1−8。

表 1-8　人体的基础代谢率　　单位：kcal/（m² · h）

年龄（岁）	1	3	5	7	9	11	13	15
男	53.0	51.3	49.3	47.3	45.2	43.0	42.3	41.8
女	53.0	51.2	48.4	45.4	42.8	42.0	40.3	37.9
年龄（岁）	17	19	20	25	30	35	40	45
男	40.8	39.2	38.6	37.5	36.8	36.5	36.3	36.2
女	36.3	35.5	35.3	35.2	35.1	35.0	31.9	34.5
年龄（岁）	50	55	60	65	70	75	80	
男	35.8	35.4	34.9	34.4	33.8	33.2	33.0	
女	33.9	33.3	32.7	32.2	31.7	31.7	33.9	

一般说来，BMR 与身体体表面积有关，同时还受年龄、性别、气候、疾病、营养状况、内分泌腺活动等因素的影响。例如，妇女的 BMR 比男子低 2%～12%；老年人比成人低 10%～15%；儿童比成人高 10%～12%；妊娠期妇女的 BMR 随胎儿的生长而相应增加等。

因此，人体的基础代谢常以人体表面积乘以人体基础代谢率，再乘以 24 小时进行计算。

（二）从事劳动和各种体力活动所消耗的热能

从事劳动和各种体力活动都要消耗热能，而且是热能消耗变化最大的部分。它直接受劳动的性质、强度、工作时间、动作熟练程度等因素的影响。劳动强度愈大，劳动时间愈长，动作熟练程度愈差，需要的热能就愈高。

表 1-9 收集各种体力活动在单位时间内所消耗的热能，可供参考。

表 1-9　几种活动的热能消耗　　单位：kcal/min

活动内容	男子 （体重 65kg）	女子 （体重 55kg）
在床上休息	1.08	0.9
安静坐着	1.39	1.15
办公室工作	1.8	1.6

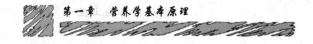
（续表）

活动内容	男子 （体重65kg）	女子 （体重55kg）
实验室工作	2.3	1.8
烹调	2.1	1.7
轻的清洁工作	3.1	2.5
走路（4.9/h）	3.7	3.0
中等体育活动（骑马、游泳、网球、划船等）	5.0～7.5	4.0～6.0
重体育活动（足球、划船比赛、篮球）	7.5$^+$	6.0$^+$
打谷	5.0～7.0	3.8～5.5

按照强度不同我们将劳动分为五级；

（1）极轻体力劳动。身体主要处于座位的工作，如办公室工作、开会、读书和装配或修理钟表、收音机等。

（2）轻体力劳动。主要是站立为主的工作，例如，商店售货员、化学实验工作和教师讲课等。

（3）中等体力劳动。如重型机械操作、拖拉机驾驶、汽车驾驶和机械化农田劳动等。

（4）重体力劳动。如非机械化农业劳动、半机械化搬运工作、炼钢和体育活动等。

（5）极重体力劳动。如非机械化的装卸工作、采矿、伐木和开垦土地等。

不同的劳动强度（或量级）所消耗热能不一样。同时还应当注意，不同性别、年龄、生理特点等，所需要的热能也不一样。

（三）食物特殊动力作用

食物特殊动力作用（specific dynamic action，简称SDA），是指人体由于摄入食物后所引起的一种机体额外热能消耗，也有人称为食物特殊生热作用。

不同生热营养素表现的SDA不一样：摄取蛋白质时，额外耗去热能较多，相当于该蛋白质所产生热能的30%；摄入碳水化合物只耗去产生热能的5%～6%；摄入脂肪时消耗热能最少，仅相当于4%～5%。成人摄入混合膳食时，由于SDA的作用，额外增加的热能消耗约相当于基础代谢所需热能的10%，每日大概 150kcal。

对于一个健康成人来说，每日热能的需要与消耗是一致的。消耗包括基础代谢、体力活动、食物特殊动力作用这三部分热能消耗的总和。对于正在生长发育的儿童，还需要增加生长发育所需要的热能。

此外，酒类作为饮料或调味品，在体内氧化时，每克酒精可产生 7kcal 热能，但它不能提供其他营养素。过量的酒精能损害肝脏，以及干扰脂肪代谢。

三、人体热能需要量的测定

人体热能需要量的测定对指导人们改善自身膳食结构、规律，维持能量平衡，提高健康水平非常重要。

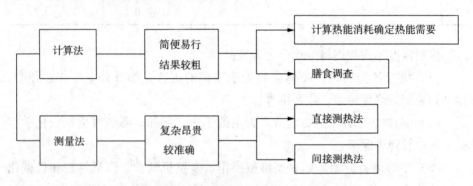

图 1-9　人体热能需要量的测定方法

四、能量的食物来源及推荐摄入量

表 1-10 是我国制订的不同量组成年（18~40 岁）男女热能供给量。

表 1-10　我国不同劳动的成年男女的热能供给量

劳动强度	男（60kg）		女（53kg）	
极轻劳动	2400kcal	10.0MJ	2200kcal	9.2MJ
轻劳动	2600kcal	10.9MJ	2400kcal	10.0MJ
中等劳动	3000kcal	12.6MJ	2800kcal	11.7MJ
重劳动	3400kcal	14.2MJ	3200kcal	13.4MJ
极重劳动	4000kcal	16.7MJ	/	/

一般说来，20～40岁这一年龄组，人体的生理状况、身体成分、体重及劳动强度等变化不大。超过这一年龄组，热能的需要将随年龄的增加而逐渐减少。根据联合国粮农组织/世界卫生组织（FAO/WHO, Food and Agriculture Organization of United Nations/World Health Organization）的建议值，40～49岁减少5%，50～59岁减少10%，60～69岁减少20%，70岁以上减少30%。孕妇在原来每日热能需要的基础上增加300kcal热量。

在保证热能供给量时，还必须维持三种生热营养素在总热能中适当的比例，以满足供给与消耗之间的平衡关系和满足摄入氮与排出氮之间的平衡关系。如果每日摄入的热能超过需要量80kcal，一年之后将增加3kg的体重。为了防止热能过剩或不足，防止脂肪比值过大，防止碳水化合物过低，这三种生热营养素占总热能的百分比（又称热比值），应当维持适当的数值。我国成年人的膳食结构中，建议生热营养素的热比值是：碳水化合物占60%～70%，脂肪占20%～25%，蛋白质占10%～12%。对于生长发育旺盛的婴幼儿，或处于特别生理条件下的人，如孕妇、乳母等，三大生热营养素的热比中，蛋白质可提高至15%，并相应降低碳水化合物或脂肪的热比。营养学家们一致认为脂肪热比不宜超过30%。当然热能的需要及上述热比的选择，还应当根据不同工种、不同环境、不同生理条件或病理条件，以及不同个体进行适当的调整。

第六节 矿物质

一、概述

构成人体的化学元素，除碳、氢、氧、氮主要以有机化合物的形式存在外，其余各种元素统称为无机盐。其中含量较多的元素（以 mg/kg 计）称宏量元素，有钙、镁、钠、钾、磷、硫、氯七种。其他一些元素在体内的含量极少，有的甚至只有痕量（以 μg/kg 计），称为微量元素或痕量元素。目前，已发现人体必需的微量元素有十四种，即铁、氟、硒、锌、铜、钼、钴、铬、锰、碘、镍、锡、硅和钒。

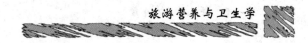

无机盐既存在于植物性食物中，也存在于动物性食物中。植物中的无机盐来自土壤，动物需要的无机盐可从植物性食物中获得。人类则主要是从植物性食物和动物性食物中摄取无机盐，以满足人体的需要。

无机盐与其他有机的营养物质不同，它不能在人体内合成，必须从食物中获取。它除了排泄出人体外，也不能在体内代谢过程中消失。因此，无机盐在人体内有十分重要的生理功能，主要归纳如下：

（1）构成机体组成成分。如钙、磷、镁是骨骼和牙齿的主要组成成分。

（2）维持机体的酸碱平衡和组织细胞的渗透压。体内无机盐所形成的缓冲，尤其是 $NaHCO_3$ 和 H_2CO_3 组成的缓冲系统对于维持机体的酸碱平衡有很大作用；Na^+、Cl^-、K^+、HPO 在维持渗透压方面也起很重要的作用，对于维持体内的水和电解质平衡十分重要。

（3）维持神经、肌肉的应激性。在组织液中的各种无机离子，特别是钾、钠、钙、镁离子保持一定的比例，是维持神经肌肉兴奋性、组织膜的通透性以及细胞其他正常生理功能的必要条件。

（4）构成体内某些具有重要生理功能物质的材料。如甲状腺素中的碘，血红蛋白中的铁，谷胱甘肽过氧化物酶中的硒，ATP 酶中的钠、钾、镁，细胞色素氧化酶中的铜，碳酸酐酶中的锌等。

（5）无机离子是某些酶的激活剂或抑制剂。几机离子对酶活性的影响调节机体的代谢，如镁离子对能量代谢（氧化磷酸化）的多种酶类，盐酸对胃蛋白酶原，氯离子对唾液淀粉酶都有激活作用，锰抑制 ATP 酶和酸性磷酸酶的活性，还有些离子与巯基（—SH）结合抑制含巯基酶的活性。从营养的角度看，在我国钙、铁、碘、锌比较重要，一些特殊人群，如儿童、青少年、孕妇、乳母，易发生铁、钙、碘、锌的缺乏症。

二、重要的矿物质元素

（一）钙

1. 生理功能

钙主要以无机盐形式存在于体内，成年人体内含钙总量为 700 ~ 1400g，一般为 1200g 左右，是体内最多的无机元素。99% 的钙存在于骨骼和牙齿中，其余的钙存在于体液和软组织中，其中血清钙的浓度较恒定。这种存在于体液和软组织中的钙称为混溶钙池，有着重要的生理功能。

存在于骨骼和牙齿中的钙有两种形式：一种是无定形的水合磷酸钙；另一种是结晶状态的羟磷灰石，它是一种磷酸钙和氢氧化钙的复合物，在骨骼中占绝大多数。年轻人的骨骼含无定形状态的钙较多，成熟的骨则含较多的结晶羟磷灰石。

骨中的钙与混溶钙池中的钙保持动态平衡，骨中的钙从破骨细胞释放进入混溶钙池，而混溶钙池的钙又沉积于成骨细胞中，这种平衡要受甲状旁腺素、维生素 D 和降血钙素的调节。例如，当血钙下降时，甲状旁腺素分泌开始增加，刺激 1，25 - 二羟维生素 D_3 的生物合成，使钙在肠道内的吸收和骨骼钙的吸收增加。相反，血钙升高时，甲状旁腺素减少而降血钙素升高。

这种钙的更新，成人每日 700mg，更新的速度随年龄增长而减慢。幼儿的骨骼 1～2 年可更新一次，成人则要 10～12 年。40 岁以后，骨骼中的无机物质减少，可能出现骨质疏松现象，女性一般较男性明显，故骨质疏松症较男性多。骨质疏松是蛋白质合成失调，骨基质不能形成，骨盐无法沉积所致。

钙除构成骨骼和牙齿外，混溶钙池中的钙还有着重要的生理功能。首先，钙离子与神经肌肉的兴奋性有关。当体液中钙离子降低时，神经和肌肉的兴奋性增高，肌肉出现自发性的收缩，严重时出现抽搐；若体液中钙离子增加，则抑制神经和肌肉的兴奋性。但是，钙对心肌的影响较特殊，钙离子有利于心肌收缩，它与有利于心肌舒张的钾离子相拮抗。其次，钙离子参与凝血过程，是一种凝血因子，钙离子还是多种酶的激活剂。

2. 吸收与排泄

钙主要在酸度较大的小肠上段，特别是十二指肠，被主动吸收。食物中的钙仅有小部分由肠吸收，大部分随粪便排出，钙的吸收需要能量，故要受能量代谢的影响。影响食钙吸收的因素主要有以下几方面：

（1）食物中钙的浓度和肌体的需要情况。若其他条件相同，钙的吸收量大致与肠道中钙的浓度成正比，即肠道中钙的浓度愈高则肌体吸收的钙也愈多。但是，钙的吸收还要受肌体对钙需要情况的影响，也就是说体内钙的水平会影响钙的吸收。

（2）钙的溶解度。溶解的钙盐才能被吸收，由于乳酸、醋酸、氨基酸都能与钙形成可溶性的钙盐，因而促进钙的吸收。另外，乳糖可与钙螯合，形成低分子的可溶性络合物，也可促进钙的吸收。膳食钙有 70%～80% 不被肠道吸收而留于粪便中，主要是由于食物中的植酸、草酸及脂肪酸等阴离子可与钙

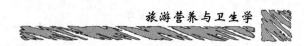

离子形成难溶性盐类，而影响食物钙的吸收。

（3）维生素 D 可促进钙的吸收。维生素 D 对小肠吸收的影响是通过 1，25 - （OH）- D_3 实现的，后者促进钙结合蛋白的合成，钙结合蛋白参与钙的运载而促进钙的吸收。

（4）年龄和肠道状态。钙的吸收随年龄增长而逐渐减少。例如乳儿每日钙的吸收量占食物总钙量的 60%，11 ~ 16 岁为 35% ~ 40%，而成人仅为 15% ~ 20%，老年人更少。钙的吸收还与肠道状态有关，若肠道蠕动过快，则食糜在肠内停留时间较短，不利于钙的吸收，如小儿腹泻就容易缺钙，脂肪消化不良时，也常使钙的吸收减少，其原因可能是钙与未被吸收的脂肪酸形成钙皂而随粪便排出。

（5）膳食蛋白质对钙吸收的影响。膳食蛋白质供给充足，有利于钙的吸收，可能是由于蛋白质消化所释出的氨基酸与钙形成可溶性钙盐，因而促进钙的吸收。

钙的排泄主要有以下途径：

（1）食物中未被吸收的钙，肠黏膜细胞脱落和消化液分泌未被吸收的钙，由粪便排出，其量与食物钙量有关。

（2）体内代谢的钙由尿液排出，排出量为 100 ~ 350mg。

（3）少部分钙还从汗液中排出，但对高温作业工人来说，排出的量高达 100mg。

（4）乳母还要从乳汁中排出一定量的钙，为 150 ~ 300mg。

（5）其他损失。理发、剪指甲和皮肤脱落等都要损失少量的钙，妇女月经也要损失少部分钙。

体内钙的储留随供给量提高而增加。机体对钙的需要也影响钙的储留，需要多时，储量也较多。因此，对成年人及正在发育的儿童来说，只要食物中钙的供给量超过机体钙的消耗量，则机体将根据体内对钙的需要，增加或减少钙的吸收、排泄和储留，以维持钙平衡。体内的甲状旁腺激素、维生素 D 和降血钙素对调节钙平衡起着重要作用。

3. 缺乏症

由于膳食和机体存在着许多影响钙吸收的因素，加上食物钙的来源不足，以及某种生理条件下钙的需要量增加等多种原因，人体（尤其儿童、孕妇、乳母）很容易出现钙的不足与缺乏症。

正常人的血钙浓度为 9 ~ 11 （mg/100mL），在一段时间内低于此水平时，就会出现神经肌肉抽搐，儿童的骨骼和牙齿发育迟缓；严重缺钙的婴幼儿会出现佝偻病，成人会发生骨质软化症，老人会出现骨质疏松症。

4. 供给量及食物来源

钙的供给量是按不同年龄阶段的每日需要量和食物中的钙在体内平均吸收率（20% ~ 30%）估算出来的。我国建议每日钙的供给量为：成人800mg，孕妇后3月及乳母为1500mg。

世界卫生组织（WHO）推荐值为：成年人每日 400 ~ 500mg，孕妇、乳母每日 1000 ~ 1200mg。

美国 1980 年修订的供给量标准为：成年人每日 800mg，孕妇、乳母在成年人基础上增加400mg。

英国推荐标准为：成年人每日 500mg，孕妇和乳母每日 1200mg。

我国的标准高于发达国家的标准，主要是因为我国食物中钙的吸收率较低。我国谷类的摄入量较高，使钙不易被吸收。

食物中均含钙，以乳类及其制品最好，因为其含量丰富，吸收率也高，是婴儿良好的钙源。蔬菜和豆类含钙较少，其中草酸和植酸干扰对钙的吸收，海产品中钙的含量也比较丰富。

骨粉和蛋壳中含有大量的钙，可作为儿童和青少年钙的补给源。另外，家庭在烹制排骨和炖骨汤时，加适量的醋有利于钙的吸收。

（二）磷

1. 生理功能

磷是骨骼和牙齿的组成成分，影响磷吸收的因素与钙相似。磷在体内的代谢也要受维生素 D、甲状旁腺素和降钙素的调节，但磷从尿中排出的量比从粪便排出的量大，约占61%。

体内磷主要以磷酸根的形式参与许多非常重要的物质代谢过程。生热营养素的氧化都有含磷化合物参与，热量代谢中的氧化磷酸化及储备能量的三磷酸腺苷（ATP）和磷酸肌酸中都有磷。

磷脂是构成细胞膜的重要成分，遗传物质 DNA 和 RNA 中含有磷，磷还是组织的构成成分。

磷酸盐还参与维持体液酸碱平衡。因为机体可以从尿中排出不同量和不同形式的磷酸盐，从而对体液的酸碱平衡进行调节。

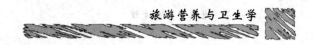

2. 磷的吸收

人体能利用的磷都是磷酸化合物，吸收的部位在小肠上段。磷的吸收形式主要为酸性磷酸盐（$H_2PO_4^-$）。维生素 D 对磷的吸收有促进作用。

磷广泛存在于动植物组织中，它可以同蛋白质、脂肪等结合形成磷蛋白、核蛋白、磷脂等。也有部分磷是以无机磷和有机磷化合物形式存在，大多数都能被机体利用。

植酸是植物种子的组成成分，在谷物中含量为 10% ~ 20%，植酸磷占植物总磷的 60% ~ 90%。植酸磷的可利用率很低，谷类的磷也主要以植酸磷的形式存在，但发酵、浸泡等方式可大大降低植酸磷的含量，从而提高磷的吸收率；同时，钙的吸收率也提高。

食用牛奶的婴儿，磷的吸收率相当于摄入量的 65% ~ 75%，食用人奶却可超过 85%，吃混合膳食的成人，磷的吸收率为 50% ~ 70%。

3. 供给量及食物来源

从生理功能来说，磷是人体必需的元素，但营养学却不大重视它，因为磷广泛存在于食物中，一般不易缺乏，仅在使用某些药物时，人体可能出现磷缺乏现象。1 岁以下的婴儿，只要钙能满足需要，磷也就可以满足需要；对成人则不成问题。一般说来，如果膳食中钙和蛋白质充足，则磷也可满足需要。多数国家对每日磷的摄入量无规定。

仅美国对此作了规定，成人每日膳食磷摄入量为 800mg，孕妇和乳母增加 400mg。青春期的青年为 1200mg；出生至半岁的婴儿，每日膳食供给量为 240mg，Ca/P 比值为 3∶2；1 岁以上儿童为 800mg，Ca/P 比值为 1∶1。

（三）铁

1. 生理功能

铁是机体血红蛋白合成的原料，也是肌红蛋白、细胞色素酶系统、过氧化氢酶等的组成成分。血红蛋白在血液运输氧气和二氧化碳过程中起着重要作用。

正常人含铁 3 ~ 4g，其中血红蛋白（Hb）铁占 60% ~ 70%，肌红蛋白 5%，细胞色素等占 1%，其余为储备铁（约占 25%）。储备铁主要以铁蛋白和含铁血黄素形式贮存于肝脏、脾脏和骨髓的网状内皮系统。

人体铁的来源有两条途径：一是从食物摄取；二是红细胞破坏释放出血红蛋白铁。由于红细胞破坏释放出的铁绝大部分可被机体再用于合成血红蛋白，

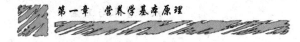

很少丢失，故正常成人对食物铁的需要很少，成年男子和绝经期妇女每天对铁的生理需要量为 0.5~1.0mg。

2. 吸收与排泄

植物性食物中的铁大多以高铁状态的氢氧化铁和铁盐的形式存在。动物性铁则多为血色素铁。

（1）非血色素铁。非血色素铁，主要以 $Fe(OH)_3$ 络合物的形式存在于食物中，与其络合的物质有蛋白质、氨基酸和有机酸，这种形式的铁要与有机物分开，并被还原成二价离子才能被吸收。在酸性介质中的高铁离子可被还原成亚铁离子，故胃酸和食物中的有机酸有利于铁的吸收。巯基化合物和抗坏血酸使三价铁还原为二价铁，并且还可与二价铁形成可溶性络合物，从而促进铁的吸收。

食物蛋白质也有利于铁的吸收，可能是蛋白质的消化产物（肽、氨基酸）能够与铁形成可溶性螯合物。肉类食品可提高植物性食品中铁的吸收率，肉类中可提高铁吸收率的因素被称为"肉类因子"，但并不是半胱氨酸。

在高磷酸盐膳食中铁的吸收减少，因为铁与磷酸根形成难溶性的盐，膳食中植酸和草酸也同铁形成难溶性的铁盐而干扰铁的吸收。谷类食物中，铁的吸收率较低，就是因为植酸和磷酸盐含量较高。口服碱性药物也会降低铁的吸收。

（2）血色素型铁。血色素铁，是指与血红蛋白或肌红蛋白与卟啉结合的铁。血色素铁以卟啉铁的形式被肠黏膜上皮细胞吸收，在细胞内卟啉被破坏释放出铁，铁与脱铁铁蛋白结合。

铁的吸收部位主要在十二指肠，胃和空肠上段也可吸收铁。一般情况下，动物性食物中的铁比植物性食物中的铁更易于吸收。例如，动物肌肉、肝脏铁的吸收率为22%，血红蛋白为12%，鱼类为11%。蛋类有丰富的铁，但其吸收率仅为3%，这是因为，蛋类含有一种磷酸糖蛋白，称为卵黄高磷蛋白，可干扰铁的吸收。植物性食物中的铁吸收率较低，如小麦为5%，玉米和黑豆为3%，菠菜和大豆为7%，莴苣为4%，大米为1%。另外，芹菜叶和莴苣叶中铁的含量也比较丰富，最好能有效地利用。乳类是一种贫铁食物。

人体铁的排泄主要有以下途径：胃肠道黏膜落失铁约0.6mg/d；皮肤落屑失铁约0.2mg/d；泌尿道失铁约0.1mg/d。妇女、月经期妇女、孕妇、乳母、儿童和青少年需要更多的铁才能满足机体的需要。

3. 铁缺乏症

血红蛋白、原卟啉、血清运铁蛋白的含量和红细胞压积等都可以反映体内

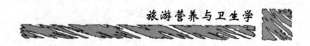

营养状况。

血中红细胞数目、红细胞体积或血红蛋白低于正常水平时，称为贫血；因缺铁所致的贫血称为缺铁性贫血。

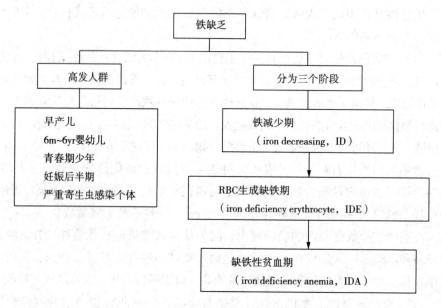

图1-10　铁缺乏症的高发人群和三个阶段

世界卫生组织认为，血红蛋白低于正常水平的85%是贫血，正常值为：6个月至6岁儿童为11g/100mL，6~14岁为12g/100mL，成年男性为13g/100mL，成年女性为12g/100mL，孕妇为13g/100mL。

在发达国家，10%~15%的月经期妇女、20%~30%的孕妇、40%的婴儿患缺铁性贫血，成年男性比较少，发展中国家数据更高。据我国有的地区调查表明，孕妇血红蛋白低于11g/100mL者占33%；有的地区的调查表明，婴儿缺铁性贫血为57%。各地报告的结果差别较大，一般农村高于城市。

贫血的主要原因是铁的利用率不高，也就是说可利用铁的量不足，而不是铁的摄入量不足。

4. 供给量及食物来源

我国每日膳食中铁的供给量，成年男子12mg，成年女子18mg，孕妇（3个月以后）及乳母均为28mg，新生儿至10岁儿童为10mg，10~13岁为12mg，少年女子18mg，少年男子为15mg。

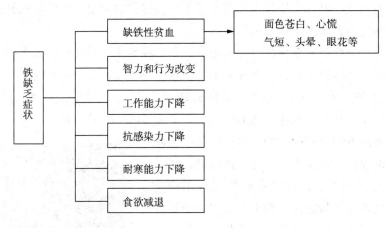

图 1 – 11　铁缺乏症的症状

英国规定成年男子每日膳食中铁的供给量为 10mg，成年女子为 12mg。

美国成年男子每日膳食中铁的供给量为 10mg，成年女子为 18mg，孕妇和乳母则更高，孕妇可达 30 ~ 60mg。

世界卫生组织建议，每日膳食中铁的供给量成年男子为 5 ~ 9mg，成年女子为 14 ~ 28mg。膳食中热能有 25% 以上来自动物性食物时，可用低限，如果动物性食物供给的热能在 10% 以下，则采用高限。

膳食铁的良好来源为动物肝脏、豆类和某些蔬菜，动物肉也是铁的良好来源。乌龟、虾仁、黑木耳、海带、芝麻、南瓜子、淡菜等食物中的铁含量也很高。

（四）碘

1. 生理功能

成人体内含碘 20 ~ 50mg，约 20% 的碘存在于甲状腺中，正常成人甲状腺含碘 8mg 左右。碘是甲状腺素组成成分。甲状腺素可促进幼小动物生长发育并增强其基础代谢。甲状腺素中的碘以三碘酪氨酸和四碘酪氨酸两种形式存在，它们都具有生理活性。

2. 缺乏症

当碘不足时，血浆甲状腺激素水平降低，甲状腺素分泌增多，甲状腺在促甲状腺激素的刺激下发生代偿性增大。有资料报道，每天碘的摄入量低于 50μg，就可能发生甲状腺肿。由于处于青春期、妊娠期或哺乳期的人对甲状腺激素的需要量增加，所以他们更易发生甲状腺肿。此病女性多于男性。另外，卫生条件不好、水质较差和营养素不平衡都会增加地方性甲状腺肿的患病率，尤其是营养素不平衡的影响最大。

地方性甲状腺肿在全世界分布很广，是一种地球化学性疾病，主要分布在内陆山区，是因缺碘所致。世界卫生组织认为：5%的12~14岁的女孩有甲状腺肿，地方性甲状腺肿（含碘丰富的地区为2%），有的地区发病率高达20%~30%，甚至局部地区达100%。

预防地方性甲状腺肿的最好方法是经常吃含碘高的海带、紫菜等海产品。内陆地区可采用食盐加碘的方法，食盐中加的碘常用碘化钾。碘化钾占食盐的比例为十万分之一或百万分之一，各地可根据自己的情况加碘化钾，但要保证每天摄入100~200μg的碘。为了避免碘化钾分解和挥发损失，可加四倍的碳酸钠。也有的国家在盐中加碘酸钾。

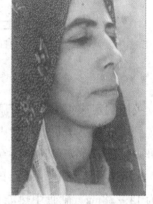

另外，也可以用碘化油，将含碘30%~35%的碘化油用食油稀释6万~30万倍。

3. 供给量和食物来源

图1-12　单纯性甲状腺肿大

我国对碘的每日膳食供给量的规定是：成年人和青春期少年每日膳食中碘的供给量为150μg，孕妇增加25μg，乳母增加50μg。

人体所需的碘可从饮水、食物和食盐中获得，食物和饮水中的碘含量主要由该地区的地球化学组成决定。沿海和平原地区，食物和饮水中碘含量高，内陆山区的土壤和空气中含碘量较低，故饮水和食物中的含碘量也较低，容易出现碘缺乏而患地方性甲状腺肿。

海产品中的碘含量较高，如海带、紫菜等。

（五）锌

1. 生理功能

人体内的锌主要存在于骨骼和皮肤之中，血液中的锌主要在红细胞中。血浆中的锌往往与蛋白质相结合而存在。

锌是很多酶的组成成分，也是酶的激活剂，有70种左右的酶含锌，如碳酸酐酶、DNA聚合酶、乳酸脱氢酶等。锌的主要生理作用可通过这些酶表现

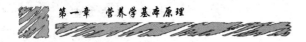

出来，即参与核酸和蛋白质合成。

锌与免疫功能有关。体内锌较低时，免疫功能降低。每一胰岛素分子中有两个锌原子，而锌同胰岛素的活性有关。

锌与味觉有关。锌缺乏时，食欲减退。唾液内有一种唾液蛋白，称为味觉素，其分子内含有两个锌离子。锌主要通过味觉素影响味觉和食欲。味觉素是口腔黏膜上皮细胞的营养因素。缺锌后，口腔黏膜上皮细胞大量脱落，脱落的上皮细胞会掩盖和阻塞舌乳头中的味蕾小孔，这使食物难以接触味蕾，不易刺激味觉，进而影响食欲。另外，锌影响核酸和蛋白质合成，对味蕾结构和功能也有不利影响。

锌可以促进伤口愈合。缺锌时，伤口不易愈合。另外，锌与维生素 A 还原酶的合成有关，影响暗适应能力。

2. 吸收和排泄

锌主要在小肠内吸收，与血浆里的蛋白或铁传递蛋白结合进入血液循环。

锌主要由粪便、尿液、汗液等途径排泄，女性月经和乳汁中也排泄一定量的锌，男性精液里锌的含量很高，指甲和头发中也有部分锌。

有很多因素会影响锌的吸收。植物性食物中含有植酸盐，尤其谷类食物中含有量较高，会降低人体对锌的吸收。植物中含有膳食纤维，膳食纤维对人体有重要的生理功能，但是，膳食纤维过高会干扰锌的吸收。磷酸盐也会干扰锌的吸收。牛奶中的锌吸收率较人奶低，因为牛奶中的配体分子量较大，不易吸收。锌的吸收也要受肠道黏膜细胞含锌量的控制。

3. 锌的缺乏症

在某些条件下，如长期食用含植酸较高或含锌量较低的食物，或处在某些疾病状态，都可能发生锌缺乏。伊朗乡村病就是一种锌缺乏症，此病主要发生在儿童和青少年身上，因为儿童和青少年发育旺盛，对锌较敏感，主要表现为发育停滞，骨骼发育障碍，形成侏儒状态；出现性幼稚型，即第二性征发育不全，性功能低下，无月经；出现自发性味觉减退，伤口愈合不良、皮炎、嗜异癖等，用锌治疗后效果良好。

4. 供给量及食物来源

人体平均每天失锌 2.2mg，孕妇、乳母和月经期妇女，要比此值大。常用发锌和血清锌作为评定机体营养状况的指标。发锌含量能反映个体较长时间锌元素的状况。头发有易采集、无痛苦、携带方便、便于贮存、含锌量高等优

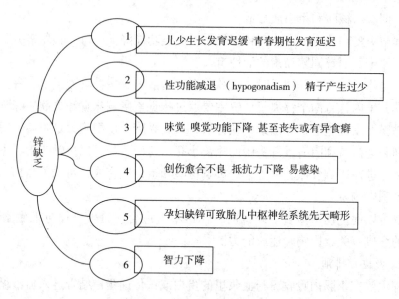

图 1-13 锌缺乏症的症状

点，故发锌是一个常用的指标，但有随年龄增长而增高的趋势。血锌能较好地反映近期体内锌营养状况。

膳食锌的供给量与锌的利用有关，动物性食物锌的利用率较植物性食物高，混合膳食锌的平均吸收率为 20%，成人每日需要供给 11mg 的锌。我国对锌的每日膳食供给量规定为：成人每日供给量标准为 15mg，孕妇、乳母增加 5mg，半岁以下婴儿 3mg，半岁以上婴儿为 5mg，1～14 岁儿童为 10mg。

动物性食物是锌的良好来源，家畜肉含锌 20～60mg/kg，水产品含锌为 15mg/kg 以上。豆类含锌较高，谷类次之，但利用率较低，且在碾磨中含量下降；谷类发酵后，植酸含量下降，有利于锌的吸收。蔬菜和水果一般含锌较少，牛奶中锌的含量也较低。

第七节 维生素

一、概述

维生素是维持人体生命的正常机能不可缺少的有机化合物，它们在肌体内不提供能量，一般也不是肌体的构造成分。维生素的生理需要量很少，每日仅以毫克或微克计算，但维生素都是参与新陈代谢、调节生理功能、促进身体健康必不可少的营养素。绝大多数维生素不能在体内合成或只有少量的合成（如维生素 D），不能满足机体需要，必须由食物提供。

膳食中维生素长期轻度缺乏时，虽无明显临床症状，但会使劳动效率下降，抵抗力降低，所以膳食中合理的维生素供给量，不仅能防止某些维生素缺乏症状的出现，还能保证肌体的最佳健康水平。维生素缺乏的原因，除了食物含量不足外，还可能是由维生素在机体内吸收障碍、破坏分解的增强和生理需要量提高等情况造成。

维生素按其溶解性不同，分为脂溶性维生素和水溶性维生素两大类。

脂溶性维生素包括维生素 A、维生素 D、维生素 E、维生素 K 和胡萝卜素，它们溶于脂肪而不溶于水，其吸收与脂肪的存在关系密切，吸收后可在体内储存。

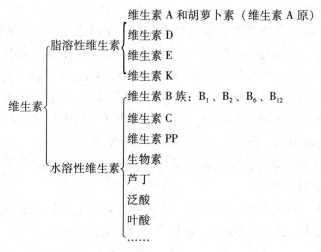

图 1-14　维生素的分类

水溶性维生素包括维生素 B_1、维生素 B_2、维生素 PP 和维生素 C 等，它们都溶于水而不溶于脂肪，吸收后在体内储存很少，过量时随尿排出，故短期摄入不足可引起缺乏症。

从营养角度看，比较容易缺乏的维生素有：维生素 A、维生素 D、维生素 B_1、维生素 B_2、维生素 PP 和维生素 C 等。

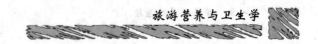

二、脂溶性维生素

（一）维生素A和维生素A原

维生素A又名视黄醇。维生素A原是一类能在体内转变成维生素A的类胡萝卜素。凡不能转变成维生素A的胡萝卜素，如叶黄素、番茄红素等就不能称维生素A原。

理论上1分子的β-胡萝卜素应转变成2分子的维生素A。由于胡萝卜素的吸收率远低于维生素A，就生物活性而言，6μg β-胡萝卜素相当于1μg维生素A。维生素A的膳食含量和需要量用视黄醇当量表示，即视黄醇重量（μg）表示；胡萝卜素的膳食含量用其在体内转变成视黄醇的重量来表示，或用国际单位（IU）表示。

1RE＝1μg视黄醇＝6μg β-胡萝卜素＝12μg其他类胡萝卜素及维生素A原
＝3.33IU维生素A＝10IU β-胡萝卜素

1. 消化和吸收

食物中的维生素A主要以脂的形式存在。在消化过程中，维生素A首先被胰脂酶水解，然后被小肠黏膜吸收并在小肠黏膜细胞内重新酯化为视黄醇软脂酸酯，最后渗入乳糜微粒通过淋巴转运至肝脏储存。当机体需要时，维生素A从肝脏中释放出来，与特殊转运蛋白——视黄醇结合蛋白相结合，在血中运输。这种维生素A和视黄醇结合蛋白的复合物又可与甲状腺素前清蛋白结合而防止其从肾脏滤出。脂肪有利于维生素A的吸收。

β-胡萝卜素经转化成维生素A后，在小肠黏膜内被吸收。

2. 主要生理功能

维生素A与视觉物质合成有关。视黄醇在体内可被氧化成视黄醛，视黄醛的醛基与视蛋白内赖氨酸的ε-氨基形成西夫碱键而缩合成视紫红质，视紫红质与暗视觉有关。视紫红质经光照后，11-顺式视黄醛成为全反式视黄醛，视黄醛与视蛋白分离，物体进人脑中即转变成影像，这一过程称光适应。此时，如果进入光线暗的地方，由于视紫红质的消失，对光不敏感，就看不见物体了。但若有充足的全反式视黄醛，则该物质可以很快地重新异构化为11-顺式视黄醛，并再与视蛋白结合使视紫红质恢复对光的敏感性，从而能在暗处很快见物，这一过程叫暗适应。维生素A充足时，暗适应能力强。

维生素A是维持上皮组织健全所需的物质，它有利于黏膜细胞，如眼、

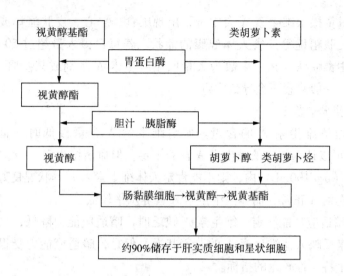

图 1-15 维生素 A 的消化与吸收

呼吸道、尿道、生殖系统等糖蛋白的生物合成。

维生素 A 能促进生殖功能和骨骼的生长发育。

3. 缺乏症与过多症

膳食中维生素 A 缺乏或不足会导致暗适应能力降低或夜盲症，会出现上皮组织的异常，眼部角膜和结膜上皮组织退变，泪液减少，从而引起干眼症，严重者出现角膜软化、角膜皱折和毕脱氏斑。维生素 A 缺失或不足还会导致骨骼生长不良、生殖功能障碍。

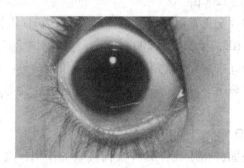

图 1-16 干眼症

维生素 A 缺乏最明显的症状：结膜、角膜上皮组织变性，泪腺受损分泌减少，结膜出现皱纹，失去正常光泽。患者常眼睛干燥、怕光、流泪、发炎、疼痛等。

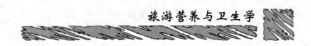
长期过量摄入维生素 A 会中毒，出现厌食、恶心、皮肤瘙痒或嗜睡、毛发稀少、皮肤粗糙等危害人体健康的症状。若每日摄入量超过 50 000IU 时，即会出现中毒症状，其中多数为大量服用维生素 A 制剂或某些野生动物肝、鱼肝所致，一般膳食不会导致中毒。

4. 营养水平鉴定

（1）血清维生素 A 的含量。血清维生素 A 含量极低时（低于 12μg/100mL），可以认为机体的维生素 A 营养不足。但血清维生素 A 含量在正常范围 30 ~ 90（μg/100mL）内，则不能肯定人体维生素 A 营养状况良好。因为有时血清维生素 A 正常，而体内维生素 A 营养水平较低。

（2）暗适应功能测定。维生素 A 缺乏时，暗适应能力降低，故可以用暗适应能力来反映人体维生素 A 的营养状况。但是，暗适应能力受很多因素影响，是一个特异性较差的指标。

（3）血浆视黄醇结合蛋白含量。有人认为血浆中视黄醇结合蛋白含量可反映人体维生素 A 的营养水平。

5. 供给量及食物来源

我国维生素 A 的最低生理需要量约为 2000IU（微克），安全摄入量为 3500IU。若以 β-胡萝卜素计算则分别为 1.8 ~ 2.4mg 和 3.0 ~ 4.0mg。

将以上安全摄入量换算成 RE，则 3500IU 维生素 A 相当于 1050μg RE；4.2mg β-胡萝卜素相当于 700μg RE。

1981 年，我国修订的维生素 A 每日膳食供给量，5 岁以上儿童和成人均为 1000μg RE，孕妇 1200μg RE。

1980 年，美国规定正常男性成人维生素 A 每日膳食供给量为 1000μg RE，女性成人为 800μg RE，孕妇增加 200μg RE，与我国供给量标准相似。

维生素 A 的良好来源是动物肝脏、乳制品和蛋黄等。胡萝卜素主要来源于有色蔬菜，如胡萝卜、辣椒、菠菜、冬寒菜、豌豆尖等。鱼肝油富含维生素 A。

（二）维生素 D

维生素 D 为类固醇衍生物，具有抗佝偻病的作用，故又称抗佝偻病维生素，它主要包括维生素 D_2（麦角钙化醇）和维生素 D_3（胆钙化醇）。

在人体内，维生素 D_3 可由胆固醇合成。胆固醇转变成 7 - 脱氢胆固醇贮存于皮下，在日光或紫外线照射下转生成维生素 D_3，故 7 - 脱氢胆固醇又称维生

素 D_3 原。

植物油或酵母所含的麦角固醇，不能被人体所吸收，但是在日光或紫外线的照射下，它可以转变成能被人体吸收的维生素 D_2，麦角固醇又被称为维生素 D_2 原。

维生素 D_2 和 D_3 在自然界中常以脂的形式存在，均为白色晶体，都可溶于油脂中。维生素 D 的剂量习惯上用 IU 表示，但近年来也可用重量表示，二者之间的关系是：

1IU 维生素 D_3 = 0.025μg 纯维生素 D_3

1. 维生素 D 的转化

维生素 D 在体内要经过活化才具有生物活性。以维生素 D_3 为例，首先维生素 D_3 在肝脏微粒体的 25 -羟化酶的催化下，被氧化成 25 -羟基维生素 D_3 ($25 - OH - D_3$)，后者经血液转运至肾脏，再经 1 -羟化酶催化，进一步被氧化成 1，25 -二羟基维生素 D_3 (1，25 - $(OH)_2 - D_3$)。1，25 - $(OH)_2 - D_3$ 是维生素 D 的活化形式，经血液转运至各组织而发挥生理作用。

2. 主要生理功能

维生素 D 对骨骼形成极为重要。维生素 D 不仅能促进钙磷在肠道内的吸收，而且能促进骨骼组织钙的沉积，使钙磷最终成为骨质的基本结构。但维生素 D 必须先经代谢转化，才具有此生理作用。

维生素 D 能促进小肠磷的吸收，这是由于它可以激活碱性磷酸酶，而该酶能促进小肠对无机磷的吸收。

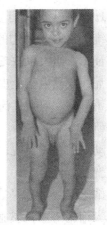

1，25 - $(OH)_2 - D_3$ 还可以增加肾曲小管对磷的重吸收，减少尿中的排磷量，使血磷、血钙浓度增加，有利于骨组织钙化。

维生素 D 主要贮存于脂肪组织，其次为肝脏，其贮存量少于维生素 A。维生素 D 代谢产物的主要排泄途径是随胆汁排入肠中。

3. 缺乏症与过多症

儿童缺乏维生素 D 会引起佝偻病，成人则引起骨软化病或骨质疏松症。佝偻病主要是一种骨质钙

图 1 - 17　维生素 D
缺乏症——"O"型腿

化不足，骨中无机盐的含量少，有机成分及水分含量高，骨化不全，骨骼变软

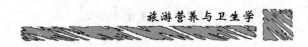

的营养性疾病，主要表现为腿弯曲成畸形（外弯成 X 形，内弯成 O 形）。

孕妇和乳母易出现骨质软化病，骨骼变软，血中 Ca/P 比值变小。

长期服用大量鱼肝油，会出现维生素 D 中毒症状，食物一般不会出现过多维生素 D。

4. 营养水平鉴定

$25-OH-D_3$ 是维生素 D_3 活化的中间形式，可用血浆中 $25-OH-D_3$ 含量来反映机体维生素 D_3 的储备量，是直接鉴定维生素 D_3 营养状况的指标。目前，多用高效液相色谱法测定血浆中的 $25-OH-D_3$，结果准确可靠。

5. 膳食供给量和食物来源

世界卫生组织和很多国家（包括我国）推荐的维生素 D 供给量是一致的，即无论年龄、性别及各种生理情况，一股为 $10\mu g$（400IU）胆钙化醇（即维生素 D_3）。

动物肝脏、禽蛋是维生素 D 的良好来源。鱼肝油中维生素 D 的含量丰富，乳类中维生素 D 的含量较少。婴儿在不能获得充分日光照射时，要注意补充维生素 D。

（三）维生素 E

维生素 E 又称生育酚，根据环状结构上甲基数目和位置不同分为 α－、β－、γ－、δ-生育酚。一般以 α-生育酚作为维生素 E 的代表。

1. 主要生理功能与缺乏症

维生素 E 与动物的生殖功能有关，对人体生殖功能有影响，但目前尚无足够证据。当大鼠缺乏维生素 E 时，精子形成受影响，受精卵被吸收而出现不妊症，大鼠生殖上皮细胞发生不可逆变化。对人体来说，虽然有用维生素 E 治疗不妊症、习惯性流产、月经异常和更年期综合征等的疗法，但治疗效果还值得研究。

动物实验还发现，缺乏维生素 E 时，动物肌肉营养不良，心肌和骨骼肌发生变性。

缺乏维生素 E 是贫血的重要原因之一。人类膳食中长期缺乏维生素 E，会发生大细胞溶血性贫血。动物缺乏维生素 E，红细胞变脆弱、贫血、寿命缩短。当补充了维生素 E 之后，以上症状逐步减轻或消失。

人随着年龄的增加，体内脂褐质在不断增加，即衰老引起脂褐质增多。动物实验证明，维生素 E 可减少脂肪组织中脂褐质的堆积。衰老的自由基学说

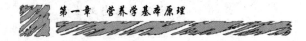

认为，衰老与脂质过氧化有关，维生素 E 可消除或减轻体内脂质的过氧化，减少自由基在体内的堆积，使机体免受过氧化物的损害。

2. 营养水平鉴定

（1）血浆 α-生育酚含量。该指标可以直接反映机体中维生素 E 的储存情况，一般认为低于 0.5mg/100mL 为营养不良。

（2）过氧化氢对红细胞的体外溶血试验。该指标反映功能受损情况。

3. 供给量及食物来源

我国对膳食中维生素 E 的供给量尚无规定。美国建议维生素 E 供给量的情况是，成年男子为 10mg α-生育酚当量（α-TE），成年女子为 8α-TE。α-TE 的计算方法如下：

$$总 \alpha-TE（mg）= 1mg \alpha-生育酚 + 0.5mg \beta-生育酚 + 0.1mg \gamma-生育酚$$

维生素 E 的数量也可用 IU 表示，1IU 维生素 E 相当于 1.1mg α-生育酚。

由于维生素 E 与多不饱和脂肪酸代谢有密切的关系，而膳食中维生素 E 的供给量要受膳食中多不饱和脂肪酸含量的影响，因此，有人认为增加 1g 多不饱和脂肪酸要增加 0.4mg α-生育酚。

小麦、黄豆、豌豆和玉米油是生育酚的良好来源，花生油、芝麻油富含维生素 E。莴笋叶、柑橘皮含 α-生育酚较多，多数绿色蔬菜、肉类、乳类、蛋类、奶油等也含维生素 E。

三、水溶性维生素

（一）维生素 B_1（硫胺素）

1. 性质

维生素 B_1 在空气中比较稳定，不易被氧化，也比较耐热，特别是在酸性条件下更稳定，所以，一般食品在加热烹制过程中不易被破坏。但维生素 B_1 在碱性条件下极不稳定，因此，在食品中加入过量的碱会造成维生素 B_1 的大量流失。

2. 功用及缺乏症

维生素 B_1 的主要功用为：

（1）辅助糖代谢。维生素参与糖代谢中丙酮酸氧化反应。当维生素 B_1 缺乏时，糖的代谢过程至丙酮酸阶段就不能继续氧化，从而造成组织中丙酮酸和

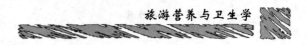

乳酸堆积，影响机体的正常机能。

（2）促进能量代谢。维生素 B_1 可促进糖原在肝脏和肌肉中聚集，在能量代谢过程中可加速糖原、磷酸和肌酸的分解，有利于肌肉活动。

（3）维护神经系统的机能。神经组织所需要的能量主要依靠糖代谢供应，维生素 B_1 有保证糖代谢的作用。

（4）促进胃肠蠕动和消化液分泌，维持正常的食欲。

（5）减轻疲劳，提高工作效率。

维生素 B_1 缺乏时，常出现疲劳、食欲差、恶心、忧郁、急躁、沮丧、腿脚麻木等症状。儿童青少年还可出现生长迟缓。长时间严重缺乏维生素 B_1 时，会导致多发性神经炎，通常称为脚气病，出现水肿或消瘦，心脏功能失调。

3. 供给量及来源

由于维生素 B_1 的需要量与机体热能总摄入量成正比，所以籽生素 B_1 的供给量标准为 0.5mg/4186kJ（0.5mg/1000kcal）。发烧、劳累、妊娠、哺乳及膳食中糖的摄入量增加等情况易引起它的缺乏症，应相应增加维生素 B_1 的供给量。

维生素 B_1 有着丰富的来源：稻糠、麦麸、干酵母、向日葵籽中维生素 B_1 含量最多；其次为玉米、香蕉、猪肉、动物内脏、坚果、糙米、大豆、全谷粒，见表1-11。

表1-11　常见食物中维生素 B_1 含量　　单位：mg/100g

品　种	含　量	品　种	含　量
糙米	0.34	猪肉（肥、瘦）	0.53
精米	0.12	猪肝	0.40
标准米	0.19	猪肾	0.38
标准面	0.46	猪心	0.34
富强粉	0.24	鸭肝	0.44
精白粉	0、06	鸡肝	0.38
小米	0.57	牛肝	0.39
高粱米（红）	0.26	羊肝	0.42

（续表）

品　种	含　量	品　种	含　量
玉米	0.34	羊肾	0.49
黄豆	0.79	鸡蛋	0.16
豌豆	1.02	鸡蛋黄	0.27
赤小豆	0.43	鸡蛋白	0
绿豆	0.53	松花蛋	0.02
豇豆	0.33	牛奶	0.04
花生米	1.03	酵母（干）	32.80

（二）维生素 B_2（核黄素）

1. 性质

维生素 B_2 为橙黄色结晶化合物，溶于水，耐热性强，在中性和酸性溶液中短期高压加热时亦不被破坏，但易被光和碱性溶液破坏。

2. 功用和缺乏症

维生素 B_2 是参与调节细胞呼吸的氧化还原过程中不可缺少的辅酶，它能促进蛋白质、脂肪和糖的代谢；促进生长；维护皮肤、眼睛、口舌及神经系统的正常功能。

缺乏维生素 B_2 会影响生物氧化，引起人体内物质代谢的紊乱，出现口角溃疡、唇炎、舌炎、角膜炎、视觉不清、眼睑炎、白内障、脂溢性皮炎、阴囊炎等。

3. 供应量及来源

由于维生素 B_2 与能量代谢有着密切关系，所以一般主张应根据热能供给量计算，我国规定每人每天维生素 B_2 供给量标准为 0.5mg/4186kJ（0.5mg/1000kcal）。人体在患肠道疾病以及其他慢性疾病时，维生素 B_2 的需要量增多。

动物性食物的维生素 B_2 含量较高，如肝、肾、心、乳、蛋、河蟹、鳝鱼等。植物性食物中，绿叶蔬菜、豆类、菌藻类、酵母等含维生素 B_2 也不少，见表1-12。

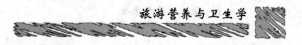

表1-12　食物中维生素 B₂ 含量　　　单位：mg/100g

品　种	含　量	品　种	含　量
羊肝	3.75	金花菜	0.22
牛肝	2.30	荠菜	0.19
猪肝	2.11	苋菜	0.18
羊肾	1.78	空心菜	0.17
牛肾	1.75	萝卜缨	0.15
鸡肝	1.68	太古菜	0.15
鸭肝	1.28	菠菜	0.13
猪肾	1.12	韭菜	0.13
鳝鱼	0.96	雪里蕻	0.14
河蟹	0.71	茴香	0.12
猪心	0.52	小白菜	0.08
海蟹	0.51	茼蒿	0.08
鸡蛋	0.31	桂圆	0.55
牛奶	0.13	口蘑（干）	2.53
蚕豆	0.27	紫菜	2.07
黄豆	0.25	豆豉	0.34
花生仁（炒）	0.20		

（三）维生素 PP（烟酸、尼克酸）

1. 性质

维生素 PP 包括尼克酸（烟酸）和尼克酰胺（烟酰胺）两种物质，溶于水，是维生素中性质比较稳定的一种，不易被酸、碱、热破坏。

2. 功用及缺乏症

维生素 PP 是构成辅酶Ⅰ和辅酶Ⅱ的成分，在生物氧化过程中起着重要作用，具有调节神经系统、胃肠道和表皮活动的功能。

缺乏尼克酸会引起癞皮病，它的典型症状是皮炎、腹泻及痴呆。早期表现为食欲不振、消化不良、记忆力减退以及在两手、两颊及其他裸露部位出现对称性皮炎，并伴有口、舌等炎症及胃肠功能紊乱，有些患者精神明显失常。

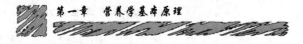

3. 供给量及来源

维生素 PP 的供给量也同维生素 B_1 和 B_2 一样，随着能量供给量的变化而变化。以每 4186kJ（1000kcal）热量应供给的维生素 PP 的毫克数计算，成人每日需要量为 5mg；儿童和青年每日需要量为 6mg；一个从事轻体力劳动的成年男子每日需要量为 13mg；一个 10～13 岁的孩子每日的需要量为 14mg。

维生素 PP 广泛存在于动植物组织中，其中含量最丰富的为花生、豆类、肝、肾、肉类（表 1-13）。色氨酸在体内亦可转变成维生素 PP。玉米含尼克酸并不低，但玉米中的尼克酸为混合型，不能被人体吸收，而且玉米含色氨酸量低，故以玉米为主食的人群容易发生癞皮病。如果在玉米中加适量的小苏打或食用碱，使大量的维生素 PP 游离出来以被人体吸收，可预防癞皮病。

表 1-13　常见食物中尼克酸含量　　　　单位：mg/100g

品　种	含　量	品　种	含　量
标准米	3.5	兰心	7.3
精白米	1.0	猪心	5.7
标准粉	2.5	鸭肉	4.8
精白粉	1.1	猪肉	4.2
玉米面（黄）	2.0	鲤鱼	2.8
黄米面	4.3	梭鱼	2.6
大麦米	4.8	带鱼	1.9
小米	1.6	牛奶	0.2
黄豆	2.1	鸡蛋	0.1
豆腐皮	1.5	鲜豌豆	2.8
豇豆	2.4	毛豆	1.7
花生仁（生）	9.5	油菜	0.9
葵花籽	5.1	韭菜	0.9
南瓜籽	3.0	苋菜	1.1
榛子仁（炒）	2.6	茴香	0.7
栗子（熟）	1.2	菠菜	0.9
核桃	1.0	西红柿	0.6

品　种	含　量	品　种	含　量
羊肝	18.9	茄子	0.5
牛肝	16.2	白萝卜	0.5
猪肝	16.2	大白菜	0.3
鸡肝	10.4	橘子	0.3
鸭肝	9.1	苹果	0.1
牛心	8.6	鲜蘑	3.3
羊肾	8.2	口蘑	55.1
鸡肉	8.0	豆豉	2.4

（四）维生素 C（抗坏血酸）

1. 性质

维生素 C 易溶于水，有酸味，具有很强的还原性，在酸性环境中对热较稳定。不耐热，在加热时接触空气更易被破坏，与某些金属特别是有铜离子存在时易被氧化。这些特性容易使维生素 C 在烹调加热的过程中损失。

2. 功用及缺乏症

维生素 C 的主要功用有：

（1）促进生物氧化。维生素 C 能加强机体氧化还原过程，从而提高机体的工作能力。

（2）促进细胞间质中胶原的形成。结缔组织、骨组织、牙釉质中的胶原及毛细血管间质，都由胶原蛋白构成，而胶原蛋白的形成必须有维生素 C 参与。此外，维生素 C 还有促进伤口愈合及骨折愈合的作用。

（3）增加机体的抵抗力。维生素 C 能促进抗体形成，如促进丙种球蛋白的形成，从而提高机体对传染病及外界不良因素的抵抗力。

（4）促进造血。维生素 C 可利用其还原作用，将铁传递蛋白中的三价铁还原为二价铁，从而与蛋白质结合成血红蛋白，因而对缺铁性贫血有一定的治疗作用。维生素 C 还可将叶酸还原成四氢叶酸，提供合成血红蛋白的原料，故对巨幼红细胞贫血也有一定的疗效。

（5）参与解毒。维生素 C 在体内可保护酶系统免受毒物的破坏，从而起到解毒作用，如能将铅、砷、苯及甲苯等有毒物质变成无毒物质。此外，维生素C还有降低血清胆固醇、抑制肿瘤增殖及预防多种疾病的作用。

维生素C缺乏可引起坏血病。坏血病早期会出现的症状有：关节疼痛、牙龈出血、牙龈炎以及牙齿松动等；皮下及肌肉出血，形成瘀斑（图1-18，图1-19）；伤口不愈合，抵抗力下降等。严重时会出现结膜、视网膜或大脑的出血等。

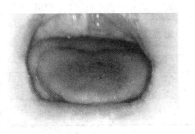

图1-18 坏血病

（幼儿舌下出现瘀点、瘀斑）

图1-19 坏血病

（皮肤下出现瘀点）

3. 供给量及来源

考虑到维生素C在烹调和加工过程中易被破坏，同时摄入量略高将更有益于健康和增进对疾病的抵抗力，故我国规定每人每天维生素C供给量为：成年男子、女子均为60mg，孕妇80mg，乳母100mg。

维生素C广泛存在于新鲜蔬菜和水果中，只要注意采用合理的烹调方法，一般维生素C不会缺乏。动物性食物仅肝、肾中含有少量维生素C（表1-14）。

表1-14　几种食物的维生素C含量　　　单位：mg/100g

食物名称	含量	食物名称	含量
鲜枣	540	红柿椒	159
沙田柚	123	绿柿椒	89
山楂（鲜）	89	番茄	12
广柑	54	蒜苗	42
柑橘	34	韭菜	31
柠檬	40	菠菜	39

（续表）

食物名称	含　量	食物名称	含　量
柿子	21	苋菜	89
石榴	71	甘蓝	38
杏	7	油菜	31
苹果	2	大白菜	20
鸭梨	4	胡萝卜	12
猕猴桃汁	150～400	苦瓜	84
西瓜	3	冬瓜	16
绿豆芽	6	黄豆芽	4

第八节　水

一、水的功能

（一）维持生命的第二要素

水是人体除氧气以外赖以生存的最重要的物质。人若缺水，仅能生存几天；但在绝食时只要不缺水，可维持生命数十天。当饥饿或长时间不进食，体内贮存的碳水化合物完全耗尽，蛋白质失去一半时，人体还能勉强维持生命；但若人体内失水达到20％时，人就无法生存。没有水也就没有生命。

（二）机体的重要成分

水是人体含量最大和最重要的部分。水在人体内的含量与性别、年龄等有关。新生儿水占体重的75％～80％，成年男子约为60％，成年女子约为50％。体内所有组织中都含有水，但分布并不均匀，如血液含水90％，肌肉含水70％，骨骼含水22％。人体的水可分为细胞内液和细胞外液，前者占体重的40％，后者占体重的20％。

（三）参与物质代谢过程

水参与各种营养素的代谢过程。水是营养素的良好溶剂，能溶解很多物

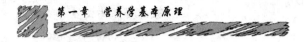

质，有助于体内的化学反应。水的流动性大，在体内形成体液循环，运输物质。营养物质的消化、吸收，生物氧化以及排泄都离不开水。

（四）调节体温

水的比热大，可维持体温。当外界温度高时，体热可随水分经皮肤出汗散发掉。

（五）机体的润滑剂

水是机体关节、肌肉及内脏器官的润滑剂，对人体组织器官起一定的保护作用。

（六）食品的富含成分

水是动、植物食品的重要成分，对食品的性质起着很重要的作用。水分对食品的鲜度、硬度、流动性、呈味性、保存和加工等方面都具有重要影响，水是微生物繁殖的重要因素。在食品加工过程中，水起着膨润、浸透、呈味等方面的作用。水的沸点、冰点及水分活度等理化性质对食品加工有重要意义。

二、水的需要量和来源

（一）水的需要量

在正常情况下，人体排出的水和摄入的水是平衡的，体内不贮存多余的水分，但也不能缺水。机体失水过多，会影响其生理机能。影响人体需水量的因素很多，如体重、年龄、气温、劳动及其持续时间等，都会影响人体对水的需要量。正常人每日每千克体重需水量约为40mL，即60kg体重的成人每天需水2500mL，婴儿的需水量为成人的3~4倍。一般来说，成人每消耗4.18kJ能量约需水1mL，婴儿则为1.5mL。夏季天热、高温作业或剧烈运动都会大量出汗，此时需水量较大。当人口渴时，即须补充水分。

（二）水的来源

人体水分的来源有三方面：

（1）食物中含有的水。各种食物的含水量不相同，成人一般每日从食物中摄取约1000mL的水。

（2）饮水。饮水量因气温、劳动、生活习惯不同而异，成人每日饮水、汤、乳或其他饮料约1200mL。

（3）代谢水，即来自体内碳水化合物、脂肪、蛋白质代谢时氧化产生的水。来自代谢过程的水为200~400mL。

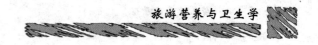

小　结

本章介绍了蛋白质、脂类、碳水化合物、热能、维生素、无机盐和水的生理作用、食物来源和膳食营养素推荐摄入量等，并且介绍了人体内食物的消化、吸收和代谢的过程，人体消化器官，消化腺及其分泌酶或消化酶的消化作用。

第二章　各类食品的营养价值

第一节　食品营养价值的评价

　　食物是人类所需营养素和能量的主要来源，是人体生长发育、新陈代谢的物质基础。自然界中人类可食用的食品种类繁多，按其性质及来源不同，可分为三类：动物性食品，主要是畜禽肉类、蛋类、动物水产类、乳及乳制品类等；植物性食品，主要是粮谷类、薯类、豆类、水果类和蔬菜类等；加工性食品，如调味品、酒类、茶等。

　　食品食用价值的评定应包括三个要素：适口性（即具有一定的感官价值）、营养价值和安全性。所谓食品的营养价值是指该食品中所含的营养素可被人体消化、吸收、利用的程度，及其所含能量和营养素的种类、数量、相互比例满足人体需要的程度。因此，食品营养价值的高低取决于其所含营养素的种类是否齐全，数量是否充足，比例关系是否合理，以及是否易被人体消化、吸收和利用。

　　评价食品营养价值时，营养质量指数（index of nutritional quality，简称INQ）是一种简明实用的重要指标。其含义是以食品中营养素能满足人体营养需要的程度，即营养密度（density of nutrient）与同一种食品能满足人体热能需要的程度，即热能密度（density of energy）的比值来评定食品的营养价值。其定义式为：

　　　　INQ＝食品中某营养素密度/该食品热能密度

　　其计算公式为：

　　　　INQ＝（某营养素含量/该营养素供给量标准）/

　　　　　　（该食品所含热能/热能供给量标准）

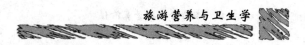

以鸡蛋中蛋白质的营养质量指数计算为例：

每 100g 鸡蛋含蛋白质 14.7g，能量 710.6kJ。以一个成年轻体力劳动的男子为例，按我国营养供给量标准，其每日所需蛋白质 80.0g，每日所需能量 10868kJ，所以蛋白质的营养素密度为：14.7/80.0 = 0.184；能量密度为 710.6/10868 = 0.065。因此，鸡蛋中的蛋白质的营养质量指数的计算式为：

$$INQ = 0.184/0.065 = 2.81$$

INQ>1，表示该食品的营养素供给量高于热能供给量，且 INQ 数值越大，营养价值也越高；INQ<1，表示该食品的营养素供给量低于热能供给量，长期摄入该食品会发生营养不足或缺乏；INQ = 1，表示营养素与热能供给量平衡。因此，鸡蛋蛋白质是一种营养价值很高的蛋白质。

各类食物因品种、品系、产地、部位、成熟度、加工方法等因素的不同而存在较大的差异。除婴儿所需的母乳及一些特殊用途的全营养素食品外，几乎没有一种食品含有人体所需的所有营养素。因此，配餐时应根据不同食品中的营养素特点以及不同人群的营养需求，合理选择食品或食品原料，达到全面合理摄取营养、保障人体健康的目的。掌握不同原料的营养价值特点是指导人们科学合理配餐的基础。全面了解食品营养素的组成成分，有利于充分利用食物资源，在食品加工过程也可以注意充分保存其中的营养素。

第二节　动物性食品的营养价值

动物性食品指动物肉及其副产品，以及其经加工后的制品，主要包括畜禽肉类、蛋类、乳类和水产类。动物性食品是人体所需优质蛋白质、脂类、多种维生素及矿物质的重要来源，在人类的饮食中占重要的地位。

一、畜禽肉的营养价值

从食品角度讲，畜禽肉是指来源于牲畜、禽类，适合人类食用的肌体组织的总称，它不仅包括畜禽的骨骼肌肉，还包括其他可食用的器官和脏器组织，如心、肝、肾、胃、肠、舌、脑、皮和血等。畜禽肉的营养价值较高，饱腹感

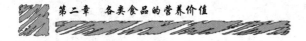

强，可制成多种佳肴，是一类食用价值较高的食物。

（一）畜禽肉的组织结构

畜禽肉主要由肌肉组织、脂肪组织、结缔组织和骨骼组织构成，这些组织在肉品中的数量和比例因动物种类、品种、部位、龄期及性别不同而有所差异，这些差异决定了肉品的营养价值。

1. 肌肉组织

肌肉组织的基本组成单位是肌纤维（肌细胞）及外膜（肌纤维膜），根据肌纤维的特性，将肌肉组织分为横纹肌（骨骼肌）、平滑肌（脏肌）和心肌。肌肉组织占畜禽胴体的50%～60%，是畜禽肉中最具有食用价值的部分。

2. 脂肪组织

脂肪组织是决定畜肉品质的第二个因素，占整个畜肉质量的20%～30%，主要存在于皮下、腹腔内脏器官周围、肠系膜等处；肌间脂肪存在于肌肉间或肌束间。脂肪组织对肉的风味有重要的影响，特别是肌间脂肪，其含量越高，肉的汁液越多，则营养越丰富、风味越好。

3. 结缔组织

结缔组织在畜禽肉中分布极广，主要包括皮、腱、肌鞘、韧带、膜、血管、淋巴、神经等，在动物体内起支持、连接、保护作用，在肉中占9%～14%，一般来说畜肉中含量高于禽肉，老龄动物高于幼龄动物。结缔组织由胶原纤维、弹性纤维及网状纤维构成，这些物质坚硬、难溶、不易消化，因此适口性差，营养价值也较低。

4. 骨骼组织

骨骼组织包括硬骨和软骨，是动物的支架，在畜肉中占15%～20%，主要含有10%～32%的骨胶原蛋白，5%～27%的脂肪，丰富的钙、磷、镁、钠等无机盐及水分。

（二）畜禽肉的主要营养成分

1. 蛋白质

畜肉中蛋白质含量为10%～20%，因动物的种类、年龄、肥瘦程度及部位不同而有所差异。猪肉中含量平均在13.2%，羊肉为了13.3%，牛肉高达20%左右；禽肉中含量为16%～20%，如鸡肉和鹌鹑肉的蛋白质含量约为20%，鸭肉约16%，鹅肉约18%，主要存在于肌肉组织和结缔组织中。

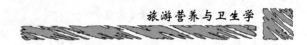

畜禽肌肉组织中的蛋白质主要为肌球蛋白、肌红蛋白和球蛋白，含有人体的各种必需氨基酸，且氨基酸模式接近人体需要的模式，为完全蛋白质，生物价约为80，氨基酸评分在90以上。畜禽肉营养蛋白质中还富含植物性食物中所缺少的精氨酸、赖氨酸、苏氨酸和蛋氨酸，是一种营养价值较高的蛋白质。

皮肤、筋腱等畜禽结缔组织中的蛋白质含量为35%～40%，其中绝大部分为胶原蛋白和弹性蛋白，加热后可溶于水，由于这两种蛋白质缺乏色氨酸、酪氨酸和蛋氨酸等人体必需氨基酸，蛋白质利用率不高，为不完全蛋白质。畜禽血液中的蛋白质含量分别为：猪血约12%、牛血约13%、鸡血约8%、鸭血约8%。血液中蛋白质为含有人体所需的氨基酸，为完全蛋白质，特别是富含植物蛋白质中缺乏的组氨酸、赖氨酸和色氨酸，可以作为蛋白质强化剂添加在各种食品中。

2. 脂肪

畜禽的脂肪含量因动物的品种、年龄、肥瘦程度等不同有较大差异，畜肉脂肪大多在10%～36%之间，肥肉高达90%，肥鸭、肥鹅脂肪含量可达40%以上。畜禽肉脂肪酸以饱和脂肪酸为主，主要为硬脂酸、软脂酸和油酸，消化率较植物油为低，溶点较高（33℃～40℃），因此畜禽肉脂肪多为固体状态。羊油中含有的辛酸、壬酸等中链饱和脂肪酸，是羊肉具有特殊膻味的原因。

与植物脂肪相比，畜禽脂肪中所含的必需脂肪酸含量较低。就亚油酸而言，猪油含9%，牛油含2%，羊油含3%，禽肉脂肪的亚油酸含量高于畜肉脂肪，含量在20%左右，营养价值高于畜肉脂肪。

瘦肉中的胆固醇含量较低，在70mg/100g左右，肥肉比瘦肉高90%左右。内脏和大脑组织中胆固醇含量最高，大脑中含量可达2000～3000（mg/100g），肝脏中为350～400（mg/100g）。

3. 维生素

畜禽肉可为人体提供多种维生素，主要以维生素A、维生素D、维生素E和B族维生素为主。肌肉中的B族维生素含量较高，内脏器官中的各种维生素含量都较高，特别是肝脏，是动物组织中含维生素最丰富的器官。不同动物组织中维生素的含量见表2－1。

表2-1   不同动物组织中维生素的含量（食部100g）

动物组织	视黄醇当量（μg）	硫胺素（mg）	核黄素（mg）	尼克酸（mg）	总生育酚（mg）
猪肉（后臀尖）	16	0.26	0.11	2.8	0.95
牛肝	20220	0.16	1.30	11.9	0.13
猪肾脏	41	0.31	1.14	8.0	0.34
鸡心	910	0.46	0.26	11.5	—
鸭血（母麻鸭）	110	0.05	0.07	—	0.10

4. 无机盐

畜禽肉类无机盐主要有磷、钙、铁、锌、硒等多种，含量一般为0.8～1.2（mg/100g），内脏高于瘦肉，瘦肉高于肥肉。其中畜肉中钙含量在7～11（mg/100g），禽肉高于畜肉，虽然钙的含量不高，但吸收利用率较高。畜禽肉中的铁以血色素铁的形式存在，生物利用率高，消化吸收率高于其他类食品，肝脏和血液中铁的含量十分丰富，高达10～30（mg/100g）以上，是铁的良好膳食来源。内脏中还含有丰富的锌和硒，牛肾和猪肾的硒含量是其他一般食品的数十倍。此外畜禽肉中还含有较多的磷、硫、钾、钠、铜等。不同动物组织中无机盐含量见表2-2。

表2-2   不同动物组织中无机盐的含量（食部100g）

食物	钾（mg）	钠（mg）	钙（mg）	镁（mg）	铁（mg）	锰（mg）	锌（mg）	铜（mg）	磷（mg）	硒（mg）
猪肝	188	674.7	68	12	2.0	0.27	0.35	0.39	153	28.70
瘦猪肉	305	57.5	6	25	3.0	0.03	2.99	0.11	189	9.50
牛肉	284	53.6	9	21	2.8	0.04	3.71	0.16	172	10.55
牛蹄筋	48	99.3	13	8	1.7	0.04	0.99	0.04	22	4.35
猪肾	217	134.2	12	22	6.1	0.16	2.56	0.58	215	111.77
鸡脯肉	338	34.4	3	28	0.6	0.01	0.51	0.06	214	10.50
鸡肝	222	92.0	7	16	12.0	0.24	2.40	0.32	263	38.55
鸭血	185	175.2	2	9	39.6	0.09	0.94	0.08	127	—

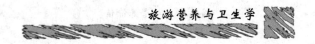

5. 碳水化合物

畜禽肉中缺乏碳水化合物，肝脏和肌肉中的碳水化合物主要以糖原的形式存在。动物宰杀后，由于酶的作用，糖原水解，含量下降，产生的乳酸使 pH 逐渐下降，这对肉类的风味和储存有利。

6. 浸出物

畜禽肉类经烹调后，能够向汤汁中释放出一些可溶性物质，这可使肉类的烹调汁液或汤汁呈浓郁鲜香味，还可刺激人体胃液的分泌，此类物质总称为浸出物，包括含氮浸出物和无氮浸出物。

含氮浸出物为含氮的有机物质，占肌肉化学成分的 1.65%，占总含氮物质的 11%，主要包括三磷酸腺苷（ATP）、二磷酸腺苷（ADP）、肌苷酸（IMP）等核苷酸类物质以及胍、甲基胍、肌酸等胍基化合物，除此之外还包括嘌呤、游离氨基酸、肉毒碱、尿素等物质。含氮浸出物是肉品呈味的主要成分。一般来说，成年动物比幼小动物肉中含氮浸出物多，因此同一种畜禽肉类，老龄畜禽肉炖的汤比幼龄畜禽肉炖的汤更鲜美。

无氮浸出物为不含氮的可浸出的有机化合物，包括糖类和有机酸，占肌肉化学成分的 1.2%，主要是葡萄糖、果糖、核糖、乳酸和丁二酸等。

7. 水分

肌肉中的水分含量约为 75%，以结合水、自由水和毛细管水的形式存在。结合水约占肌肉总水分的 5%，与蛋白质分子表面借助极性基团与水分子的静电引力紧密结合，形成水分子层；自由水约占肌肉总水分的 15%，存在于细胞外间隙，能自由流动；毛细管水占肌肉总水分的 80% 左右，存在于肌原纤维及肌膜之间。

肉中脂肪含量越高，畜禽年龄越老，水分含量越小。水分含量对肉类的嫩度等适口性有一定影响。

二、蛋类的营养价值

蛋类食品包括禽类的蛋及其加工制成的松花蛋、咸蛋、糟蛋等。蛋类富含人体所需要的完全蛋白质、脂肪、无机盐和丰富的维生素，其结缔组织柔软，脂肪熔点低，分布均匀，所以软嫩鲜美，易于消化，是人类理想的滋养食品。

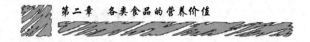

（一）蛋的结构

蛋是由蛋壳、蛋白和蛋黄三部分组成。蛋壳占蛋总质量的 12% ~ 13%，主要由无机成分构成。蛋壳的外壳有一层水溶性胶状黏蛋白，呈霜状，对防止微生物进入蛋内及水分和二氧化碳过度向外挥发起预防作用，蛋壳的内表面附着着一层壳下膜，使蛋壳与蛋清分开。蛋清约占总质量的 58%，主要是卵白蛋白，遇热、碱、乙醇等发生凝固，遇氯化物则水解为水样的稀薄物，根据这些性质蛋类可加工成松花蛋和咸蛋等。蛋黄约占 31%，呈球形，外包一层卵黄膜，卵黄膜上有两根系带连接在壳下膜上，以固定蛋黄。

（二）鲜蛋的营养成分

1. 蛋白质

蛋类的蛋白质含量大多在 12% ~ 14%，蛋清中的蛋白质含量约为 12.7%，蛋黄中蛋白质的含量高于蛋清，约为 15.2%。蛋类的蛋白质几乎能被人体全部吸收，而且含有人体所需的所有必需氨基酸，其构成比例也符合人体氨基酸模式，生物有效性高，蛋白质利用率评价时可以将蛋类蛋白质作为参考蛋白质，其生物价为 95，赖氨酸和蛋氨酸含量较高，可补充谷类和豆类食物中赖氨酸和蛋氨酸的不足。

蛋清中的蛋白质超过 40 种，主要是卵白蛋白、卵伴清蛋白、卵黏蛋白和卵类黏蛋白等糖蛋白，糖蛋白占蛋清总蛋白质的 80% 左右，其特点是各种必需氨基酸种类齐全，比例关系接近人体氨基酸模式，属完全蛋白质。另外，蛋清中还含有婴儿生长所必需的组氨酸。此外，蛋清中还含有卵球蛋白、溶菌酶等蛋白质。

蛋黄中的蛋白质主要是脂蛋白和磷蛋白，其中低密度脂蛋白占 65%，卵黄球蛋白占 10%，卵黄高磷蛋白占 4%，而高密度脂蛋白（又称为卵黄磷脂蛋白）约占 16%。蛋黄中的蛋白质具有良好的乳化性质，故而蛋黄可作为色拉酱制作的主要原料。

蛋清中还含有一些抗营养素，主要是抗生物素蛋白和抗胰蛋白酶。抗生物素蛋白在肠道中与生物素结合，会阻碍生物素的吸收，使生物素在人体内的利用率下降；抗胰蛋白酶会降低消化道中的蛋白酶的活性，使蛋白质的消化吸收率下降。蛋清加热制熟后，这两种物质会被破坏，从不会对人体产生不良影响，故鸡蛋宜加热煮熟后食用。

此外，蛋类蛋白质中还含有一些抗菌的酶类，如溶菌酶、伴白蛋白、卵白

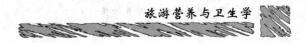

素、核黄素结合蛋白等，这些物质可抑制微生物的生长，使鲜蛋得以长期保存，但这些酶类的含量会随着蛋类贮存时间的延长而下降。

2. 脂肪

鸡蛋中的脂肪含量占 9%~11.1%，98% 的脂肪存在于蛋黄中。鸡蛋中的脂肪主要与蛋白质结合为脂蛋白并以乳化形式存在，因而消化吸收率较高。蛋黄脂肪中的中性脂肪含量占 62%~65%，磷脂占 30%~33%，固醇类物质占 4%~5%，还含有微量脑苷脂类。中性脂肪中以单不饱和脂肪酸最为丰富，约占总脂肪酸的一半，亚油酸约占 10%，其他为硬脂酸、棕榈酸和微量花生四烯酸。

蛋黄中的类脂含量丰富，其中的磷脂主要为卵磷脂、脑磷脂和部分神经鞘磷脂，各种蛋类的磷脂含量相近，磷脂类物质对人体脑和神经组织的发育和维护具有重要意义。其中丰富的卵磷脂具有降低人体血胆固醇的作用，并具有良好的乳化能力，可使蛋黄呈现很好的乳化性状。蛋黄中胆固醇含量极高，以游离胆固醇形式存在，吸收率很高，其中鹅蛋含量最高，可达 1696mg/100g。因此过量食用蛋黄易引起血脂上升，但蛋黄中大量卵磷脂具有降血脂作用，据研究，每日吃鸡蛋 1~2 个，对血清胆固醇水平无明显的影响。

3. 碳水化合物

蛋类中碳水化合物的含量极低，为 1% 左右，其中一半左右与蛋清蛋白质结合为糖蛋白，另一半以游离状态存在，其中 98% 为葡萄糖，此外还有微量的果糖、甘露糖、阿拉伯糖和核糖等。

4. 无机盐

蛋类的无机盐主要存在于蛋黄中，含量为 1.0%~1.5%，其中钙、磷、铁等元素的含量较为丰富，还含有少量的镁、钾、钠、硒、碘等元素。其中磷含量最高，鸡蛋中含磷约为 240mg/100g，含钙为 112mg/100g。蛋中的铁含量也较高，但以非血色素铁的形式存在，而且易与蛋黄中的磷蛋白结合成卵黄高磷蛋白，因此吸收率不高，只有约 3%，因此，蛋类不是人体铁的良好来源。

不同禽蛋的无机盐含量有较大差异，而且受饲料中无机盐含量影响很大。例如，饲料中添加了有机硒则蛋黄中硒含量增加，饲料中添加了锌和碘也对硒在蛋中含量的增长影响显著。饲料中添加碘不但增加了蛋中碘含量，硒的含量也会增加。目前市场上已有富硒蛋、富碘蛋、高锌蛋、高钙蛋等特种蛋类销

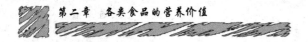

售。洋鸡蛋中微量元素含量略高于草鸡蛋，可能与饲料中含有的无机盐较为充足有关。

此外，蛋壳中碳酸钙含量约为95%，其次为少量的蛋白质、碳酸镁、磷酸钙等，蛋壳经处理后可作钙粉原料，对食品进行营养强化。

5. 维生素

蛋中维生素种类繁多且含量较高，主要存在于蛋黄中，包括丰富的维生素A、维生素D、维生素K以及所有的B族维生素及微量维生素C。蛋中维生素含量受禽的种类、季节、饲料等因素影响，如鸭蛋和鹅蛋的维生素含量总体高于鸡蛋；日照强度大、时间长的季节所产禽蛋维生素D和维生素A的含量较高；禽类饲料中维生素含量高，则蛋中维生素含量也高，例如青饲料中胡萝卜素含量较高，以此饲料饲养的禽类所产蛋含有的维生素A更为丰富，蛋黄颜色也较深。在饲料中添加一些合成的胡萝卜素会令蛋黄着色，可提高鸡蛋的感官性状和营养价值。

6. 微量活性物质

禽蛋类食品中除了含有丰富的营养素外，还含有一些微量生理活性物质。蛋黄是胆碱和甜菜碱的良好来源，胆碱可促进脑发育，促进脂肪代谢，具有降低血胆固醇等作用；甜菜碱具有降低血脂，预防动脉硬化的功效。蛋壳、蛋清、蛋黄中均含有唾液酸（sialic acid），唾液酸是一种免疫活性物质，对轮状病毒有抑制作用。

（三）蛋制品的营养价值

蛋制品主要是经过加工的蛋品，传统的蛋类加工食品有皮蛋、咸蛋、糟蛋等，这些加工后的蛋制品具有特殊的风味，其营养价值也发生了变化。

1. 咸蛋

咸蛋为鲜蛋经盐水腌制后的产品。但由于食盐的作用，一些营养成分发生了变化，蛋白质的含量有少量下降，这可能是由蛋白质渗出造成的。脂肪和碳水化合物的含量有所上升，新鲜蛋黄中的脂肪、蛋白质、碳水化合物、卵磷脂和水分等结合在一起，呈现均匀的胶体状态，腌制后，食盐破坏了蛋黄的胶体状态，主要是水分含量下降，乳化状态的脂肪聚成大油滴。钙等无机盐含量上升明显，特别是腌制时间长的蛋，含钠量较高，不宜摄取食盐过多的人，应少食咸蛋。维生素含量与鲜蛋比也有所升高，特别是维生素A的含量较高。咸蛋与鲜蛋的营养差异见表2-3。

表 2-3　咸蛋与鲜蛋的营养差异（100g）

种　类	水分 （g）	蛋白质 （g）	脂肪 （g）	钙 （mg）	磷 （mg）	钠 （mg）	视黄醇 （μg）
鲜鸭蛋（食部87）	70.3	12.6	13.0	62	226	106.0	261
咸鸭蛋（食部88）	61.3	12.7	12.7	118	231	2706.1	134

2. 皮蛋

皮蛋又称松花蛋，是鲜蛋经碱的碱化而由生变熟，不须再加工就可食用的蛋制品。碱化过程中蛋内营养物质主要发生了如下变化：蛋清中水分含量有所下降，蛋黄水分含量上升，因此蛋白质的含量在蛋清中相对有所上升，在蛋黄中相对有所下降，有少量蛋白质会在碱的作用下水解，进而产生一些含氮的分解物，如氮和硫化氢等，这使皮蛋具有特有的风味，消化吸收率也有所提高；在碱和盐的作用下，无机盐的含量增加；在碱性条件下，B族维生素受到了破坏，维生素 A 和维生素 D 的变化不大；蛋内的脂肪在腌制过程中有少量水解，因此蛋类脂肪量减少而酸价上升。皮蛋与鲜蛋的营养差异见表 2-4。

表 2-4　鲜鸡蛋与皮蛋（鸡）营养价值的比较（100g）

种　类	水分 （g）	蛋白质 （g）	脂肪 （g）	钙 （mg）	钾 （mg）	钠 （mg）	视黄醇 （μg）
鲜鸡蛋（食部87）	75.8	12.7	9.0	48	98	94.7	310
松花蛋（食部83）	66.4	14.8	10.6	26	148	—	310

3. 糟蛋

糟蛋是以鸭蛋、鹅蛋等为原料，用酒糟、食盐、醋等腌制而成的蛋制品。在乙醇的作用下使蛋的成分和结构发生了变化，鲜蛋糟制后主要的变化为：蛋中的蛋白质在乙醇的作用下发生凝固变性，产生一些风味物质的同时，也使糟蛋的消化吸收率提高；蛋壳在乙醇和醋酸的作用下软化，部分钙溶于蛋清内，使蛋清中钙的含量大幅提高，为鲜蛋的 40 倍左右。

三、动物性水产品的营养价值

动物性水产品主要指海水或淡水所产的鱼类、虾类、贝类、蟹类以及一些爬行动物（如甲鱼）、腔肠动物（如海蜇）、棘皮动物（如海参）等水族动物，以及取其整体或部分制成的干制品或腌制品等。

水产动物种类繁多，水产食物资源大都具有丰富的营养价值，此类食品富含优质蛋白质、高营养价值的脂肪和多种无机盐和维生素，是人类食物的重要组成部分。

（一）鱼类的营养价值

鱼类食品指脊椎动物亚门鱼纲中可供人类食用的种类，包括海产、淡水及洄游的各种鱼类及其加工副产品。鱼类肌肉中结缔组织很少，肌纤维较短，肌球蛋白与肌浆蛋白之间联系疏松，水分含量较多，故肉质细嫩。鱼类是人类摄取蛋白质、维生素和各种无机盐的良好来源，很多营养成分的含量高过畜禽肉类。鱼类的营养价值随鱼的品种、年龄、季节及产地而有所不同。

1. 蛋白质

鱼肉的蛋白质含量为 15%～20%，鱼肉肌肉纤维细短，肌肉中结缔组织少，水分含量高，组织细软，消化率较高，为 85%～95%。蛋白质主要分布在肌浆与肌基质中，肌浆主要含肌凝蛋白、肌溶蛋白、可溶性肌纤维蛋白和球蛋白等；肌基质主要包括胶原蛋白和弹性蛋白等。结缔组织和软骨中含有的胶蛋白和黏蛋白经水煮后形成溶胶，冷却后形成凝胶。

鱼肉的蛋白质为完全蛋白质，生物价为 83 左右，其必需氨基酸组成与含量都优于禽畜肉类，其赖氨酸、精氨酸和谷氨酸等呈味氨基酸的含量与牛、羊、猪肉相似或更高。鱼类的一些结缔组织中，如鱼翅、鱼皮、鱼唇中蛋白质含量也很高，但主要是胶原蛋白和弹性蛋白，缺乏色氨酸，不符合人体氨基酸模式，属于不完全蛋白质。

鱼肉中还含有 SOD（超氧化歧化酶），SOD 是人体内抗氧化系统的重要组成物质，可清除氧自由基，对维持细胞的完整性和正常功能有着重要的作用，可延缓氧自由基侵害而出现的衰老现象。因此，鱼类有美容抗衰老的作用。

2. 脂肪

鱼类的脂肪含量不高，且不同鱼种脂肪含量差异较大，一般在 1%～10% 范围内，鳕鱼、银鱼脂肪含量约为 1%，而河鳗的脂肪含量则高达 28.4%。鱼类脂肪主要存在于脏器周围，肌肉组织中含量较少。鱼类脂肪酸种类多、碳链长，以不饱和脂肪酸为主，占 70% 左右，因此脂肪熔点较低，常温下呈液态，在人体中的消化吸收率约为 95%。鱼脂肪中不饱和脂肪酸以 C_{18}、C_{20}、C_{22} 为主，双键数为 1~6 个，多为 ω-3 系列。ω-多不饱和脂肪酸主要是二十碳五烯酸（EPA）和二十二碳六烯酸（DHA）。这两种脂肪酸低温下呈液态，因此冷水鱼中含量较高，主要是由海水中的浮游生物和海藻类合成，经食物链进入鱼体内，并以甘油三酯的形式贮存。两者主要的生理功能是降低人体血液中的低密度脂蛋白，提升高密度脂蛋白，可用于预防和治疗动脉硬化、冠心病、脉管炎等多种疾病。此外 DHA 大量存在于大脑和视网膜组织中，是大脑脂蛋白的重要结构成分，占了人体脑组织脂肪的 10%，对脑神经传导和突触的生长发育极为有利。DHA 在海水鱼中的含量明显高于淡水鱼。一些鱼类脂肪中的ω-多不饱和脂肪酸（ω-PUFA）含量见表 2-5。

表 2-5　鱼脂肪中 ω-PUFA 含量　　　　　　单位：g/100g

种　类	EPA	DHA
鲐鱼	0.65	1.01
鲑鱼（大西洋）	1.08	0.61
鲑鱼	1.30	1.70
鳟鱼	0.22	0.62
金枪鱼	0.63	1.70
鳕鱼	0.08	0.15
鲽鱼	0.11	0.11
鲈鱼	0.17	0.47

鱼类脂肪中主要是不易被氧化的不饱和脂肪酸，且由于抗氧化物维生素 E 含量较低，因此鱼脂肪在贮藏过程易于氧化酸败。

鱼类的胆固醇含量一般为 100mg/100g 左右，低于畜肉，但鱼子含量较高，为 354~934（mg/100g）。

3. 碳水化合物

鱼体内碳水化合物的含量很低，主要是糖原和黏多糖，为鱼质量的 1.5% 左右。糖原贮存于肌肉和肝脏中，是糖类的贮存形式。黏多糖与蛋白质结合为黏蛋白，主要存在于结缔组织中，这些黏多糖类按有无硫酸基分为硫酸化多糖如硫酸软骨素、硫酸乙酰肝素、硫酸角质素等，以及非硫酸化多糖如透明质酸、软骨素等。

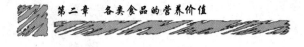

4. 无机盐

鱼肉无机盐含量高于畜禽肉类，一般为 1%~2%，磷、钙、锌、镁、钠、钾等含量较高，其中 40% 为磷。另外海产鱼中碘的含量十分丰富，有的海产鱼含碘量为 50~100（μg/100g），而淡水鱼含碘大多为 5~40（μg/100g）。鱼的含钙量也较高，特别是带骨鱼罐头，是人体钙的食物来源。研究发现，多吃鱼类可润肺、缓解哮喘，这是因为鱼肉中含有丰富的镁元素。

5. 维生素

鱼类的维生素 A、维生素 D 和维生素 E 主要存在于鱼的肝脏及鱼脂肪中，其中鱼肝是富集维生素 A 和维生素 D 的部位，鲨鱼和鳕鱼的肝脏可以作为鱼肝油的生产原料。鱼肉中硫胺素、核黄素、烟酸等 B 族维生素的含量也较高。由于硫胺素酶对硫胺素的降解作用，会造成硫胺素的缺乏，鱼类存放时间长。鱼肉中维生素 C 含量较低。

6. 含氮浸出物

鱼类含有的含氮浸出物含量高于畜肉类，主要为游离氨基酸、肽、胺类、胍、嘌呤和季铵类化合物等，因此鱼类的肉味较畜肉更加鲜美。其中氧化三甲胺是鱼类鲜味的主要来源，三甲胺是形成鱼腥味的主要物质，磷酸肌酸略呈苦味。

（二）软体动物的营养价值

软体动物从形态上分为两大类，一类是有壳的贝类，如蛤类、牡蛎、贻贝、扇贝等；另一类是无壳的章鱼、乌贼等。

1. 蛋白质

软体动物的蛋白质为 10% 左右，干货原料含量较高，如江瑶柱干品为 63.7%，淡菜干品为 59.1%，鲍鱼为 19%，扇贝为 14%。软体动物蛋白质中所含的必需氨基酸种类齐全，比例适宜，是完全蛋白质，其中酪氨酸和色氨酸的含量比牛肉和鱼肉都高，因此其蛋白质人体利用率很高。此外，贝类的牛磺酸要高于鱼类，特别是海螺、毛蚶和杂色蛤等，其牛磺酸含量为 500~900（mg/100g）。

2. 脂肪

软体动物是一种低脂肪食品，其脂肪含量为 0.2%~3%，单不饱和脂肪酸和多不饱和脂肪酸所占比例较大，一些游离脂肪酸的含量也较高。贝类的主要呈味物质为琥珀酸及其钠盐。软体动物中胆固醇含量在 100mg/100g 左右，低于各种肉类。

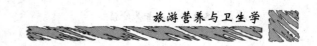

3. 无机盐

软体动物食部中无机盐主要以钙、磷、铁、锌、钾、硒等为主，其中含硒量最为突出，其次含锌也很丰富，牡蛎中含锌高达 128mg/100g，是硒和锌的良好食物来源。此外还含有碘、锰等，牡蛎富含铜，可达 30mg/100g。

4. 维生素

软体动物所含维生素主要是维生素 A、维生素 D 和一些 B 族维生素，其中维生素 B_2 较为丰富。

5. 含氮浸出物

软体动物中含氮浸出物种类多且含量较高，鲜味的主要来源是核苷酸、氨基酸、琥珀酸钠、肽、酰胺等，甜味感与甘氨酸、丙氨酸、甜菜碱及脯氨酸等有关，而且这些呈味物质易溶于汤汁中，使汤汁鲜美，所以此类食物具有异常鲜美的滋味。有的干品就是常用的鲜味调味品，如淡菜、干贝、蛏干等；软体动物还可制成蛏油、蚝豉及蚝油等调味品。

（三）虾类的营养价值

虾类属于甲壳纲十足目游泳亚目动物，我国虾类有 400 多种，以海虾居多。虾类除可鲜食外还可制成干制品，虾类味道鲜美，营养丰富，具有较高的食用价值。虾类的营养价值见表 2-6。

1. 蛋白质

虾类蛋白质含量较高，中国对虾食部中为 18.6%，青虾、白米虾、河虾食部中为 17% 左右。虾肉蛋白质为完全蛋白质，必需氨基酸种类齐全，数量充足，且构成比例基本上与全蛋模式相似，特别是赖氨酸、精氨酸等含量丰富，可与谷类食物中的蛋白质起到互补作用。

2. 脂肪

虾类脂肪含量很低，为 1% 左右，以不饱和脂肪酸为主，属于低脂食物。虾肉中的胆固醇含量也很低，但虾子中胆固醇含量较高，可达 940mg/100g。

3. 无机盐

虾中含磷量极高，仅次于鱿鱼干和全脂奶粉，居第三位。虾皮和虾的带壳制品中含钙量特别高，如虾皮中含钙量为 991mg/100g，是钙的最好食物来源之一。海虾中含碘量也较高。此外，虾肉中钠、锌、钾、镁等也很丰富。

4. 维生素

虾中的维生素主要是维生素 A、核黄素和尼克酸（表 2-6）。

表2-6 虾类营养素含量表（100g）

食物	食部（%）	蛋白质（g）	脂肪（g）	视黄醇（μg）	硫胺素（mg）	核黄素（mg）	生育酚（mg）	钙（mg）	钠（mg）	锌（mg）
对虾	61	18.6	0.8	15	0.01	0.07	0.62	62	165.2	2.38
河虾	86	16.4	2.4	48	0.04	0.03	5.33	325	133.8	2.24
基围虾	60	18.2	1.4	微量	0.02	0.07	1.69	83	172.0	1.18
海虾	51	16.8	0.6	—	0.01	0.05	2.79	146	302.2	1.44
白米虾	57	17.3	0.4	54	0.05	0.03	3.34	403	90.7	2.03
草虾	59	18.6	0.8	81	微量	—	1.64	59	168.8	1.78

（四）蟹类的营养价值

蟹类是甲壳纲十足目爬行亚目的动物。除蟹肉是鲜美的佳肴外，雌蟹的生殖腺和发达的卵巢一起称为蟹黄，雄蟹的生殖腺精巢称为脂膏，都是名贵味美的原料。

1. 蛋白质

蟹类蛋白质占14%左右，其蛋白质中氨基酸组成比例适宜，为完全蛋白质，其蛋白质中游离氨基酸含量较多。

2. 脂肪

一般蟹类脂肪含量较低，在1%~3%之间，河蟹比海蟹的脂肪含量高，中华绒螯蟹为5.9%，毛蟹高达10.6%。蟹脂肪中以不饱和脂肪酸为主，蟹黄中的胆固醇含量较高，达到466mg/100g。

3. 无机盐

蟹类所含无机盐主要是钙、磷、铁、钾等。其中，毛蟹的含钙量为679mg/100g，海蟹的含钙量为384mg/100g。

4. 维生素

蟹中维生素A丰富，河蟹含量为5960IU/100g。此外，蟹肉中维生素B_2数量也较多，河蟹为0.71mg/100g，海蟹为0.51mg/100g。

四、乳及乳制品的营养价值

乳类指哺乳动物如牛、羊、马等分泌的乳汁，不包括人乳。此外，乳类还常被加工为乳粉、酸奶、奶酪、炼乳等乳制品。乳汁是幼小动物所需营养素和能量的全部来源，其各种营养素均溶解或分散在水相中，因此营养价值和消化

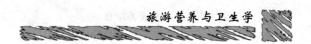

吸收率极高。乳中的蛋白质、乳糖等营养素含量十分稳定，其他营养素因乳牛品种、泌乳期、畜龄、饲类、季节等因素的影响而有所变化。

（一）鲜乳的营养价值

鲜乳中水分含量为86%～90%，因此其营养素的含量相对较低。

1. 蛋白质

鲜乳的蛋白质含量，牛乳为3.5%，羊乳为1.5%，而牦牛乳和水牛乳的含量在4%以上。乳中蛋白主要是酪蛋白和乳清蛋白。酪蛋白占乳蛋白的79.6%左右，是一种含磷、钙的结合蛋白质，分子量较大，以胶体形式分散在乳清中，使鲜乳呈现乳白色。酪蛋白对酸敏感，如酸乳发酵或牛奶腐败过程中，当酸度高至pH4.6时酪蛋白会凝固沉淀。牛奶去除酪蛋白后的半透明液体称为乳清，其含有的乳清蛋白占乳蛋白的11.5%，其分子量小，溶解于乳清中，消化吸收率高。此外乳清中还含有少量的血清蛋白和免疫蛋白等，占乳蛋白的3.3%。免疫球蛋白是抗体蛋白质的异形体，作为人体被动免疫的来源可增强婴儿的抗病力。不同乳类的氮构成比例见表2-7。

表2-7　不同乳类的氮构成比例　　　　单位：mg/100mL

氮构成	人 乳	牛 乳	羊 乳
总氮	162	540	435
酪蛋白	49	430	300
乳清蛋白	77	80	—
非蛋白氮	36	30	45

乳类蛋白质为完全蛋白质，牛乳的生物价为85，人乳生物价接近于100，在蛋白质利用率评价中可作为参考蛋白质。

牛乳蛋白质的消化率为87%～89%，羊乳中酪蛋白的含量较牛乳略低，其中所含的α-2S酪蛋白在胃中所形成的凝乳块较小而细软，消化率很高，婴儿对羊乳的消化率可达94%以上。

2. 脂肪

乳脂肪主要为甘油三酯，牛乳中的脂肪含量为3.4%～3.8%，人乳约3.7%。乳脂肪构成较为复杂，呈细粒状的脂肪球高度分散于乳清中，直径在1～10μg，脂肪球表面有一层主要成分为磷脂和糖蛋白的脂蛋白膜，可防止脂肪球发生凝聚，也阻碍了脂肪酶水解脂肪。乳类脂肪酸以偶数碳原子直链中长脂肪酸为主，包括肉豆蔻酸、棕榈酸、硬脂酸、油酸等。乳脂肪中亚油酸含量为 5.3%。牛乳胆固醇含量为 13mg/100g，羊乳为 34mg/100g。

牛乳中的脂肪熔点分布较广，从 -40~72℃ 不等，总体熔点为 28~36℃，在室温下呈固态脂肪溶于液态脂肪的混合体。牛乳脂肪的消化率达 98%，与植物油的消化率相仿。

3. 碳水化合物

乳中的碳水化合物中 99.8% 为乳糖，乳糖是乳类甜味的主要原因。人乳乳糖含量最高，为 6.9g/100g，牛乳为 5.0g/100g，羊乳为 4.3g/100g。乳糖对婴儿具有重要生理意义，是婴儿最主要的碳水化合物来源。乳糖可调节胃酸、促进肠胃蠕动，而且有助于乳酸菌的生长，从而抑制腐败菌生长，因而可改善婴幼儿肠道菌群的菌相。乳糖可被肠道微生物发酵而产生乳酸，乳酸升高了肠道酸度，还可促进钙、磷、锌等无机盐的吸收。

若人体肠道产生的乳糖分解酶数量过少，会造成乳糖的消化不良，因而使人体产生腹胀、腹痛、排气和腹泻等症状，称为乳糖不耐症。主要的原因包括：遗传原因造成的先天乳糖酶缺乏；由于年龄的增长造成的乳糖酶缺乏；由其他消化道疾病造成的继发性乳糖酶缺乏。

4. 无机盐

乳类中的无机盐主要是钙、磷、钾等，牛乳中的钙磷比为 1.2：1，消化率较高。牛乳中铁、锌含量较低，因此牛乳称为贫铁、贫锌食品。婴儿长期单纯食用母乳或奶粉而不增加辅食易造成铁、锌的缺乏。不同乳类的无机盐含量见表 2-8。

表 2-8　各种乳的部分无机盐含量比较（食部 100g）

无机盐种类	人 乳	牛 乳	羊 乳
灰分（g）	0.3	0.7	0.9
钙（mg）	30.4	120.0	140.0
磷（mg）	15.0	93.0	106.0
铁（mg）	0.1	0.2	0.1

乳中的钙以酪氨酸钙的形式存在，且由于乳糖、某些氨基酸、维生素 D

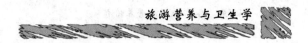

的存在，乳中钙消化吸收率较高。人乳比牛乳中钙含量低，但人乳中乳糖含量较高，钙的吸收率高于牛乳。因此乳类是钙的良好食物来源。增加膳食中乳制品的比例，对改善我国人民钙的缺乏状况有着非常重要的意义。

5. 维生素

乳中含有几乎所有人体所需要的维生素。乳中维生素含量受饲料成分、饲养方法、日照时间、乳类加工方法等多种因素影响。例如，栅养的乳牛由于以干饲料喂养为主，其乳中视黄醇和类胡萝卜素的含量分别为 0.113mg/100mL 和 0.089mg/100mL；而放牧饲养的乳牛乳中视黄醇和类胡萝卜素含量为 0.315mg/100mL 和 0.237mg/100mL。乳中维生素 D 的含量则为日照时间长的季节含量较高。乳类是人体所需 B 族维生素特别是核黄素的良好来源，其含量受饲料影响较小，叶酸含量受季节影响，钴胺素含量受乳牛钴的摄取量影响。乳中维生素含量见表 2-9。

表 2-9　各种乳的部分维生素含量比较（食部 100g）

无机盐种类	人　乳	牛　乳	羊　乳
视黄醇（μg）	75	42	24
硫胺素（mg）	0.01	0.04	0.05
核黄素（mg）	0.04	0.13	0.13
尼克酸（mg）	0.1	0.2	0.3
抗坏血酸（mg）	6.0	1.0	—

乳中除含有人体所需大量营养素外，还含有其他一些生理活性物质，如酶类，以氧化还原酶、水解酶和转移酶为主；有机酸类如柠檬酸、丙酮酸、丁酸等；其他生理活性成分如生物活性肽、激素、免疫球蛋白、共轭亚油酸等。

（二）乳制品的营养价值

1. 奶粉的营养价值

奶粉是鲜乳经杀菌、脱水浓缩、干燥等工艺生产的，脱去 70%～80% 水分的乳制品，根据食用目的可制成调制奶粉、全脂奶粉、脱脂奶粉、低糖奶粉等不同品种。

奶粉的主要工艺过程是喷雾干燥，采用这种工艺生产的奶粉营养成分损失少，无风味改变，复水性好，与鲜乳的营养价值差别不大。脱脂奶粉是将鲜乳

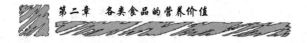
脱去脂肪后生产的奶粉，脂肪含量仅剩 1.3%，同时损失了较多的脂溶性维生素，一般供腹泻婴儿和需要控制脂肪摄取的人食用。

调制奶粉中最主要的是母乳化奶粉，就是参照人乳组成的模式和特点，将鲜乳的成分进行调整后制成的乳粉，使其更适合婴儿的生理特点和营养需要。例如，加入脱盐乳清蛋白粉以调节乳清蛋白和酪蛋白的比例，减少甘油三酯、钙、磷和钠的含量，添加亚油酸和乳糖，强化视黄醇、胆钙化醇、核黄素、抗坏血酸、叶酸等维生素以及铁、铜、锌等无机盐。有的母乳化奶粉中还加入了一些对婴儿有益的生理活性成分，如牛磺酸、DHA、肉碱等。

2. 酸奶的营养价值

酸奶是指在消毒鲜乳中接种乳酸菌（如乳酸杆菌、乳链球菌、保加利亚乳杆菌等），使其在一定条件下发酵而生产的乳制品。酸奶的生产过程主要是利用乳酸菌将乳糖发酵从而产生乳酸和其他有机酸的过程，酸奶中乳糖有20%～30%被分解，因此酸奶一般须添加蔗糖等其他甜味剂。乳酸菌可使脂肪水解产生多种风味物质，可使蛋白质凝固水解，产生较多的游离氨基酸和肽，还可使这些物质的消化吸收率提高。乳酸菌的发酵对其他营养素如维生素的影响不大，但叶酸的含量却增加了一倍，胆碱也明显增加。此外，酸度的增加有利于维生素，特别是 B 族维生素的保护，还可促进无机盐的消化吸收。

除营养成分的变化外，酸奶中还存在益于人体健康的活性乳酸菌，能够有效地改善肠道菌群，抑制有害大肠杆菌的生长，调整肠道菌相，防止腐败胺类对人体的不良作用，起到延缓衰老和防癌的作用。

3. 奶酪的营养价值

奶酪是由牛乳经过乳酸菌发酵和凝乳酶的作用使乳蛋白形成凝块，加盐压榨去除乳清，经后熟发酵的产品。在生产过程中去除了一些溶于乳清的水溶性的营养素，如水溶性维生素、乳清蛋白，其他营养素都得到了保存。蛋白质和脂肪在发酵过程中部分水解，产生脂肪酸、肽类、氨基酸等，提高了消化吸收率，并产生了奶酪特有的风味。细菌发酵还增加了部分维生素，因此奶酪中的蛋白质、脂肪、维生素和无机盐等含量均十分丰富，能量也较高。

4. 炼乳的营养价值

炼乳是一种高度脱水浓缩乳，分为甜炼乳和淡炼乳两种。炼乳是 19 世纪中叶由葛尔·波顿研制出的乳制品，具有耐长期保藏的特性。一般由鲜乳经低温真空浓缩，除去 2/3 的水分，再经灭菌而成。加工过程，部分维生素受到破

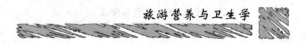

坏，因此常用维生素加以强化；其他成分与鲜乳相比变化不大。炼乳的消化吸收率也较高。

甜炼乳是鲜乳加入 15% 的蔗糖，再浓缩杀菌制成，其成品蔗糖含量可高达 45%，耐贮藏性更好，但稀释至正常甜度后，营养素的含量只为鲜乳的 1/3，不适宜婴儿食用。

第三节　植物性食品的营养价值

植物性食品是人体碳水化合物、维生素、无机盐和膳食纤维素的良好来源，是我国人民膳食构成的主要部分。此类食品原料种类繁多，主要有可作为主食的粮、豆、薯类，以及水果蔬菜类，还包括干果等其他类食品。植物性食品种类繁多，食用方法广泛，在烹饪中占有十分重要的地位。

一、谷类食品的营养价值

谷类主要包括小麦、稻米和一些杂粮，如玉米、高粱、小米、燕麦、荞麦、莜麦、青稞等。谷类是人类热能的最主要来源，我国国民 60% ~70% 的热能，50% ~70% 的蛋白质由谷类供给。此外，谷类中所含的一些 B 族维生素和无机盐，在膳食中也占有相当比例。

（一）谷粒的结构及营养分布

谷类为禾本科植物的种子，不同种类的谷粒的基本结构大致相同（荞麦除外），从外到内都是由谷皮（麸或糠）、糊粉层、胚乳、胚芽四部分组成，见图 2 - 1。

谷粒的表面是一层主要由纤维素构成的坚硬谷皮，去除谷皮后的谷粒称为全麦或糙米，其表面有数层薄薄的皮层。皮层以内是一层厚壁大型多角细胞的糊粉层，再里面是谷粒的主体部分，称为胚乳。谷粒的一侧还有

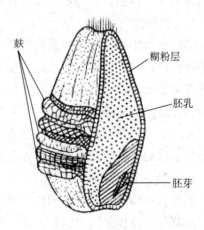

图 2 - 1　谷粒结构

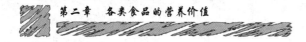

胚芽，是种子发芽的部位。

1. 谷皮

谷粒外的被覆物称为谷皮，从种子中脱除后称为糠或麸，占谷粒的13% ~ 15%。谷皮由多层角质化细胞构成，主要成分为纤维素、半纤维素、木质素等，还含有较多的无机盐和B族维生素。谷皮口感粗硬，可被人体利用的有机成分少，一般在粮食脱离加工过程中形成麦麸、米糠而被除去。

2. 糊粉层

糊粉层占谷粒的6% ~ 7%，除膳食纤维素外，糊粉层中蛋白质、B族维生素、无机盐的含量也很丰富。在谷粒碾磨时，与谷皮接近的部分易脱落进入糠麸。

3. 胚乳

胚乳是谷粒的主体，约占全粒的80%，主要由淀粉细胞构成，含有丰富的淀粉，还含有一定数量的蛋白质、脂肪、无机盐、维生素和少量纤维素。

4. 胚芽

胚芽占谷粒的2% ~ 3%，富含脂肪、蛋白质、生育酚、B族维生素。在谷粒碾磨时，易随谷皮被去除而进入糠麸。

小麦不同部位的营养组成见表2 - 10。

表2 - 10　小麦不同部位的营养组成　　　　单位:%

营养素	谷皮及糊粉层	胚 乳	胚 芽	整 粒
占谷粒比例	15	83	2	100
水分	12.5	13.0	12.5	14.5
淀粉	43.6	74.3	31.7	69.0
粗蛋白	16.4	10.3	35.7	11.0
脂肪	3.3	0.8	13.1	1.2
灰分	6.0	0.7	5.7	1.7
纤维素	18.0	0.7	1.8	2.6

（二）谷类的营养价值

1. 碳水化合物

谷类的碳水化合物主要是淀粉和纤维素。淀粉含量在70%左右，精加工

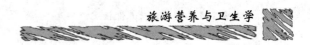

后含量可达90%左右。淀粉主要存在于胚乳中，少量存在于糊粉层中，其他部位一般不含淀粉。禾谷类的淀粉包括直链淀粉和支链淀粉两种。这两种淀粉的比例与谷物品种及成熟度有关。一般谷类直链淀粉占20%～25%，糯性粮谷几乎全部为支链淀粉。谷类淀粉容易为人体消化吸收，是人类最理想、最经济的热能来源。

谷类碳水化合物中，除淀粉外，还含有约10%的膳食纤维素、糊精、麦芽糖、戊聚糖、葡萄糖、果糖等。

2. 蛋白质

谷类蛋白质含量一般为7%～10%，其中燕麦含量最高，为15.6%，其次为青稞13.4%，小麦约10%，稻米、玉米约8%。谷类蛋白质主要是醇溶蛋白、谷蛋白、球蛋白、白蛋白四种，前两者含量最高。小麦中的醇溶蛋白和谷蛋白形成了面筋。稻米中的谷蛋白和玉米中的醇溶蛋白含量较高。这两种蛋白质含有丰富的谷氨酸，脯氨酸和亮氨酸也很丰富。谷类蛋白质为半完全蛋白质，其第一限制氨基酸全部为赖氨酸，第二限制氨基酸一般为苏氨酸，玉米为色氨酸。谷类蛋白质的生物价虽然不高，但作为主食，由于每日食用量较大，供给人体的蛋白质是十分可观的。

谷粒胚芽中的蛋白质主要是球蛋白，还含有少量的清蛋白。

3. 脂类

谷类脂肪含量只有1%～2%。主要分存在胚芽和糊粉层，其中胚芽中含量最高，目前可用谷类胚芽（脱粒后在糠麸中）作为提取植物油的原料，如生产米糠油和小麦胚芽油。谷类脂肪以甘油三酯为主，其不饱和脂肪酸含量在80%以上，其中亚油酸占60%。此外，谷类脂肪还含有少量的谷固醇和卵磷脂，

4. 无机盐

谷类的无机盐与膳食纤维素的分布平行，越靠近谷皮含量也越高，若谷类脱粒加工过程中糊粉层去除较多则会造成无机盐的损失。谷类无机盐含量在1.5%～3%，主要是钙、磷、铁、锌、铜等，其中磷的含量最高，占到无机盐总量的一半以上。由于谷类中的植酸等有机酸，阻碍了无机盐在人体小肠中的吸收，所以谷类无机盐的利用率较低，面团发酵过程分解了部分有机酸，可使无机盐的消化率有所提高。

5. 维生素

谷类主要为人体提供 B 族维生素，如硫胺素、核黄素、烟酸、泛酸等；

胚芽中含有较为丰富的生育酚，因此，米糠油和胚芽油中生育酚含量较高；深色谷类如玉米、小米中还含有一定数量的胡萝卜素。谷类中视黄醇、抗坏血酸和胆钙化醇等维生素含量极低或没有。谷类中的维生素在谷皮、胚芽和糊粉层中分布较高，加工程度越高，维生素的损失量越大。小麦不同部位的维生素分布情况见表2－11。

表2－11　小麦不同部位的维生素分布　　　　　单位:%

种类	谷皮+糊粉层	胚乳	胚芽
占谷粒比例	15	83	2
硫胺素	33.0	3.0	64.0
核黄素	42.0	32.0	26.0
烟酸	86.0	12.0	2.0
泛酸	50.0	43.0	7.0
吡哆醇	73.0	6.0	21.0

（三）谷类加工对营养价值的影响

谷类的加工主要是通过碾磨去除谷皮和杂质，以提高谷粒的食用价值。由于谷粒中营养素的分布不均衡，因此，不同的加工精度和加工方法，使谷粒的营养价值发生较大的变化。加工精度过高将使糊粉层大部分甚至全部进入糠麸中，从而导致蛋白质、脂肪、B族维生素、钙、铁等都有不同程度的损失。不同出粉率的小麦粉的营养组成见表2－12。

表2－12　不同出粉率的小麦粉的营养组成

营养组成（%）	出粉率72	出粉率80	出粉率85	出粉率98
淀粉（%）	65～70	65～69	64～68	65～67
蛋白质（%）	8～13	9～14	9～14	10～14
脂肪（%）	0.8～1.5	1.0～1.6	1.5～2.0	1.6～2.2
碳水化合物（%）	1.5～2.0.	1.5～2.0	2.0～2.5	2.0～3.0
粗纤维（%）	微量～0.2	0.6～0.8	0.7～0.9	1.4～1.6
灰分（%）	0.3～0.6	0.2～0.35	0.4～0.9	1.0～2.2
铁（mg/100g）	1	1.8	2.2	2.7

（续表）

营养组成（%）	出粉率72	出粉率80	出粉率85	出粉率98
钙（mg/100g）	18	57	50	—
硫胺素（mg/100g）	0.11	0.26	0.31	0.4
核黄素（mg/100g）	0.035	0.05	0.07	0.12
尼克酸（mg/100g）	0.72	1.2	1.6	6
泛酸（mg/100g）	0.6	0.9	1.1	1.5

反之，如果粮食的加工精度低，一味提高出粉率，虽然保存了更多的营养素，但粮食中主要存在于糊粉层中的粗纤维、色素、有机酸物质如植酸的含量上升，则粮食的感观性状较差、消化吸收率降低。合理的加工精度，对粮食的营养价值和食用价值影响很大。因此，应采取改善粮谷类的加工工艺，营养强化，提倡粗细粮混食等措施，克服粮谷加工带来的营养缺陷。

二、薯类食品的营养价值

薯类作物是富含淀粉或其他多糖类物质的膨大块根、块茎或球茎的一类作物。广义的薯类包括旋花科的甘薯、茄科的马铃薯、大戟科的木薯、薯蓣科的薯蓣（山药）、天南星科的芋和刺芋、竹芋科的竹芋、豆科的豆薯等。

薯类膨大的地下变态部分由薄壁组织构成，以贮藏淀粉为主，此外还含有丰富的蛋白质、膳食纤维素、无机盐、维生素等，脂肪含量低，营养价值较高。中国营养学会常务理事会讨论通过的第二个《中国居民膳食指南》中特别建议应多吃薯类，即提高薯类在膳食中的比例对改善我国居民营养状况有积极意义。薯类的主要营养成分见表2-13。

表2-13　薯类的主要营养成分　　　　　单位：g/100g

品　种	水　分	蛋白质	碳水化合物	脂　肪	粗纤维	灰　分
马铃薯	82	1.5	15.1	0.2	0.4	0.8
甘薯	67.1	1.8	29.5	0.2	0.5	0.9
芋头	78.8	2.2	17.5	0.1	0.6	0.8
山药	82.6	1.5	14.4	0	0.9	0.6

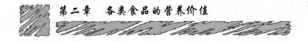

（一）碳水化合物

碳水化合物是薯类最重要的营养成分，主要为淀粉。一般薯类淀粉含量在15%～20%之间，甘薯则达到29.5%。因此，薯类在工业中可作为生产优质淀粉、葡萄糖、糊精、酒精等的生产原料。除淀粉外，薯类还含有蔗糖、麦芽糖、甘露糖等低分子碳水化合物，这也是有的薯类如甘薯有一定的甜味的原因。

（二）蛋白质

甘薯中蛋白质含量为 1.8g/100g，山药为 1.5g/100g。薯类的蛋白质含量虽然不高，但其在人体内的利用率优于一般粮谷类，其必需氨基酸组成与大米相似，甘薯的蛋白质生物价为 72。甘薯蛋白质中富含的黏蛋白是一种多糖和蛋白质的结合物，可保持消化系统和呼吸系统的润滑、提高人体的免疫能力、维持血管壁的弹性、抑制胆固醇的沉积、预防动脉硬化的发生。

（三）膳食纤维素

薯类中纤维素的含量与粮谷类（碾磨加工后）相仿，但其可溶性纤维素的含量高于粮谷类。可溶性纤维素具有良好的吸水性，食用后在结肠中可保持粪便的含水量，增加粪便体积和松散度，还可刺激肠道蠕动，有利于大便通畅，减少肠癌的发生。薯类的膳食纤维素结合胆固醇的能力较强，可减少胆固醇在肠道中的吸收率，有利于保护血管，预防动脉硬化。

（四）维生素

胡萝卜素和坑坏血酸在粮谷中含量甚微，但甘薯中却比较丰富，可达到1.31mg/100g 和 30mg/100g。其他 B 族维生素，如硫胺素、核黄素与粮豆类食品相近，而尼克酸低于粮豆类食品，如马铃薯中尼克酸含量仅为 0.4mg/100g。

（五）无机盐

大部分薯类含有较多的无机盐，为碱性食物，能与肉、蛋、米、面等生理酸性食物所产生的酸性物质中和，从而维持人体的酸碱平衡。如甘薯中钾含量丰富，凉薯中铁的含量较高，达到 5.9mg/100g。

三、豆类食品的营养价值

豆类食品种类繁多，均来自于豆科植物的成熟籽粒。籽粒由种皮和胚两部分构成，种皮中主要是角质化细胞和栅栏细胞，主要成分为纤维素。胚成熟后，胚乳退化，子叶是籽粒最主要的部分，贮藏着大量的营养成分。

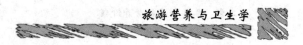

根据籽粒营养成分的不同，可将豆类食品分为两大类：一类是高蛋白质、中等脂肪、少碳水化合物的大豆类；一类是高碳水化合物、中等蛋白质、少量脂肪的杂豆类，包括蚕豆、红豆、扁豆、豌豆、绿豆、刀豆等。此外，大豆类还可加工成多种副食品，如豆浆、豆腐、腐乳、豆豉等。由于采用发酵、提取等加工措施，这些豆制品具有一些特殊的营养特点。

（一）大豆的营养价值

大豆的种类很多，主要有黄豆、青豆、黑豆，还有紫色、褐色和双色大豆。大豆的蛋白质、脂肪、一些无机盐和维生素的含量高于粮谷类。由于大豆在我国产量较大，食用方法多样，价格较动物性食物低廉，又可补充粮谷类食物营养方面的不足，因此在我国人民的膳食结构中占有重要的地位。

1. 蛋白质

干大豆蛋白质含量十分丰富，一般在40%左右，被称为"植物肉"。从表2－14中可以看出，大豆蛋白质必需氨基酸的构成比例符合人体的需要，是一种完全蛋白质。除蛋氨酸含量（409mg/100g）略低外，与粮谷类蛋白质相比，大豆蛋白质中的色氨酸、异亮氨酸、赖氨酸含量较多，当两者混合食用时，能够起到蛋白质的互补作用，使膳食蛋白质的生物价得到提高。因此，大豆蛋白是一种理想的植物性蛋白质。

表2－14　几种食物蛋白质氨基酸模式

必需氨基酸	人体氨基酸模式		大豆蛋白质		小麦蛋白质	
	含量（mg/g）	比值	含量（mg/g）	比值	含量（mg/g）	比值
异亮氨酸	40	4.0	60	4.3	42	3.8
亮氨酸	70	7.0	80	5.7	71	6.4
赖氨酸	55	5.5	68	4.9	24	2.2
蛋氨酸+胱氨酸	35	3.5	17	1.2	31	2.8
苯丙氨酸+酪氨酸	60	6	53	3.2	79	7.2
苏氨酸	40	4	39	2.8	28	2.5
色氨酸	10	1.0	14	1.0	11	1.0
缬氨酸	50	5	53	3.2	42	3.8
总计（mg/g）	360	—	384	—	359	—

　　大豆蛋白质的消化吸收率受加工和烹饪方法的影响较大。一般整粒大豆（煮豆、炒豆）的消化率为 65.3%，豆腐为 92.7%，豆浆为 84.9%，豆腐渣为 78.7%，可见加工后的大豆消化率得到了提高，主要原因是生产过程中大豆中的一些抗营养因子被去除。例如，大豆细胞壁中的膳食纤维素将大豆蛋白质裹在其间，这使蛋白质在肠道中不能与消化酶充分接触，从而降低了消化吸收率，而豆腐在加工过程中去除了纤维素，所以蛋白质的消化率得到了提高。另外，大豆中的抗胰蛋白酶（TI）可降低胰蛋白酶对蛋白质的消化能力。烹饪加热会破坏这些酶的生物活性，从而提高了蛋白质的消化吸收率。

　　此外，大豆蛋白质中还含有抗营养成分植物红细胞血凝素（PHA），这是生豆类造成人体中毒的主要原因，在大豆加热时可将其破坏，防止中毒。

　　2. 脂肪

　　大豆是传统的油料作物，其油脂含量在 15% ~ 20%。大豆油中约 85% 为不饱和脂肪酸，其多价不饱和脂肪酸与饱和脂肪酸比值（P/S 值）为 4.24，其中亚油酸含量非常丰富，占 55%，油酸为 22%，棕榈酸为 9%，硬脂酸为 6%，此外还含有少量其他脂肪酸。磷脂占 1.64%，主要为卵磷脂。大豆脂肪中还含有少量的豆固醇，豆固醇在人体肠道可与胆固醇起到竞争作用，减少胆固醇的吸收率，因此食用大豆有预防动脉硬化的作用。大豆中含有的丰富的卵磷脂，卵磷脂是大脑细胞和血浆的组成成分，在血液中可促进胆固醇酯化形成胆固醇酯，有利于胆固醇的转运，防止胆固醇在血管壁中沉积，实验发现，黄豆卵磷脂的上述作用比蛋黄卵磷脂更为有效。据报道可利用大豆粉作为食品的天然抗氧化剂，因为大豆中含有的维生素 E 和卵磷脂不易被氧化酸败。

　　3. 碳水化合物

　　大豆中的碳水化合物含量约为 25%，远低于其他杂豆。大豆几乎不含淀粉或含量极少，主要是膳食纤维素和一些可溶性糖。大豆碳水化合物的一半为蔗糖、阿拉伯糖、半乳聚糖，另一半为水苏糖、棉子糖等。水苏糖和棉子糖主要存在于大豆的细胞壁中，难以被人体消化吸收，在大肠内易被细菌利用，发酵产生二氧化碳和氨气等气体而引起肠道胀气，因此，水苏糖和棉子糖被称为"胀气因子"，是一种抗营养因子。因为这两种糖在大豆中所占比例几乎相当，因此在计算大豆中可被人体利用的碳水化合物的含量时，应折半计算。在制豆浆、豆腐时，这些抗营养因子转移到浆、渣中而被去除；制成发酵豆制品如腐乳、酱油时这些物质也会因为微生物的分解作用而被除掉。

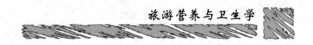

4. 维生素

大豆中 B 族维生素含量高于粮谷类，其中硫胺素含量较高，还有较多的核黄素和尼克酸，此外还含有少量的胡萝卜素、生育酚等脂溶性维生素。大豆制成其他豆制品如豆腐时，保留了大部分的 B 族维生素。

5. 无机盐

大豆的无机盐含量高于粮谷类，主要是磷、铁、钙等。特别是钙含量，远高于粮谷类，但是实验证明，由于膳食纤维素和一些有机酸的存在，钙、铁等无机盐的消化吸收率并不高。大豆制成豆浆、豆腐时，由于去除了抗营养因子，无机盐的吸收率得到了提高。

除营养素外，大豆中还含有一些生理活性物质。如大豆皂甙可降低血液中胆固醇的含量，有预防动脉粥样硬化的作用；大豆黄酮类物质除具有降血脂及抗氧化、抗溶血、抗真菌等作用外，还具有雌激素类物质的生物活性，可改善人体对钙的利用，具有抗衰老的作用。大豆豆腥味的主要来源是脂肪氧化酶氧化脂肪时产生的中等长链的羰基化合物，如醛、酮类。由于脂肪氧化酶的耐热性较差，80℃即可使其失去活性，因此一般采用干热灭酶或80℃以上热处理的方法去除大豆腥味。

（二）杂豆类的营养价值

杂豆类指除大豆类和作为蔬菜的豆荚类外，其他的干制豆类，如赤豆、绿豆、豌豆、蚕豆等。杂豆的营养素组成与大豆差别很大，其总体营养特点是：淀粉和膳食纤维素含量高；中等含量的蛋白质；低脂肪，一般杂豆脂肪含量只有 0.4% ~1.3%；维生素的含量水平与粮谷类相似；无机盐含量略高于粮谷类。除营养成分外，杂豆中也含有一些皂甙等活性成分。常见杂豆类的营养成分见表 2－15。

表 2－15　杂豆的营养成分（每 100g）

种类	蛋白质（g）	脂肪（g）	糖类（g）	胡萝卜素（μg）	硫胺素（mg）	核黄素（mg）	尼克酸（mg）	生育酚（mg）	钙（mg）	铁（mg）	磷（mg）
绿豆	21.6	0.8	55.6	130	0.25	0.11	2.0	10.95	81	6.5	337
红小豆	20.2	0.6	55.7	80	0.16	0.11	2.0	14.36	74	7.4	305
芸豆	21.4	1.3	54.2	180	0.18	0.09	2.0	7.74	176	5.4	218
豌豆	20.3	1.1	55.4	250	0.49	0.14	2.4	8.47	97	4.9	259
蚕豆（鲜）	8.8	0.4	16.4	310	0.37	0.10	1.5	0.83	16	3.5	200

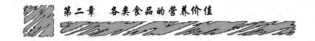

1. 蛋白质

一般干杂豆的蛋白质含量为 20%～30%，以球蛋白为主，其蛋白质利用率高于粮谷类，例如扁豆的生物价达到 72。一般杂豆的限制氨基酸为胱氨酸和蛋氨酸；杂豆蛋白质的赖氨酸含量较高，与肉类相似，如赤小豆赖氨酸含量为 1603mg/100g，蚕豆为 1996mg/100g，而稻米（籼）为 277mg/100g，小麦粉为 262mg/100g。因此，杂豆类与粮谷类混合食用可起到蛋白质互补作用，提高蛋白质的利用率。

2. 碳水化合物

碳水化合物是杂豆类的主要营养成分，含量约为 60%，主要为淀粉。绿豆所含淀粉丰富、细腻，是工业生产淀粉的良好原料。

3. 维生素

赤小豆中维生素种类、含量与粮谷类相似，主要是硫胺素、核黄素、烟酸等 B 族维生素及维生素 E。有些豆类如绿豆中还含有少量胡萝卜素。

4. 无机盐

杂豆中钙、磷的含量低于大豆，高于一般粮谷类，还含少量的铁、锌等。蚕豆的含钾量较丰富。

杂豆类与大豆相似，同样含有植物红细胞血凝素、皂甙等物质。杂豆由于通常带皮食用，属于高膳食纤维素食品，例如赤小豆的粗纤维含量为 7.7g/100g，绿豆为 6.4g/100g，远高于糙籼米的 0.7g/100g。据报道，食用含豆皮的豆类食品可以明显降低血清胆固醇，对动脉硬化、糖尿病及肠癌有一定的预防作用。将豆皮处理后磨成粉，加到缺乏膳食纤维的食品中，也可起到保健作用；但是对于肠炎、肠道出血、肠道及食道静脉曲张、肠道肿瘤等患者采用的低渣膳食（低膳食纤维素膳食）则不宜使用带皮豆类。

四、水果和蔬菜的营养价值

水果和蔬菜的种类繁多，消费量大，是我国膳食结构的重要组成部分。果蔬是人体膳食纤维、水溶性维生素、部分无机盐的重要来源，此外，还含有较多的果胶物质、有机酸、碳水化合物。果蔬类能起到促进胃肠蠕动和消化液分泌、促进食欲、防止便秘的作用。果蔬为碱性食品，即在体内代谢的终产物为碱性，这对维持人体内的酸碱平衡起着重要的作用。除此之外，果蔬还含有丰富的呈味、呈色和呈香的化学成分，这些化学成分使果蔬具有丰富的感官性状，在烹调中可以起到配色、增香、造型、调味等不同作用，具有很高的食用价值。

一般水果和蔬菜除鲜豆类外，蛋白质和脂肪含量极少，主要营养成分为碳水化合物、无机盐、维生素和水分。

（一）水

大部分水果和蔬菜含水量很高。含水量是衡量新鲜果蔬鲜嫩程度、营养素存留程度的重要指标。一般蔬菜含水量为65%～95%，鲜水果含水量为73%～90%。因此，果蔬也是人体水分的重要来源。

（二）碳水化合物

果蔬的碳水化合物包括可溶性糖、淀粉、膳食纤维素和果胶物质等。

可溶性糖主要存于水果中，主要是果糖、葡萄糖和蔗糖，还有部分甘露糖、阿拉伯糖等，是水果甜味的重要来源。随着水果成熟，这些可溶性糖的含量会增加，甜味也更加明显。水果因种类和品种不同，含可溶性糖的种类和数量有很大差别。水果中葡萄含可溶性糖量超过10%，西瓜为5%～10%，柠檬中只含有0.5%。仁果以果糖为主，葡萄糖和蔗糖次之；浆果主要含葡萄糖和果糖；核果主要是蔗糖。一般蔬菜中可溶性糖含量较少，数量较多的有胡萝卜、南瓜、番茄等。

有些水果及蔬菜的主要碳水化合物为淀粉，如藕中淀粉含量为15.2g/100g，荸荠为13.1g/100g。某些未成熟的果实淀粉含量较高，随着果实成熟而产生的淀粉酶会水解淀粉产生可溶性糖，这使果实甜度增加，如香蕉等。

蔬菜、水果中的膳食纤维素非常丰富，主要有来自细胞壁的纤维素、半纤维素和细胞间的果胶质等。一般水果中纤维素和半纤维素含量为0.5%～2%，蔬菜中为0.2%～2.8%，这类物质因果蔬的种类、部位、成熟度不同而存在很大差异，主要存在于皮层、输导组织和梗中。梨的纤维素与木质素结合形成木质化细胞，成砂粒状存在于果肉中。一般老熟的蔬菜中含量较高，因此肉质粗糙，食用价值下降。

果胶是一种不能被人体消化吸收的多糖类物质，在肠道中部分被细菌分解，主要存在于植物细胞间质中，起着将细胞联系在一起的作用。果实中的果胶物质基本结构是D-吡喃半乳糖醛酸以α-1，4糖苷键结合的长链，主要包括原果胶、果胶和果胶酸三种。未成熟的果实细胞间含有大量原果胶，因而组

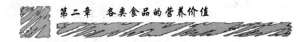

织坚硬。随着果实成熟，果胶酶水解原果胶产生可溶性的果胶，果胶具有黏性，与纤维素分离渗入细胞液内，可使果实变软而富有弹性。过熟的果实中果胶因去甲酯化作用生成果胶酸，失去黏性而使果实变为软疡状态。果胶具有较强的凝胶能力，因此工业上利用这一特性将其作为凝胶剂和增稠剂来使用。

（三）维生素

水果、蔬菜中除缺乏维生素 A、维生素 D 外，其他维生素广泛存在，特别是 B 族维生素、胡萝卜素和抗坏血酸较为丰富，还存在少量的维生素 E，绿叶蔬菜中维生素 K 的含量较高。水果、蔬菜中维生素含量见表 2－16。

表 2－16 几种常见水果、蔬菜中维生素含量（每 100g）

品 种	胡萝卜素（μg）	硫胺素（mg）	核黄素（mg）	尼克酸（mg）	抗坏血酸（mg）	生育酚（mg）
菠菜	2920	0.04	0.11	0.6	32	1.74
大白菜	80	0.03	0.04	0.4	28	0.36
白萝卜	20	0.3	0.4	0.6	24	1.80
番茄	550	0.03	0.03	0.6	19	0.57
山楂	100	0.02	0.02	0.4	53	7.32
蜜橘	1660	0.05	0.04	0.2	19	0.45
红玉苹果	10	0.02	0.02	0.5	—	—
葡萄	50	0.04	0.02	0.2	25	0.70

我国膳食结构中动物食物比重较少，缺乏维生素 A 的直接来源，果蔬中丰富的胡萝卜素补充了维生素 A 的不足。胡萝卜素广泛存在于绿色蔬菜中，橙色、黄色、红色果蔬中含量也较高。一般来说，果蔬颜色越深，胡萝卜素含量越高，如韭菜、胡萝卜等；而缺乏色素的果蔬胡萝卜素含量较少，如冬瓜、花菜等。

人体所需的抗坏血酸主要来自水果和蔬菜。植物抗坏血酸的含量与植物种类、部位、色素含量有关。一般来说，代谢比较旺盛的植物器官如叶、芽、花内抗坏血酸含量较高，而萝卜、茭白等根茎类较少。此外，抗坏血酸含量与叶绿素的分布成平行关系，深绿色蔬菜含量高于浅绿色蔬菜。因此大多数瓜茄类的抗坏血酸含量较低，但是新鲜辣椒中含量比一般蔬菜高。西红柿、苦瓜和鲜

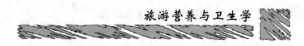

豆类、豆芽中维生素也较丰富。水果中的维生素含量较高的有猕猴桃、鲜大枣、山楂、柑橘类等，而仁果、核果类维生素含量较低。由于水果中有大量有机酸存在，酸性环境有利于抗坏血酸的保存，因此，水果中抗坏血酸化学性质较为稳定。

果蔬中的 B 族维生素主要是核黄素和硫胺素，特别是核黄素较为丰富，主要存在于绿叶蔬菜和鲜豆类中。含核黄素较多的蔬菜有苋菜、菠菜、油菜、胡萝卜缨、四季豆、毛豆等。一般水果中核黄素含量少于蔬菜。

（四）无机盐

水果、蔬菜富含无机盐，对维护人体酸碱平衡具有重要意义，主要无机盐有钾、钙、钠、镁、铁、锰、硒等。特别是钾含量较高，占灰分的 50% 左右，是人体钾的重要来源，采用高钾低钠膳食的人群适宜多食用果蔬。但是，蔬菜中的草酸、水果中的单宁以及粗纤维物质干扰了无机盐在人体内的消化吸收，使其利用率降低。常见水果、蔬菜的无机盐含量见表 2 - 17。

表 2 - 17　几种水果、蔬菜的无机盐含量（每 100g）

种类	食部（%）	灰分（g）	钾（mg）	钙（mg）	镁（mg）	铁（mg）	锌（mg）	铜（mg）	磷（mg）	硒（μg）
葡萄	86	0.3	104	5	8	0.4	0.18	0.09	13	0.20
梨（旱酥梨）	92	0.2	137	12	6	0.2	0.07	0.04	12	0.37
香蕉	59	0.6	256	7	43	0.4	0.18	0.14	28	0.87
杏	91	0.5	226	14	11	0.6	0.20	0.11	15	0.20
韭菜	90	0.8	247	42	25	1.6	0.43	0.08	38	1.38
胡萝卜（红）	96	0.8	190	32	14	1.0	0.23	0.08	27	0.63
竹笋（春笋）	66	1.0	300	8	8	2.4	0.43	0.15	36	0.66

（五）其他成分

水果、蔬菜中除含有丰富的营养素外，还含有一些有机酸、生物类黄酮、色素和芳香物质等。这些物质除影响果蔬的滋味、色泽等感观品质外，还具有

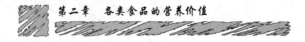

一定的营养意义。

1. 有机酸

蔬菜中的有机酸主要是草酸，菠菜、竹笋、苋菜中含量较高。草酸使蔬菜产生涩味口感，而且影响钙、铁等无机盐的吸收，烹饪时采用蔬菜烫漂的方法可去除草酸。水果中的有机酸主要是具有酸味的柠檬酸、苹果酸和酒石酸，未成熟的果实中还含有较多的琥珀酸和延胡索酸。这些有机酸含量不同，而使果实呈现不同的酸味。有机酸有增加食欲、帮助消化的作用。

2. 生物类黄酮

水果、蔬菜中的类黄酮是花黄素的一种，称为黄酮色素，目前已知种类有数百种之多。较为常见的有广泛存在于苹果、梨、柑橘、洋葱中的槲皮黄酮；柠檬等柑橘类水果中的圣草素；桃、葡萄、苹果中的低聚儿茶素；柑橘皮中大量存在的橙皮素等。这些生物类黄酮物质常与抗坏血酸共存，对抗坏血酸有增效作用。生物类黄酮在生理上具有降低血管通透性、调节血管脆性的作用，是维生素 P 的组成成分。工业中以柑橘皮、芦笋下脚料为原料提取黄酮类物质，生产药用芦丁，药用芦丁是良好的降血压药物。此外，生物类黄酮还有抑制细菌繁殖、增强人体免疫力的作用。

3. 鞣质

水果中的鞣质是柿子、黑枣等涩味的主要来源。食物鞣质的主要成分是单宁，为一种高分子多羟基酚类衍生物，包括焦性没食子酸单宁和儿茶酚单宁。鞣质在未成熟的果实中含量较高，随着果实的成熟不断减少，因此未成熟的果实涩味更浓。鞣质能够使蛋白质凝固而降低蛋白质的消化吸收率，还会阻碍钙、铁等无机盐的吸收。

五、其他植物性食品的营养价值

（一）坚果类的营养价值

坚果指含水分少、质地坚实、外壳干硬、内有果核的硬果。坚果按其营养特点大致可分为两大类：一类是高蛋白质、高脂肪坚果，如核桃、花生、松子、榛子、葵花子、杏仁等；一类是高碳水化合物坚果，如栗子、莲子、白果、菱角等。

1. 高蛋白、高脂肪坚果

这类坚果营养价值近似大豆类，有些品种可作为油料作物，如花生、葵花子等。一般蛋白质含量在 20g/100g 以上，核桃较低为 14.9g/100g，且缺乏赖氨酸和蛋氨酸。脂肪含量很高，葵花子（炒）为 52.8%，花生（炒）为 48%，而澳洲坚果在 70% 以上。坚果脂肪酸以不饱和脂肪酸为主，腰果中不饱和脂肪酸达到 88%。坚果亚油酸含量很高，花生油中亚油酸含量达到 37.9%。此类干果中含有大量的生育酚，还含有一些胡萝卜素和水溶性 B 族维生素，特别是核黄素含量丰富，美国杏仁中达到 0.87mg/100g。干果中钠含量较少，主要富含钾、镁、钙、铁、锌等。

2. 高碳水化合物坚果

高碳水化合物类坚果主要是淀粉含量高，蛋白质和脂肪含量较低的坚果。其淀粉含量一般在 60% 以上，如白果含量为 72.6%，栗子为 77.2%，莲子为 64.2%。坚果的淀粉结构与粮谷类不同，其生糖指数小于精制米面。此类坚果与高脂肪坚果比，生育酚含量低，主要含有少量胡萝卜素和一些 B 族维生素，如硫胺素、核黄素等；其矿物质含量也低于高脂肪、高蛋白类坚果。

（二）食用菌的营养价值

食用菌指可供人类食用的大型真菌的子实体，其滋味鲜美，营养丰富，具有很高的食用价值。目前已知食用菌有 500 多个品种，我国有 350 种左右，可分为野生和人工栽培两大类。著名的野生菌有羊肚菌、鸡油菌、牛肝菌等；人工栽培菌消费量较大的有蘑菇、香菇、平菇、银耳、木耳等。

1. 食用菌的营养成分

食用菌类蛋白质含量占干重的 20% 以上，或鲜重的 3%～4%。蛋白质的氨基酸组成比较均衡，必需氨基酸含量占蛋白质总量的 60% 以上，其中赖氨酸和亮氨酸含量较多，可补充粮谷类蛋白质中赖氨酸的不足。食用菌脂肪含量较低，为 1.5%～3.6%，其中的亚油酸含量较高，亚油酸含量最高的是蘑菇，占总脂肪的 69.7%，香菇占总脂肪的 60.2%；食用菌脂肪中还含有麦角固醇、磷脂等。食用菌的碳水化合物含量为 36%～65%（干品），银耳和发菜中最高；其中含有丰富的真菌多糖类物质，如蕈糖以及甘露糖各占 10% 左右，还含有多戊糖、甲基戊糖、葡萄糖及与纤维素相似的壳质等。食用菌的维生素主要包括胡萝卜素、生育酚、核黄素、硫胺素等，是人体 B 族维生素的良好来源。食用菌的灰分含量一般在 6% 左右，矿物质主要是钾、钙、镁、锌、碘、硒等。

2. 食用菌的保健价值

食用菌含有多种多糖类物质，这些物质具有重要的保健价值。如香菇多糖是目前所知的最强的辅助性 T 淋巴细胞的刺激剂，能刺激抗体形成，活化巨噬细胞，增强人体免疫力，预防肿瘤的发生；银耳多糖可增强巨噬细胞的吞噬能力，还具有降血脂、抗疲劳的作用；日本的科学家从蘑菇中提取出的称为 PS - K 的类多糖化合物具有较强的抗癌作用；猴头菌对胃癌、食道癌和慢性胃炎都有治疗作用，猴头菌片是治疗胃癌的常用药物。

研究结果表明，常吃食用菌还可降低动脉粥样硬化的危害。香菇中含有一种核苷酸物质，具有降血胆固醇、降血脂、降血压的作用；黑木耳能抑制血小板的聚集，防止动脉粥样硬化和血栓形成，其含有的卵磷脂也可防止胆固醇在血管壁中沉积，形成动脉硬化斑。

食用菌还具有抑菌作用。香菇具有极强的抗病毒能力，其含有一种能诱生人体干扰素的成分，而干扰素可抑制病毒的生长和繁殖，现已从香菇中提取出这种干扰素诱生剂，对治疗病毒性疾病具有十分重要的作用；双孢菇的提取液有抑制某些病原微生物的作用；草菇的提取液有抑制革兰氏阳性菌的作用。

此外，食用菌还具有一些其他保健作用，如香菇含有的麦角固醇在阳光照射下可转变为麦角钙化醇，是重要的成骨因子，可预防骨质疏松和儿童佝偻病的产生；黑木耳中的铁含量较高，有一定的补血作用；金针菇能促进儿童智力发育，被誉为"增智菇"，还具有促进消化道溃疡愈合，帮助肝病恢复等功效。

（三）藻类的营养价值

藻类是无胚、自养，以孢子进行繁殖的低等植物，分为海藻类和淡水藻类，有野生的也有人工栽培的。我国有 70 多个品种可供食用，消费量较大的有海带、紫菜、发菜、裙带菜等。藻类种类繁多，其味道鲜美，营养丰富，还具有一些保健作用。

1. 藻类的营养成分

藻类的蛋白质含量差别较大，紫菜中含量最高，为 28.2%，发菜为 22.8%，海带（干）中只有 1.8%。藻类蛋白质中一般胱氨酸和赖氨酸含量都很高。藻类脂肪含量较低，大多数不足 1%。藻类中含量最高的是碳水化合物，可达干重的一半左右，最主要的成分是黏多糖，还有淀粉、膳食纤维素等。海带、紫菜中胡萝卜素含量较丰富，藻类中普遍含有生育酚和 B 族维生素，主要是核黄素和硫胺素。藻类中钾、钙、碘、硒、铁的含量较高，海藻中还含有较多的钠盐。

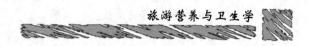

2. 藻类的保健价值

藻类含有很多陆生植物所没有的多糖胶质如琼脂、鹿角藻胶、褐藻胶等，这些物质具有凝胶特质，在食品工业中常用作稳定剂和凝胶剂使用。海藻多糖不能被人体利用，除琼脂外少量可被肠道微生物分解，属于无能量食品，这些胶质在肠内形成凝胶状物质，从而防止便秘的发生。藻类食品含钙、镁等较为丰富，属于高碱性食品，可有效地调节血液的酸碱度；海藻是含碘最为丰富的天然食品，可用于防治碘缺乏症。海藻含有 β-谷甾醇，有活化血纤维蛋白溶原酶的作用，褐藻和紫菜还含有丰富的岩藻甾醇，有活化血管壁的血纤维蛋白溶原酶的作用，从而可溶解血栓。近年来，人们还不断从藻类食物中发现抗肿瘤、抗病毒的物质。

第四节　其他食品的营养价值

一、调味品的营养价值

调味品主要是以粮食、蔬菜等为原料，经发酵、腌渍、水解、混合等工艺而生产的主要用于调和食品口味（滋味）的一类原料或食品添加剂的统称。调味品不但能够改善食品的感官质量，而且也是人体所需某些营养素的重要来源，有些调味品还具有重要的保健功能。

（一）食盐的营养价值

食盐是膳食咸味的主要来源，主要成分为氯化钠，其中钠离子提供了咸味，氯离子为助味剂。食盐按照来源可以分为海盐、井盐、矿盐、湖盐等。按加工精度，可分为粗盐（原盐）、洗涤盐和精盐（再制盐）。粗盐中含有少量的钙、镁、钾、铁的硫酸盐和氯化物以及沙土和少量有机物等。钙离子和镁离子在粗盐中的含量达到 0.6% 时，可使食盐有可品尝出的苦味。矿盐中含钾量较多，钾盐具有一定苦味。粗盐经饱和盐水洗涤除去其中杂质后称为洗涤盐，经蒸发结晶制成精盐。精盐中氯化钠的含量高于 96%，杂质少，易溶于水，咸味较粗盐略轻。

食盐是人体所需钠和氯的最重要来源。除此之外，由于食盐每日必需，且食用数量相对恒定，因此是营养强化的良好载体，经营养强化或调味，食盐中还含有其他营养成分。目前已开发出的营养型食盐制品主要是强化钙、锌、硒、维生素 A 等复合元素强化盐，还有富含多种无机盐的竹盐。我国普遍推广食盐加碘，即食盐中加入碘酸钾、碘化钾以及稳定剂，一般加碘量为15～20mg/kg，可有效预防碘的缺乏。为适应目前心血管疾病、糖尿病、肾脏疾病和肥胖等疾病患者采用低钠膳食的需要，有的食盐品种加入了30%左右的钾盐，包括氯化钾和谷氨酸钾等制成低钠食盐，基本不影响调味效果而减少了钠的含量。除营养强化外，有的食盐中还加入调味品制成花椒盐、香菇盐、五香盐等调香食盐。

（二）醋的营养价值

食醋在我国是使用非常广泛的酸味调味品，主要包括酿造醋和合成醋两大类。酿造醋是以粮食、水果、砂糖或其他高糖原料经醋酸发酵制成的酸味调味品，根据发酵原料的不同，又可分为米醋、熏醋、果醋、麸醋等。酿造醋的主要成分是醋酸，其含量大于3.5%，使食醋具有挥发性酸味。此外，醋酸菌发酵过程中还产生多种其他有机酸，包括柠檬酸、琥珀酸、乳酸、苹果酸、丙酮酸等，一般酿造醋总酸含量为5%～8%，老陈醋为10%以上。酿造醋中还含有氨基酸、糖类、B 族维生素、无机盐，以及有机酸类、醇类、醛类、酯类、酮类、酚类等，这些物质主要来自原料在微生物发酵过程中蛋白质、碳水化合物等大分子有机物的分解，以及曲霉菌种产生的代谢产物，它们共同构成了酿造醋鲜美的风味。醋的总氮含量在0.2%～1.2%，其中氨基酸态氮占一半左右。碳水化合物含量多数在3%～4%，老陈醋可达到12%。食盐含量小于4%。

合成醋是以食用冰醋酸加水、食用色素、食盐、蔗糖、谷氨酸钠和酯类香精等配制而成的，其醋酸含量高于酿造醋。合成醋根据是否加入色素，分为白醋和有色醋两种。合成醋营养价值低，香味也不及酿造醋。

食醋除具有一定调味功能和营养价值以外，还具有一些特殊的营养作用。例如，烹制蔬菜时加醋能起到保护维生素和软化纤维素的作用，食醋具有一定的杀菌作用，还可增加胃液酸度，帮助食物消化吸收。

（三）酱油的营养价值

酱油是以粮食、大豆、虾油等为主要原料，经过微生物的酶或其他催化剂的催化水解而产生的具有鲜味和一定色泽的调味品。酱油的呈味成分除食盐外，还含有多种氨基酸、碳水化合物、无机盐、B 族维生素、无机盐等营养

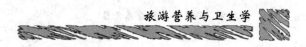

成分。

酱油发酵过程中，微生物利用酶系统将原料中的蛋白质分解，产生游离氨基酸。我国生产的优质酱油中总氮含量多在 1.3% ~ 1.8% 之间，氨基酸态氮含量高于 0.4%，其中谷氨酸含量最高，其次为天冬氨酸。游离氨基酸不但具有营养价值，而且还是酱油重要的呈味成分，如谷氨酸和天冬氨酸的钠盐具有鲜味；甘氨酸、丙氨酸、色氨酸、脯氨酸、苏氨酸等具有甜味。

酱油原料中的淀粉在发酵过程中经酶的水解作用产生的葡萄糖、麦芽糖和糊精等各种中间产物，这些中间产物是酱油甜味的重要来源，也是构成酱油浓稠度的重要成分。由于酱油原料不同，碳水化合物含量差别较大，一般酱油含碳水化合物在 2% ~ 10%。

酱油中有机酸含量约为 2%，大多数为乳酸，还包括柠檬酸、琥珀酸等。酱油原料中的脂肪经脂肪酶的水解产生软脂酸、油酸和甘油等。有机酸与发酵产生的醇类物质如乙醇、丁醇、异丁醇、丙醇等，在曲霉和酵母菌的酯化酶作用下，酯化产生的酯类物质，是构成酱油香味的重要成分，如软脂酸、乳酸和油酸与乙醇酯化生成软脂酸乙酯、乳酸乙酯、油酸乙酯等 40 多种。

此外酱油中还含有醛类、酮类、酚类、呋喃类、吡啶类等约 200 多种呈香物质，其中酱油的特征香气成分被认为是 4 -羟基-2（5）-乙基-5（2）-甲基 3（2H）-呋喃酮，含量只有 0.02% 左右。

目前，为适应人们对口味和营养的要求，已开发出多种酱油新产品。如强化铁、硒等的营养强化酱油。有的酱油中加入了调味料制成多种风味酱油，如冬菇酱油、虾子酱油、海鲜酱油等，增鲜酱油中还加入了肌苷酸钠和鸟苷酸钠，这使其鲜味阈值更低。

（四）味精的营养价值

味精是以小麦的面筋蛋白质或淀粉，经过水解法或发酵法制成的鲜味调味品。味精主要成分为谷氨酸的钠盐，具有强烈鲜味，可引起人的食欲。其鲜味阈值浓度为 0.03%，最适鲜味浓度为 0.1% ~ 0.5%。谷氨酸是构成蛋白质的氨基酸成分之一，是一种安全的物质。味精按谷氨酸含量不同，一般可分为 99%、98%、95%、90%、80% 五种，其中商品味精主要为 99% 的颗粒结晶味精和 80% 的粉状味精或小晶体味精两种。除谷氨酸外，味精中其他成分主要是少量食盐、水、脂肪及无机盐等。

谷氨酸一钠盐鲜味最强，二钠盐则完全无鲜味。因此味精的 pH = 6 时鲜味最强，pH<6 时鲜味下降，pH>7 时失去鲜味。有些地区水质较硬，略呈碱性，烹调时少量加醋可增加菜肴鲜味。谷氨酸钠在碱性条件下受热可发生外消旋化，加热至 100℃ 以上时分子脱水生成焦谷氨酸钠而失去鲜味。

（五）糖的营养价值

作为甜味剂使用的糖类物质主要包括单、双糖和糖醇类物质。糖类物质既是甜味剂，又是人体所需营养素，有的糖醇类物质还具有一定保健价值。

天然食品中的单、双糖都具有一定甜味，其中甜度最大的是果糖，使用最广泛的是蔗糖。食品用蔗糖主要分为白糖和红糖两种。白糖又分为白砂糖和绵白糖两种。白砂糖纯度高，含蔗糖量达到 99%，其余为少量矿物质。绵白糖在煮糖过程控制的过饱和度大于白砂糖，水分含量高于白砂糖，并加入了 2% 左右的转化糖浆，其蔗糖含量为 96% 左右，含有少量的还原糖类。红糖又称赤糖，是未经脱色、洗蜜的机制糖，与白糖比还原糖含量较高，红糖含蔗糖 84%~87%，含水 2%~7%，还含有少量果糖、葡萄糖以及较多的矿物质、少量维生素如硫胺素和尼克酸，以及色素、胶质等非营养成分。红糖的颜色主要来自加工过程中羰氨反应和酶促褐变所产生的类黑色素。

目前，食品行业也普遍使用一些糖醇类物质作为甜味剂，如木糖醇、山梨糖醇、麦芽糖醇等。这些甜味剂有些还具有一些特殊保健作用。木糖醇是广泛存在于食品中的糖醇类物质。工业上常用木屑水解产生木糖后氢化生产木糖醇，其甜度与蔗糖相似。木糖醇的代谢不依赖胰岛素，因而可作为糖尿病人使用的甜味剂；而且它不会被口腔细菌利用产酸，不会造成龋齿，还可阻止新龋形成和原有龋齿的发展，对牙齿具有保健功能。山梨糖醇可由葡萄糖氢化制得，甜度约为蔗糖的一半，其在人体中代谢时不通过葡萄糖代谢途径，不受胰岛素调节，适合糖尿病人食用。山梨糖醇具有吸湿作用，可用作食品保湿剂。麦芽糖醇由麦芽糖氢化产生，工业生产的麦芽糖醇是由淀粉酶解制得含多种组分的葡萄糖浆再经氢化制成。因其麦芽糖醇的含量从 50% 至 90% 不等，所以甜度为蔗糖的 75% 到 95%。口腔微生物不能利用麦芽糖醇发酵产酸，因此有防止龋齿的作用。麦芽糖醇被人体摄入后在小肠中水解消化率约只是麦芽糖的 1/40，人体吸收量很少，不会升高血糖，不提供能量，也不增加胆固醇和中性脂肪的含量，因此是肥胖症、糖尿病、心血管病患者的理想甜味剂。多元糖醇类因无游离羰基存在，在食品加热过程不会发生羰氨反应，不引起食品褐变。高剂量使用糖醇类物质，对人体有一定的缓泻作用，如一次食用 50g 以上木糖

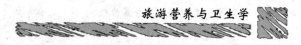

醇即有通便作用，在使用糖醇类甜味剂时应予以注意。

二、酒的营养价值

酒类品种繁多，分类方式多样，根据生产加工方法不同，一般可分为发酵酒、蒸馏酒和配制酒三种。酒类由于生产方法、使用原料等的不同，营养成分差别较大。酒中最主要的成分是乙醇，乙醇在人体中的生热系数为 29.2kJ/g，其中 70% 可被机体利用，远高于蛋白质、脂肪、碳水化合物等大分子有机物。其提供的热量可按一般营养素代谢方式参与能量代谢，其中 1/3 热能补偿肝脏为乙醇代谢所消耗的能量，2/3 的能量在其他组织中产生。

（一）发酵酒

发酵酒是含糖类原料如粮食、水果等发酵后经过压榨、澄清等工艺，不经蒸馏即成成品的酒，如黄酒、葡萄酒、啤酒等。不经蒸馏工艺的含酒精饮品如马奶酒、醪糟也在此列。此类酒的酒精度数较低，一般在 3% ~ 18%。发酵酒由于不经蒸馏，一些原料中原有的以及发酵产生的营养物质和风味成分都留在酒中。

发酵酒富含碳水化合物，因原料及生产方法不同，含糖种类和数量变化较大，主要有葡萄糖、麦芽糖、麦芽三糖、麦芽四糖、糊精等，还含有果糖、阿拉伯糖、木糖、鼠李糖、棉子糖、半乳糖、蜜二糖等。这些糖类物质使发酵酒具有一定甜味。黄酒、啤酒中麦芽糖、糊精的含量较高，甜味较淡；葡萄酒中主要是果糖和葡萄糖，甜葡萄酒含糖量在 10% 以上，故具有甘甜醇厚的风味。

发酵酒中的蛋白质主要以降解产物如氨基酸和多肽的形式存在。黄酒、啤酒中的蛋白质含量较高，黄酒蛋白质含量在 1.2g/100g 以上，谷氨酸、天冬氨酸、丙氨酸和亮氨酸含量较高；啤酒蛋白质含量一般为 0.3 ~ 0.5（g/100g），谷氨酸、脯氨酸、天冬氨酸和甘氨酸含量较高；葡萄酒中蛋白质含量在 0.1g/100g 左右，含有 5 种必需氨基酸，脯氨酸和色氨酸占总氨基酸的 70%，其次为赖氨酸、谷氨酸和丝氨酸。

酒中无机盐含量与酿酒原料、水质和生产工艺有很大关系。黄酒中无机盐含量较高，主要是含钾量较高，一般含量在 0.3 ~ 0.8g/L，其他无机盐也不同程度地存在。

发酵酒中还含有多种 B 族维生素，如硫胺素、核黄素、钴胺素、烟酸、泛酸、叶酸及生物素等。葡萄酒中还含有 220 ~ 730mg/L（平均为 436mg/L）

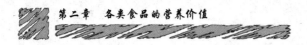

的肌醇。葡萄酒和黄酒中的 B 族维生素主要为硫胺素，啤酒中核黄素和烟酸较为丰富。

发酵酒中除营养素外，还含有一些非营养成分。发酵过程中糖类和蛋白质分解产生的有机酸，主要包括乳酸、琥珀酸、酒石酸、柠檬酸，还有少量挥发性脂肪酸，如甲酸、乙酸、丙酸、丁酸等，这些有机酸对酒的风味有重要的影响。酒类还含有种类繁多的酯类物质，这些酯类物质是酒类重要的香气成分，主要有乙酸乙酯、乳酸乙酯、琥珀酸乙酯、酒石酸乙酯等，其中乙酸乙酯是最主要的酯类，使酒具有明显香味。发酵酒中还含有一些多酚化合物，这些物质具有很强的抗氧化性，如黄酮类，具有预防心血管疾病的功能，葡萄酒中含酚最为丰富。除乙醇以外，发酵酒还含有其他醇类，如甲醇、丙醇、各种杂醇油和一些多元醇类。此外，还含有醛类、酮类等物质。

（二）蒸馏酒

蒸馏酒是原料经糖化（果实原料不经糖化）、发酵、蒸馏而制成的酒，特点是乙醇含量较高，一般在 30% 以上，著名的有白酒、白兰地、伏特加等。酒中主要成分为易挥发组分，如醇类、酯类、挥发性酸类、醛酮类等，几乎不含人体所需的营养素。

（三）配制酒

配制酒是利用发酵酒、蒸馏酒或食用乙醇加入水、糖、食用香精或香料、色素以及中草药等，用混合蒸馏、浸泡、萃取等工艺配制而成。配制酒大多属于中度酒，一般乙醇含量在 18% ~ 38%（V/V）。配制酒因其使用原料和配制方法不同，营养价值差异较大，有的配制酒具有特殊风味和一定的保健价值。

三、茶的营养价值

茶是世界三大饮料之一，人类饮茶已有数千年的历史。我国是茶树的原产地，自古以来茶就是我国人民喜爱的饮品。茶叶的品种很多，有不同的分类方式，主要以采制工艺和茶叶品质特点为标准，分为绿茶、红茶、乌龙茶、白茶、花茶、黑茶和再加工茶七大类。不同品种的茶叶都具有一定的营养价值和保健价值。

（一）茶叶的营养成分

茶叶中含有蛋白质、脂质、碳水化合物、维生素和无机盐。茶叶的蛋白质含量一般为 20% ~30%, 有的绿茶品种达到 34.2%, 以谷氨酸和天冬氨酸含量较高。茶叶蛋白质中可溶于茶水的只有 1% ~2%, 所含的溶于水中的游离氨基酸为 2% ~4%, 可被人体利用。茶叶脂类含量为 1% ~3%, 主要是磷脂、硫脂、糖脂和各种游离脂肪酸, 其中亚油酸和亚麻酸含量较多。茶叶中膳食纤维素含量为 10% ~20%, 其他碳水化合物为 30% ~50%, 石榴花茶碳水化合物含量可达到 63%, 但能溶于水可被人体利用的只有 4% ~5%。茶叶中维生素含量十分丰富, 主要是胡萝卜素、生育酚、硫胺素、核黄素、尼克酸和少量抗坏血酸, 其中胡萝卜素含量最高, 绿茶为 5800μg/100g, 花茶为 5310μg/100g, 红茶为 3870μg/100g; 有的茶叶品种中还含有较多的抗坏血酸, 如花茶的抗坏血酸含量为 26mg/100g; 乌龙茶中尼克酸和生育酚含量较丰富, 如铁观音中尼克酸含量为 18.5mg/100g, 生育酚为 16.59mg/100g。茶叶中的无机盐含量丰富, 总灰分在 5% ~9% 之间, 数量最高的是钾, 数量在 1500 ~3000 (mg/100g), 石榴花茶含钙量较高, 达到 1143mg/100g, 其他元素主要包括钠、镁、铁、锌、铜、硒和氟等。

（二）茶叶中所含的非营养成分

茶叶中还含有一些具有保健作用和感观价值的非营养成分, 主要包括多酚类物质、嘌呤碱类物质和芳香类物质。

1. 多酚类物质

鲜茶叶中多酚类的含量一般在 18% ~36%（干重）, 主要包括儿茶素、黄酮及黄酮苷类、花青素类和无色花青素类、酚酸和缩酚酸类等。其中儿茶素是茶叶中多酚物质的主体, 含量达到 12% ~24%（干重）; 黄酮类物质主要是山奈素、槲皮素和杨梅素; 无色花青素主要是 4 -羟基黄烷醇, 一般在茶叶中的含量为 2% ~3%（干重）; 酚酸是一种具有羧基和羟基的芳香族化合物, 主要是茶没食子素, 在茶叶中的含量约为 1% ~2%（干重）。

2. 嘌呤碱类物质

茶叶中嘌呤碱类衍生物由一个嘧啶环和一个咪唑环稠合而成, 主要有咖啡因、可可碱和茶叶碱等, 其中数量最多的是咖啡因, 一般在茶叶中的含量为 2% ~4%（干重）。咖啡因对人有兴奋作用, 可可碱和茶叶碱是同分异构体, 对人体有利尿作用。

3. 芳香类物质

这类物质是构成茶叶香气的重要成分, 大多数是在茶叶加工过程产生的,因加工方法不同，其数量和种类变化很大。芳香类物质数量虽然较少，一般只占茶叶干重的 0.02% 左右，但是种类很多，绿茶中有 260 多种，红茶中则有 400 多种。芳香类物质主要包括碳氢化合物、醇类、酮类、酸类、醛类、酯类、内酯类、酚类、过氧化物类、吡啶类等，其中脂肪族醇类是茶香的代表物质之一，而萜稀醇类是茶叶中含量较高的芳香类物质。

（三）茶叶的保健作用

茶叶中所含的营养成分和非营养成分十分丰富，这使其具有很多重要的保健功能。

1. 预防肿瘤

研究证实，饮茶能够降低吸烟所致的氧化损伤和 DNA 损伤。常饮茶可使癌症发生的概率下降，如我国研究发现，常饮绿茶者食道癌发生率减少 50%，胃癌发生率减少 20% ~ 30%，胰腺癌和直肠癌发生率减少 40%，肺癌发生率减少 40%，结肠癌发生率减少 20%。研究表明，茶中多种成分对抗肿瘤都显示一定的作用，特别是茶多酚、儿茶素单体和茶色素，呈明显的剂量-反应关系。

2. 预防心血管疾病

动物试验表明，在高脂饲料条件下，乌龙茶可使动物动脉粥样硬化斑较轻。体外试验也表明，绿茶提取物具有良好的抗血凝、促纤维蛋白原溶解和显著抑制血小板聚集的作用，从而可抑制主动脉及冠状动脉内壁粥样硬化斑块的形成；乌龙茶提取物具有防止红细胞聚集、降低血液黏度、抑制红细胞沉积等作用，并能降低毛细血管脆性，预防血栓的形成，具有预防心血管疾病的作用。对于茶叶预防心血管病的机制，据研究，主要是茶色素可抑制血浆内皮素水平，增加 GSH - Px 活性，抑制低密度脂蛋白氧化修饰和血管细胞黏附。此外，茶叶具有抗氧化作用，可抑制过氧化脂质的产生，从而抑制动脉硬化斑形成。

3. 预防龋齿

调查表明，长期饮茶者患龋齿的概率降低。茶叶中的茶多酚具有广谱的抗菌作用，其浓度在 100 ~ 1000mg/kg 时具有极强的抑菌作用，可防止口腔中细菌的增殖。茶叶含氟量较高，对龋齿也有抑制作用。

4. 其他作用

茶叶的保健功能很多，据目前的研究结果表明，茶叶还具有促进血液循环、抗辐射、抗凝血、降血糖、抗高身体免疫力、防治腹泻、利尿等作用。

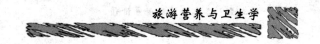
小　结

　　各种食物由于所含营养素的种类和数量能满足人体营养需要的程度不同，故营养价值也有所不同。本章学习了常见的动物性食品、植物性食品和一些调味品的主要营养特点，包括六种营养素的种类和数量的构成，以及一些具有保健价值的非营养成分。

第三章　旅行团配餐及平衡膳食

第一节　合理烹饪

一、合理烹饪的内涵

中国烹饪十分注重刀工、调味、烹调方法及艺术造型。经烹饪加工后食物的色、香、味、形的变化可以提高食物的感官品质，增进就餐者的食欲，促进人体对营养素的消化和吸收。烹调加工方法不合理，往往会造成营养素的破坏和损失，这成为减少或丧失食物食用价值的最主要、最直接原因。

合理烹饪就是指科学地运用烹调加工方法，使食物既要在外观、风味、质地等方面达到烹调工艺的特殊要求，保证食物的适口性；又要在烹调过程中尽可能减少营养素的损失，保证食物的营养和卫生安全，以充分发挥食物的食用价值，满足就餐者的生理、精神和健康需要。

从现在关于食品的新观念来看，合理烹饪应该是"绿色烹饪"，这指的是烹饪不仅仅是为了解决一日三餐的膳食问题，也应考虑到膳食中有害因素对人体长期的慢性危害、对人类子孙后代健康的潜在影响，还应该在烹饪中贯彻保护环境、保护生态的理念。当然，从实际出发，合理烹饪应该把保护原料的营养素、消除危害成分放在首位。要达到这个目的，就必须重视从选料到成菜的各个环节。

需要强调的是，合理烹饪的理念能够在实际中得以应用的根本是，在确定一盘菜肴的配方和烹调加工方法时必须考虑其可操作性，同一原料也不可能有固定不变的"合理"烹调方法。

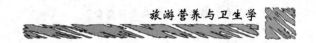

二、营养素在烹调中的变化

烹饪原料在烹调加工过程中，由于受温度、酸碱度、渗透压、空气中的氧等因素的影响，会发生一系列的物理、化学变化。这些变化可以提高食物的消化吸收率及营养价值，破坏或杀灭生原料中的有毒成分、微生物和寄生虫卵等，与此同时，原料中部分营养素可能受到损失和破坏，而导致营养价值降低；有时由于操作不当或在特殊的烹调加工方法（如烟熏）过程中，还会产生对人体健康有害的物质。作为饭店餐饮企业的生产经营管理者，了解营养素在烹调中的变化是十分必要的。

（一）蛋白质在烹饪中的变化

1. 凝固作用

蛋白质受热（一般从60℃开始）会逐渐发生变性凝固，这种变性是不可逆的。如果温度上升较慢，并保持在稍低于100℃时，肉类或蛋类的蛋白质就凝固较慢，质地也不是很硬，这种状态的蛋白质最容易消化。如果在沸水或热油中煮、炸时间过长，变性的蛋白质的质地就会变得坚硬，较难消化。未变性的蛋白质具有较强的持水性，受热变性后持水性减弱，组织内部的结合水逐渐成为游离水。这样，蛋白质凝固后一般要脱水，例如烤肉、白水煮肉等，会出现原料体积缩小、质地变硬，同时随着血红蛋白的凝固变性，肉质变为灰白色。

2. 水解作用

蛋白质在变性凝固后继续在水中受热，一部分蛋白质就会被逐步水解，生成多种水溶性氨基酸及含氮浸出物，这是肉汤滋味鲜美的主要原因之一。温度超过130℃，部分蛋白质会最终分解为挥发性氮、硫化氢、硫醇化合物等低分子物质，失去营养作用，甚至产生毒性，例如，煎焦或烤焦的瘦肉产生苦臭味就属这种情况。190℃以上还可以产生致癌物杂环胺、苯并芘等，要注意避免。

3. 胶凝作用

动物性原料中的胶原蛋白质在水中加热后（一般从70℃开始），能水解产生胶原质，如白明胶。胶原质可溶于热水中，使汤汁变稠，黏度增加。当胶原质达到一定浓度后，再冷却到室温就会使汤汁变成有弹性的半透明凝胶状（常称之为"胶冻"），加热后又会恢复原来的溶胶状。汤汁中这些胶原质越多，在常温下越易凝结成"胶冻"，其凝结度也越强，如鱼汤冻、猪皮冻，有

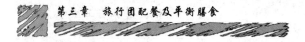
些煨菜或扒菜的"自来芡"等，都是这种胶凝作用的缘故。

4. 水化作用

蛋白质分子结构中的多肽链上含有的多种亲水基与水充分接触后，能聚集大量水分子，形成水化层，使蛋白质成为亲水胶体。烹调中打肉胶、鱼胶，牛肉上浆时拌入水分等就是利用了蛋白质这种水化作用，使原料"吃"进大量水分，快速熟制后显得爽嫩、有弹性（肉、鱼等原料剁成茸状再用力搅打，就是为了尽量扩大和增强蛋白质与水分子的接触，使水化作用充分进行）。又如熟豆浆中的蛋白质水溶液呈亲水的胶体状态，由于水化作用使蛋白质颗粒外包着一层较厚的水膜，使豆浆呈乳浊液。如果使用凝固剂（如石膏）就能破坏这种水化作用，蛋白质颗粒会脱去水膜而沉淀。

（二）脂肪在烹调中的变化

1. 水解作用

脂肪在水中加热后，有少量被水解为脂肪酸和甘油，脂肪酸可与醋、酒等调味品生成有芳香气味的酯类物质。

2. 乳化作用

一般情况下，脂肪加入水中就浮在水面形成一分离层，油与水并不相溶；但若将水加热，不断翻腾的沸水将脂肪分离成非常微小的脂肪滴，这些脂肪滴均匀分布于水中就形成乳白色的水包油型的乳浊液，这种变化属于乳化作用。如果其中含乳化剂，就更容易生成乳浊液，烹制牛奶白汤时一般不撇油，并需要旺火，使汤保持沸腾状态，道理就在于此。而制作清汤时则不同，煮沸后撇去浮油，改微火，使汤不持续沸腾，减少振荡，尽量避免脂肪的乳化，以保证汤的清澈。

3. 高温氧化作用

反复高温（超过油的发烟点）加热脂肪，会使脂肪中的不饱和碳键与氧作用生成过氧化物，再继续分解产生具有特殊辛辣刺激气味的酮类或醛类，被氧化后的脂肪不仅食用价值降低，甚至对人体有害。

（三）碳水化合物在烹调中的变化

1. 淀粉的膨胀糊化作用

淀粉一般不溶于冷水，但在水中加热后（约从60℃开始），淀粉结晶、氢键被破坏并与水分子结合，产生所谓的糊化现象。糊化后，水中的淀粉颗粒体积增加，得到透明有黏性的胶体溶液，烹调中常见的勾芡就利用了淀粉的这一

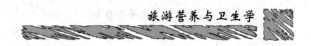

变化。

2. 碳水化合物的焦化作用

蔗糖被加热到一定温度后先是熔融，成为透明黏稠状液体，凉后变硬，趁热可拉出细丝，拔丝菜就是利用了这个变化。如果继续升温加热，蔗糖（或饴糖）则会发生焦化作用，碳链断裂，产生低分子分解物质，颜色也逐渐变深，由浅黄色到棕红色，成为焦糖，甜味逐渐消失，出现苦味，最后只剩下黑色的碳。烹调中的炒糖色，烤乳猪时刷饴糖水等，都是利用这一变化。淀粉也同样会发生焦化作用，如烘焙面包的表皮呈棕色、挂糊的原料油炸时表皮颜色逐渐加深等，就是淀粉受高温作用变成焦糊精而形成的。

（四）无机盐在烹调中的变化

食物原料所含的无机盐在烹调过程中一般化学变化不多，主要变化是易溶解于水中。无机盐一般在酸性溶液里溶解量较大，溶解量还与原料切割大小、水中浸泡、水温或加热时间长短有关。如普通大米淘洗 2 ~ 3 次后表层无机盐流失 15% 左右。肉类在加热过程中无机盐溶于汤水中较多，各种无机盐的流失量如下：

钾 64.4%	铁 6%	钠 62.5%	锰 10.3%	钙 22.5%
氯 41.7%	镁 11.5%	硫 7.3%	铝 58%	磷 32%

（五）维生素在烹调中的变化

在烹调过程中，食物原料所含的维生素最易受到破坏，特别是各种水溶性维生素。水中加热一般对脂溶性维生素 A、维生素 D、维生素 E 等影响不大，但高温油炸则会破坏较多。水溶性维生素在加热过程中易被分解破坏，温度越高，加热时间越长，损失越多，特别是碱性条件下损失更多。原料中的水溶性维生素易溶解于水中而流失。原料的刀工断面越多，漂洗次数越多，浸泡时间越长，则流失越多。

不少维生素在空气中性质不稳定，易被氧化分解（特别在同时受热的情况下）。例如青菜切碎后，所含维生素 C 通过切口与空气接触，时间一长就大量被氧化分解。

在碱性条件下，多数维生素易被破坏，如熬粥时加碱，维生素 B_1 损失 82%，维生素 B_2 损失 70%，多数维生素在酸性溶液中较稳定，损失较少。

（六）水在烹调中的变化

食物原料中的水在烹调时主要发生物理变化：一是由于受热，部分原料中

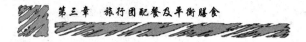

的胶体结合水或组织结构水转变为游离水，部分水分受热蒸发汽化；二是由于渗透压的作用，水或是从原料中渗出，或是浸入原料内部，调味品浓度在这里起很大作用。总之，水在烹调中的变化是最需要把握的变化之一，它往往直接影响到其他营养物质的变化。

各类营养素在烹调过程中发生的变化是不完全相同的，食品在加工中可能发生的物理、化学、生物变化及对营养卫生的影响见表3-1。就其对人体的营养功能来说，有些变化保持或提高了这些营养素对人体的营养功能，有利于消化吸收；有的变化则会使营养素遭到分解破坏，降低了营养价值或食用价值。就一般的烹调方法而言，蛋白质、脂肪、碳水化合物的各种变化总的来说不影响它们对人体的营养价值，无机盐除部分易流失外，也不影响它的营养功能，维生素是各类营养素中最易在烹调过程中被分解破坏的，尤其是水溶性维生素。

表3-1 食品在加工中可能发生的物理、化学、生物变化及对营养卫生的影响

反应元	变化（产物）	主要条件	加工中发生环节或举例	影 响	
				营养价值	安全卫生
蛋白质	变性（变性蛋白）	加热、强酸或强碱	各种加热制熟加工，变性程度是蛋白质可食度的主要衡量指标	+++	+++
	水解（胨、肽和氨基酸）	酸、酶	长时间加热食品，如炖菜	+	+
	分子并联	热、氧、碱	高温加热，如烤肉	−	−
氨基酸	异构化	热、强碱	碱处理，如碱发干货	−−	−
	裂解	强热、强碱	高温加热，如炸、烤	−−	−
	环化等转化	极高温加热	烧焦食品	−−	−−
	碱劣化	碱	如粮食中加碱	−−	−−
	微生物腐败	细菌、霉菌	食物变馊臭	−	−−

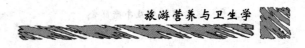

（续表）

反应元	变化（产物）	主要条件	加工中发生环节或举例	影响	
				营养价值	安全卫生
脂 肪	乳化与破乳化	水、乳化剂	广泛存在	+	0
	水解	酸、碱、酶	广泛存在	+或-	-
	自动氧化	光、氧	广泛存在	--	--
	热化学反应	高温	炸、爆、烤食品	--	--
淀 粉	糊化	加热、水	制熟加工，如煮饭	+++	+
	老化	低温	熟食储存	-	0 或-
	水解和发酵	热、酶、酸	长时加热，如粥	+	+
果 胶	水解和胶凝	酶	果蔬软疡、果冻	0 或+	0
寡 糖	焦糖化产生糖色	热或强热	水果消毒，制糖色工艺	0 或-	0 或-
	蔗糖水解	酶、酸	转化糖	+	0
	糖精酸	加热、强碱	碱处理糖	-	-
糖甙	水解	酶、加热	植物如甘蓝硫苷分解	0 或+	++
维生素	各种反应	许多因素	广泛存在	---	
无机盐	流失	加热、水	广泛存在	-	0
生物致病原	微生物、寄生虫等失活性	加热	广泛存在，多数微生物毒素烹调中不能分解	-或+	+++
氨基酸+糖	羰氨反应产生类黑精等	加热、碱	广泛存在，可以在非加热下发生	--	-或--
添加剂	转化	不正确使用	使用亚硝酸盐生成亚硝胺	0 或-	-

注：引自《烹饪营养与卫生学》（东南大学出版社，2007）；"+"积极作用、"-"消极作用、"0"无作用

三、烹调加工对营养素含量的影响

在一般的烹调方法下，食物中维生素最易损失，各种无机盐次之，蛋白质、脂肪、碳水化合物在通常情况下量与质的改变不甚显著。

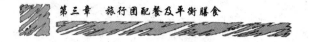

（一）烹调加工对各类食物营养素含量的影响

1. 谷类与豆类

（1）大米。大米在淘洗过程中有部分营养素流失水中。搓洗力度越大，浸泡时间越长，用水温度越高，则损失越大，米粒的糊粉层和胚芽所含的 B 族维生素和无机盐损失更大。有实验表明，大米被淘洗后营养素损失率为：维生素 B_1 29% ~60%，维生素 B_2 和维生素 PP 为 23% ~25%，无机盐 70%，蛋白质 15.7%，脂肪 42.6%，碳水化合物 2%。正确的淘米方法应是轻轻淘洗 1 ~2 次，去掉浮糠、灰尘，拣净砂粒杂质即可，不要用力搓洗多次，不要用急水流长时间冲洗。对米质较陈、可能被污染的大米可适当用力搓搅，淘洗数次适当增加。

把大米制成米饭这个过程中，所含蛋白质、脂肪、碳水化合物一般只发生凝固变性和膨胀糊化等变化，营养价值不变，但维生素损失较多。例如蒸饭使大米的维生素 B_1 的损失达 38.1%，煮饭损失达 85.8%。煮米粥时加碱，B 族维生素损失更大。

（2）面粉。面粉加冷水揉搓后，所含蛋白质能吸水形成面筋网络，同时淀粉酶会将部分淀粉水解为麦芽糖，进而生成葡萄糖，以上变化是酵母发酵制作膨松面团的基础。面食制作过程中蛋白质、脂肪、碳水化合物、无机盐等损失很少，但维生素会随熟制方法的不同而被不同程度地破坏。例如，标准粉制成馒头、烙饼，其中维生素 B_1 的保存率各为 70.3% 和 45.2%，煮面条时保存率为 50.89%。制面食加碱和高温油炸都会使维生素损失更大。

（3）大豆。生大豆含有抑制人体小肠内胰蛋白酶活性的物质，这会妨碍人体对大豆蛋白质的消化吸收。彻底加热熟透后，这种物质可被破坏，浸泡、磨碎、熟制可以破坏大豆的细胞结构组织，提高消化率。

2. 蔬菜类

（1）水分的变化。新鲜绿叶蔬菜和瓜茄类等蔬菜含大量水分，加热可使蔬菜细胞组织破裂，水分流出和蒸发，加盐等调味品可使细胞中水分渗出。这些变化都使蔬菜体积缩小，质地软塌。烹调中掌握蔬菜水分的变化，对保持其嫩脆或除去过多水分有重要意义，同时还与维生素、无机盐的流失多少有密切关系。

（2）无机盐、维生素的变化。蔬菜切碎水洗，少部分无机盐和维生素会从断口流失于水中。在加热过程中，无机盐除部分随水分渗出留在汤汁内以

外，其他无变化损失。但维生素却因随水渗出、受热、氧化等多种原因而容易
受较大损失。蔬菜中所含维生素 C 是最容易受损失的，其损失程度与蔬菜切
后形状大小，切后放置时间，切前或切后浸泡水洗，加热温度高低、时间长
短，是否加醋或加碱，熟制后是否及时食用等多方面因素有关。例如，蔬菜细
胞中含氧化酶，当蔬菜被切开或压碎时，这种酶就被释放出来，它使维生素 C
被氧化破坏。氧化酶在 60℃~80℃时最活泼，因此将蔬菜放入冷水中煮，在
酶的催化下，水中溶解的氧会大量破坏维生素 C，超过80℃后，氧化酶很快失
去活性，同时因为沸水中不含有溶解氧，所以要待水沸后再放入蔬菜，这样就
可以大大减少维生素 C 的损失。几种蔬菜在烹调后的维生素保留率见表 3 - 2。

表 3 - 2　几种蔬菜在烹调后的维生素保留率　　　　单位:%

食物名称	烹调方法	维生素 C	胡萝卜素
绿豆芽	水洗，油炒 9 ~ 13 分钟	59	—
马铃薯	去皮切块，加水小火烹 20 分钟	71	—
胡萝卜	切片，油炒 6 ~ 12 分钟	—	79
大白菜	切块，油炒 12 ~ 18 分钟	57	
小白菜	切段，油炒 11 ~ 13 分钟	69	94
油菜	切段，油炒 5 ~ 10 分钟	64	75
菠菜	切段，油炒 5 分钟	84	87
韭菜	切段，油炒 5 分钟	52	94
番茄	去皮，切块，油炒 3 ~ 4 分钟	94	—
辣椒	切丝，油炒 15 分钟	28	90

注：引自《食品营养与卫生安全》（旅游教育出版社，2006）

3. 肉、鱼、蛋类

在烹调中，肉、鱼、蛋等动物性原料的质地、口感、重量、营养成分等都
会有所改变。

畜禽肉含一定的水分，在加热过程中，蛋白质的凝固变性，使得畜禽肉水
分流失、体积缩小、重量减轻、肉质变硬，脱水过多会使肌肉组织显得粗糙。
如果在水中持续加热，带着能量的水分又慢慢地渗入肉块，使得更多的无机盐
和溶性含氮化合物、脂肪等溶于水中；组织内部逐渐膨润、软化、松散，结构

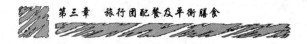
发生变化，肉块质地变得酥烂，汤汁变得浓稠。

鱼肉含水分较多，含结缔组织少，加热过程中水分流失较畜禽肉少，因此，鱼肉烹调后一般显得较细嫩柔软。

肉类组织的传热性能较差，如鱼片上浆后投入150～170℃的热油中快速划过，鱼片内部只有60℃左右，1.5kg的牛肉块在沸水中煮1.5小时，肉块内部温度只有62℃。一般认为肉块的中心温度达80℃以上，无血色后才基本煮熟。

肉类经烹调后，除维生素有部分损失外，其余的营养素一般无多少损失，虽然结构、质地等有所改变，但营养价值依然很高。肉类维生素的损失随烹调方法的不同而不同，一般认为，加热时间越长，温度越高，水分流失越多，则损失越大。

蛋类加热熟制过程中其所含的抗生素和抗胰蛋白酶因素被破坏，蛋白质凝固变性。除少量维生素被破坏外，蛋的营养价值基本不变。不同烹调方法对动物性食物维生素的保留率见表3-3。

表3-3　不同烹调方法对动物性食物维生素的保留率　　　　单位:%

食物名称	烹调方法	维生素 B_1	维生素 B_2	维生素 PP	维生素 A
猪肉	炒肉丝：1.5～2.5分钟	87	79	55	—
猪肉	蒸丸子：约1小时	53	13	70	
猪肉	炸里脊：约1.5分钟	57	62	47	—
猪肉	清炖：加水5倍大火煮沸，小火炖30分钟	35	59	25	
猪肉	红烧：油煎3分钟大火煮沸，小火烧1小时	40	62	50	
猪肝	卤：大块放沸水中煮约1小时	45	63	45	50
猪肝	炒：油炒5分钟	68	99	83	50
鸡蛋	炒：油炒1～1.5分钟	87	99	100	
鸡蛋	煮：整个蛋沸水煮10分钟	93	97	96	

注：引自《食品营养与卫生安全》（旅游教育出版社，2006）

（二）各种烹调方法对营养素的影响

1. 煮

煮对碳水化合物及蛋白质起部分水解作用，对脂肪则无显著影响，但水煮

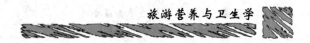

往往会使水溶性维生素及无机盐溶于水中。一般青菜与水同煮 20 分钟，则有 30% 的维生素 C 被破坏，另外有 30% 溶于汤内。煮的时候若加一点碱，则 B 族维生素、维生素 C 全部被破坏。

2. 蒸

由于笼屉内的水蒸气压力较大，温度较高，一般可比沸水高 2 ~ 5℃。水蒸气的渗透力较强，所以原料质地变化快，易成熟，部分蛋白质、碳水化合物被水解，利于吸收。除部分不耐热的维生素损失较大外，其他成分如水、无机盐、蛋白质的水解物等不易流失，可以保持原汁原味。

3. 炖

炖可使水溶性维生素和无机盐溶于汤内，仅部分维生素受破坏。肌肉蛋白部分分解，其中的肌凝蛋白、肌肽以及部分被分解的氨基酸等溶于汤中而使汤汁呈鲜味。结缔组织受热遭破坏，其部分分解成白明胶溶于汤中而使汤汁有黏性。烧和煨这两种烹调方法和炖相似。

4. 炒

炒法有多种，如滑炒、生炒、干炒（干煸）等。滑炒的原料大多是较细小的丝、片等，又事先划过油，主料已熟或接近熟，因此，炒的过程很短，原料营养素的损失很少。生炒时如果原料先上浆，再旺火热油急炒，那么营养素的破坏也较小。干炒法由于要将原料水分煸干，因此对营养素的破坏较大，除维生素外，蛋白质因受干热影响而严重变性，影响消化，降低吸收率。

5. 炸

炸法多种多样，如清炸、酥炸、软炸等。炸时一般都是油温较高，油量较多，因此对原料所含营养素都有不同程度的破坏。特别是高温焦炸，会使原料水分基本蒸发完，蛋白质、脂肪严重变性分解，易产生不良气味和有害物质，维生素被破坏殆尽，营养价值和消化率都大大降低。烹调中多采用各种挂糊、拍粉的炸法，如各种淀粉糊、蛋糊、脆浆、拍面包粉炸等，使原料外表有一保护层。同时，在保证菜肴特色的前提下，要注意尽量避免油温过高，油炸时间过长。

6. 烤

烤一般分两种：一种是明火，一种是暗火。明火就是直接烤原料，如烤鸭、烤肉、烤烧饼等。暗火就是火从火墙中穿过，不直接烤原料，此法又叫烘。烤可使维生素 A、维生素 B、维生素 C 受到相当大的破坏，也可使脂肪受

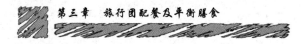

破坏，另外直接火烤，还会产生致癌物质苯并芘（BaP）。烤的时间与 BaP 的含量成正比。

7. 焖

营养素损失的多少与焖的时间长短有关。时间长，则维生素 B 和维生素 C 的损失大。食物经焖煮后消化率有所增加。

8. 卤

食物中的维生素和无机盐部分溶于卤汁中，部分损失，水溶性蛋白质也溶解到卤汁中，脂肪亦减少一部分。

9. 熘

一般先经炸再熘。烹调中有"逢熘必炸"之说。因食品原料外面裹了一层糊，在油炸时糊因受热而变成焦脆的外壳，从而保护了营养素。

10. 爆

这种方法要求旺火热油，一般是原料先经鸡蛋清或湿淀粉上浆拌均匀，下油锅划散成熟，然后沥去油再加配料，快速翻炒。原料的营养成分因有蛋清或湿淀粉形成的薄膜保护，所以没有什么损失。

11. 熏

这种方法虽然别有风味，但由于经过间接加热和烟熏，也存在着产生苯并芘（BaP）的问题，同时熏会使维生素，特别是维生素 C 受到破坏及部分脂肪损失。

12. 煎

这种方法用油虽少，可是油的热含量大，温度比煮、炖高，对维生素保持不利，但破坏不太大，其他营养素亦无严重损失。

常用加热烹调加工方法对营养卫生的影响见表 3-4。

表 3-4 常用加热烹调加工方法对营养卫生的影响

烹调方法	热介质	温度	时间	其他特点	主要影响	建 议
焯、涮	大量水	低	短	植物性原料为主	水溶性成分溶出而流失，维生素 C 等仍有破坏。可杀灭常见细菌，但部分寄生虫卵、病毒等可存活	原料稍大些，控制好时间，能有效减少营养素损失，肉类原料要熟透

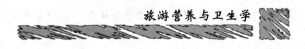

（续表）

烹调方法	热介质	温度	时间	其他特点	主要影响	建　议
炖、煮	大量水	低	中、长	原料较大块	水溶性成分溶出，维生素 C 和 B 族维生素损失大，部分蛋白质水解，油脂乳化，消化率提高，可杀灭细菌	利用汤汁，适用于胶原或纤维多的原料，原料不要过小
烧、煨	水较少	低	中、长	同炖、煮，但有更多调料	同炖、煮	注意水量不能太少，利用汤汁
蒸	水蒸气	较高	长	固型好	流失少，但热敏性维生素如维生素 C 等损失较多	适用于胶原或纤维多的原料
炒、熘	大量油脂	中、高	很短	挂糊、收汁	流失少，维生素等损失也较少	原料小，内部温度至少达70℃
爆	较多油脂	高	很短	可挂糊	流失少，维生素等损失也较少	对小块动物性原料较好
炸	大量油脂	中、高	短、中	脱水分	水溶性成分有流失，维生素等损失很大，蛋白质可能过度变性，有害成分可能生成，原料吸油脂	不能重复用油，油温不要太高，挂糊、拍粉操作较好
蒸、贴	少量油脂	较高	短、中	受热不均	流失少，维生素等有损失但不多	防止内生外焦煳
烤	热源	高	中、长	原料大、受热不均	流失少，所有维生素等损失大，蛋白质可能过度变性，会受污染，会生成有害成分	防止内生外焦煳，不能在燃油明火上烤，提倡用暗火如电炉烤

　　注：引自《烹饪营养与卫生学》（东南大学出版社，2007）

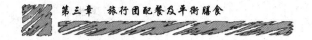

四、营养素保护措施

（一）切洗得当

1. 先洗后切，切后不泡

烹调原料都应先洗净然后再改刀，改刀后不再洗，更不能用水泡，以减少水溶性营养素的损失。如用白菜做凉拌白菜，切丝后用凉水浸泡，维生素 C 损失量高达 50%。

2. 改刀不宜过碎

维生素氧化的损失与原料切后的表面积有直接关系，表面积越大，维生素与空气中的氧的接触面越大，氧化机会大大增加，损失就越严重。因此，不宜切得过碎，应在烹调允许的范围内尽量使其形状大一些。

3. 现烹现切

蔬菜原料的切配应在临近烹调之前进行，不可过早。切配的数量要估计准确，不可一次切配过多。因为这些切好后的原料若放置太久，不仅菜肴的色、香、味等会受到影响，其营养素在贮存时的氧化损失也会增大。

（二）正确水焯

为了除去某些原料的异味，增进色、香、味、形，或调整原料的烹调时间等，要用沸水锅水焯处理，水焯应注意以下几个方面。

1. 火旺水沸，短时速成

为防止水温降得过快，原料应分次下锅，这样水温很快就可升高沸腾。蔬菜在沸水中焯透应立即捞出，这样不但能使蔬菜色泽鲜艳，而且可减少营养素的损失。其保护营养素的原理如下：

（1）可迅速破坏蔬菜中的氧化酶。蔬菜原料中含有某些氧化酶（如过氧化氢酶、多酚氧化酶、抗坏血酸氧化酶等）易使维生素 C 等氧化破坏。这些酶在环境温度 50～60℃时活性最强，温度若达到 80℃或以上则活性减弱或被破坏。

（2）减少蔬菜中维生素的受热损失。火大水沸，加热时间短，故维生素受热损失量减少。

（3）减少蔬菜中营养素随汁液溢出。火旺水沸，短时速成可以使蔬菜中水溶性物质如维生素 C、维生素 B_2 以及钙、铁等损失量减少。经测定，蔬菜原料经沸水水焯处理后，维生素 C 的平均保存率为 84.7%；马铃薯经沸水水焯

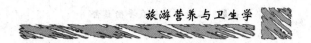

熟，维生素 C 约损失 10%，如果放在冷水中煮熟，维生素 C 损失达 40%。

2. 立即冷却，不挤汁水

水焯的蔬菜捞出后，温度仍很高，这对其中叶绿素、维生素的保护很不利，所以应立即用冷水冲凉。水焯的蔬菜最好不要挤汁，否则会使水溶性营养素大量损失。

3. 焯后改刀

蔬菜应水焯后再改刀，这样可避免蔬菜中的水溶性物质在水焯中溶解过多而流失。正确水焯不仅可直接减少营养素的损失，而且可去除菠菜、苋菜、冬笋等蔬菜中的部分草酸，进而提高某些无机盐的利用率。如菠菜中草酸含量高，草酸会与钙、铁结合成难溶于水的草酸钙、草酸铁而影响钙、铁的吸收利用，如果把菠菜焯一下，便可去除 60% 的草酸，从而大大减少其对钙、铁的影响，进而大大提高与其一起食用的其他原料中所含的无机盐的利用率。

维生素 C 随加热时间的延长而逐渐减少，主要有三个原因：第一，高温使维生素 C 的化学结构部分受到破坏，转变成其他物质；第二，当蔬菜投入到沸水中时，其表层的细胞结构受到破坏，细胞膜的通透性加大，维生素 C 溶于水中；第三，由于细胞受到破坏，抗坏血酸氧化酶与维生素接触，维生素 C 氧化分解。一般来说，蔬菜在水焯过程中的机理皆相同。

（三）正确烹制

烹调蔬菜，要尽量旺火热油、快速翻炒，这样能缩短菜肴的成熟时间，大大降低蔬菜中的营养素损失率。实验证明，旺火急炒，蔬菜中的营养素的平均保存率为 84.6%，而用小火炒煮，其保存率仅为 41.3%。例如西红柿去皮切成块，经油炒 3~4 分钟，其维生素 C 的损失率只有 6%；再如辣椒油炒 1.5 分钟，维生素 C 的保存率为 78%，胡萝卜素的保存率为 90%。急火快炒，由于加热时间短，原料内汁液溢出较少，因而水溶性营养物质损失少。另外急火快炒，还可使蔬菜色泽鲜艳、质地脆嫩，从而改善感官质量。

（四）适时加盐

烹炒蔬菜类食品，可适时加盐，不要加盐过早。这是因为，在原料表面形成较高的渗透压，会使蔬菜内部的水分迅速向外渗透。蔬菜大量失水，不仅形态干瘪、质地变软，而且水溶性营养素会随水分溢出，这会增加氧化作用和营养素的损失量。

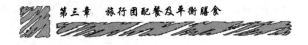

（五）适量用油

如蔬菜中含有的脂溶性营养素——胡萝卜素，可在体内转化为维生素 A 被人体利用。胡萝卜素主要存在于有色蔬菜中，胡萝卜素的脂溶性，决定其只有和脂肪共同食用时才能被较好地吸好。如生吃胡萝卜，胡萝卜素 90% 以上不能被吸收，而与油一起烹调时，其吸收率可显著地增加。因此，烹制油菜、菠菜、韭菜、胡萝卜等有色蔬菜时，要适量加入食用油或与脂肪含量较高的动物性食物一同烹调；制凉拌、炝菜也应注意适当加入调料油拌渍。

（六）荤素同烹

烹制菜肴时，荤素同烹有多种好处。第一，荤素同烹可以使菜肴营养搭配平衡，如蔬菜虽然维生素、无机盐、纤维素含量丰富，但蛋白质、脂肪较少，同动物性原料一同烹制可使营养成分更加全面，提高菜肴的营养价值。第二，荤素同烹可以提高蔬菜中胡萝卜素的吸收率和转化率。动物性原料的脂肪有利于提高胡萝卜素的吸收率，有效地促进胡萝卜素转化为维生素 A，从而较大程度地提高胡萝卜素在人体内的利用率。第三，荤素同烹还可提高蔬菜中某些无机盐的利用率。钙、铁等，在蛋白质含量丰富的情况下有利于被人体吸收。实验证明，蛋白质消化时产生的半胱氨酸可使三价铁还原成二价铁，并与二价铁形成可溶性络合物，促进其吸收。

（七）适当加醋

很多维生素如维生素 C、维生素 B_1、维生素 B_2、尼克酸等，怕碱不怕酸。在酸性环境中，这些维生素可以得到很好地保存，如烹炒白菜、豆芽、甘蓝、土豆和制作一些凉拌菜等时，适当加点醋，维生素的保存率可有较大的提高。加醋还利于菜肴感官质量的提高，如醋可以去除异味，增加美味，还可使某些菜肴口感脆嫩。

（八）禁止用碱

由于大多数维生素在碱性环境中损失较大，所以在一般的烹调方法中要禁止用碱。如为使蔬菜更加翠绿，在焯菜中加碱；在制作绿色鱼丸或绿色鸡片时，为使色泽鲜艳，在青菜汁中加碱，这些做法都会使维生素大量损失。

（九）勾芡保护

淀粉中所含的谷胱甘肽具有保护维生素 C、减少维生素 C 氧化等作用。勾芡可减少水溶性营养素流失。烹调中，原料中的可溶生营养素如水溶性维生素、无机盐等可溶于汤汁中。勾芡后，菜肴汤汁包裹在主料表面上，食用时，

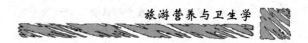

随主料一起吃入口中，从而大大减少了因遗弃在汤汁中而损失营养素的可能。

勾芡还可增加菜肴汁液的黏性，可使菜肴色泽鲜艳、光亮，并能保持菜肴的温度，对提高口感、促进食欲具有重要的意义。

（十）现吃现烹

菜肴应现吃现烹，尽量减少烹制后放置的时间，这样可减少营养素的氧化损失。蔬菜炒熟后放置 1 小时，维生素 C 损失 10%，放置 2 小时则损失 14%；刚出锅的菜肴具有适宜的温度，色、香、味、形、质感优于放置一段时间的菜肴。因此，蔬菜烹制后要及时食用，不要放置时间过长。

第二节　平衡膳食

一、平衡膳食的内涵

平衡膳食（balance diet）又称为合理膳食或健康膳食，系由多种食物构成的膳食，其中所含的营养素种类齐全、数量充足、比例恰当，且无毒无害、卫生安全，能够全面满足人体生长发育、新陈代谢和各种活动的需要。也就是说，平衡膳食包括了全面合理营养和卫生安全的理念。它既能满足机体的生理需要，又可避免因膳食构成的营养素比例不当，甚至某种营养素缺乏或过剩所引起的营养失调。可以说平衡膳食是达到合理营养的物质基础，而合理营养是平衡膳食的目的。

（一）平衡膳食的基本要求

平衡膳食是一个综合性的概念，具有普通性、特殊性和时代性特点。平衡膳食的建立应充分考虑宏观因素和微观因素的影响。从国家、社会宏观层面而言，其建立与经济水平、膳食结构、风俗信仰、资源政策以及生态意识等密切联系；从消费个体而言，其建立与饮食习惯、身体状况、年龄大小、劳动强度以及工作特点等密切相关。从整体而言，平衡膳食的建立应符合以下七个方面的基本要求。

1. 热能和营养素足量供应的要求

膳食提供的热能和各种营养素应达到相应的供给量标准，其实际应用须参照中国营养学会 2013 年完成的《中国居民膳食营养素参考摄入量（DRIs）

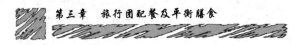

（2013 版)》的具体内容。

2. 卫生安全的要求

食物必须符合《中华人民共和国食品卫生法》等相关要求的法律法规，对人体无毒无害，确保人体健康和安全。

3. 营养素之间的比例要求

膳食中各种营养素之间应保持适宜的比例关系，所涉及的主要平衡关系有三大生热营养素（蛋白质、脂肪和糖类）之间的平衡；热能代谢与 B 族维生素之间的平衡；必需氨基酸之间的平衡；不饱和脂肪酸与饱和脂肪酸之间的平衡；维生素之间的平衡；可消化性糖类与不可消化性糖类之间的平衡；无机盐之间的酸碱平衡等。这不仅有利于膳食营养素最大限度地被人体吸收和利用，而且有利于营养素在体内发挥良好的协同作用，以实现最佳的营养效应。

4. 食物品种和特色的多样化要求

自然界中除母乳外，尚没有一种天然食物能够完全满足人体对各种营养素的需求，不同食物所含营养素不仅在种类和数量上各不相同，而且在质量上也有差异。一种平衡膳食的建立，在食物类型上一般应包含五类，即谷类和薯类、动物性食物、豆类和乳类及其制品、水果及蔬菜、纯热能性食物；在食物品种上应达到相应的数量，若以一日膳食计算，在目前条件下，食物品种以15~20 种较为适宜。另外，还应注意食物的色、香、味、形、质等感官性状的多样性要求，以食物特色的丰富性满足消费者饮食需求的多样性。具体情况可参照中国营养学会制定的《中国居民平衡膳食宝塔（2016)》。

5. 膳食调配的规律性要求

平衡膳食的落实是一个长期的过程，不是一餐或一天的短期行为，必须以科学的膳食制度和合理的食谱作为保证。膳食制度的主要内容包括每日餐次的确定、两餐间的时间间隔、食物数量的分配以及进餐的具体时间等。平衡膳食的落实必须制定合理的膳食调配计划，而实现膳食调配计划的方法是编制食谱。

6. 膳食调整的特殊性要求

特殊人群具有特殊的膳食营养要求，其平衡膳食的建立需要根据特殊人群的特殊要求进行相应的调整。例如，妇女怀孕的早、中、晚期膳食钙供应量的调整，高血压患者膳食中食盐供应量的调整等。

7. 进餐环境的协调性要求

人的精神状态直接影响着人的食欲，影响着人体对食物的摄取、消化、吸收

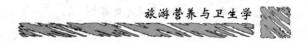

和利用的程度。良好的进餐心情和协调的环境氛围是达到合理营养的重要保证。

（二）平衡膳食的配膳方法

1. 主副搭配

烹饪原料按生理功能及用途，可分为主食和副（辅）食。主食是指主要以淀粉的形式向机体供给热能的食物，又称"热力食物"，如谷类和薯类等。副（辅）食是指除主食以外的用以补充主食中营养不足的食物，又称"保护性食物"，如动物性食物和水果、蔬菜等。主副（辅）搭配，有利于充分满足机体对膳食中热能和营养素的全面需求。

2. 荤素搭配

动物性食物俗称荤食，植物性食物俗称素食。就营养素的数量和质量而言，动物性食物一般可提供较多的脂溶性维生素，脂肪以饱和脂肪酸为主，无机盐的吸收率较高；植物性食物一般可提供较多的水溶性维生素，脂肪以不饱和脂肪酸为主，并且是膳食纤维的主要来源。荤素搭配，有利于食物营养素之间的相互补偿，以及营养素种类、数量和比例的改善。

3. 粗细搭配

就食物口感而言，主食有粗粮和细粮之分。粗粮是指玉米、小米、高粱、燕麦、黑米、莜麦等，又称杂粮；细粮主要是指稻米、小麦等。粗粮中富含膳食纤维，尤其重要的是，粗粮中含有多种功能性物质，不仅具有特殊的营养价值，还具有一定的保健功能，如抗病毒、抗癌、抗衰老以及降血脂、降胆固醇等。就加工程度而言，有粗加工和细加工之分。食物加工程度越精细，营养素的损失就越多。粗细搭配，有利于充分发挥食物的营养价值和保健功能，达到物尽其用的效果。

4. 酸碱搭配

成酸性食物，又称生理酸性食物，成碱性食物，又称生理碱性食物，是以食物在体内充分代谢后所余无机盐（矿物质）的成酸成碱性质来区分的。如果所余无机盐中成酸性成分较多，该食物就为生理酸性食物，反之，就为生理碱性食物。在常见烹饪原料中，谷类和薯类、肉类和鱼类、禽类和蛋类等多属于成酸性食物，大豆及其制品、水果、蔬菜、乳类食品等多属于成碱性食物。人体血液正常为弱碱性（pH 在 7.35～7.45），偏高或偏低都不利于人体健康。

5. 色泽搭配

菜点成品的色泽容易使人对菜品质量产生一种先入为主的印象，"秀色可

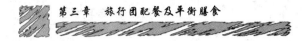

餐"就是此意，菜点色泽的合理搭配能够使人产生一种愉悦的感受。例如，鲜明的对比色散发出强烈的感染力，可给人欢快、愉悦的美感；含蓄的调和色呈现出温馨的吸引力，可给人宁静、协调的好感。色泽搭配，有利于充分满足饮食过程中人体生理审美和心理审美的双重需求。

6. 味型搭配

中式烹调以"味"为核心，历来有"无味不成菜"之说，可见"味"在中国烹饪中的重要地位。菜点味型的选用和搭配，应在尊重地域特点和传统习惯的基础上，融入科学原理。总体而言，菜点味型宜以清鲜平和为主调，以麻辣刺激为点缀，发扬并优化菜品味型的多元化格局，宣传并倡导菜点味型的清淡化潮流，突出"传统与潮流兼容，特色化与科学化并重"的调味特点。

7. 食器搭配

盛器在饮食活动中有着不可或缺的实用价值和艺术价值，食物与盛器适当搭配，在文化和艺术方面可营造出相得益彰的综合审美效果。玉石类、陶瓷类、玻璃类、竹木类、金银类、漆器类、贝壳类、不锈钢以及纯天然瓜果盅盒等丰富多彩的盛器，鱼装船、虾装篓、果装篮、鸡装笆、饭装竹、丁装瓦、点心装叶、冻装玻盘、飞禽装笼等新颖别致的盛菜方法，既可增加饮食的艺术品位，又可提升饮食的文化意蕴，在食物与盛器细腻巧妙的搭配变化中营造出和谐默契的审美格调。

8. 造型搭配

菜点的造型涉及食物的实用性（食用性）与艺术性、人体生理需求与心理需求之间的平衡。平衡膳食对菜点造型的要求主要表现在两个方面：一方面，菜点造型应以其实用功能为根本，重视安全卫生、营养价值、滋味质感等实用性内容，在充分满足实用性（食用性）的前提下，辅以适当的造型，以达到锦上添花的效果，而不宜过分追求形式上的雕琢，以免哗众取宠、喧宾夺主；另一方面，菜点造型应高度重视消费者的民族信仰和饮食禁忌，充分考虑饮食过程中的情感因素和联想效应，追求愉悦的情绪和美好的联想。因此，菜点造型应因人、因事制宜，宜以天然植物造型为主，少用动物造型，尤其少用与人类情感色彩较浓的动物造型，如大熊猫等。

9. 性味搭配

食物都有自己的性和味，食物的性味概括为"四性（四气）五味"。食物的四性，又称四气，是指食物所具有的温、热、寒、凉等四种不同的性

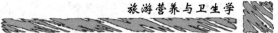

质，其中温与热、寒与凉的属性一致，只是程度不同。温热性食物多具有助阳、温里、散寒等作用，寒凉性食物多具有滋阴、清热、泻火、解毒等作用，介于温热性与寒凉性之间的是平性，其作用比较平和。五味是指食物所具有的酸、甘（甜）、苦、辛（辣）、咸等五种不同的味道，现已由最初的口感发展为抽象的概念，即以食物的性质和作用来确定，是食物作用的内在规律，前人多归纳为辛散、甘补、酸收、苦降、咸软。在日常生活中，由此涉及的食物配伍关系有相须配伍、相使配伍、相杀（畏）配伍、相恶配伍、相反配伍等。

（三）合理的膳食制度

1. 合理膳食制度的概念及作用

所谓合理的膳食制度，是指根据平衡膳食的基本要求，以制度化的形式相应地安排每天的餐次、两餐之间的间隔、每餐食物的数量和质量等，使日常进餐与人体生理状况相适应，并与人体消化过程相协调。合理膳食制度的建立与落实有利于保证人体的合理营养，提高劳动、工作和学习的效率。

2. 合理膳食制度的基本内容

合理膳食制度的基本内容包括每日的餐次、用餐的时间以及食物的分配等。

（1）每日的餐次。根据我国国民的生活习惯和年龄特点，一般成年人为每日三餐，即早、中、晚餐。少年儿童可以为每日四餐，例如，在幼儿园和小学，除早、中、晚餐之外，可在早餐与午餐之间增加一次课间餐；对于高中生和大学生来说，由于学习的需要，一般在晚餐后还要继续学习至晚上 11 点左右，因此可适当吃点夜宵，但应注意清淡且严格控制食量。

（2）用餐的时间。每日的用餐时间应与一日的活动内容和休息时间相适应。对于一般成年人而言，一日三餐的用餐时间可作如下安排：早餐在 7∶00 ~7∶30，中餐在 12∶00 ~12∶30，晚餐在 18∶00 ~18∶30，每餐间隔 5 ~6 小时。

（3）食物的分配。一日各餐食物的数量及质量分配应根据劳动需要所对应的生理状况而定。就普通成年人而言，一日三餐的合理能量分配可为：早餐占 30%，中餐占 40%，晚餐占 30%。在食物营养素方面，早餐要注意摄入充足的碳水化合物和蛋白质，午餐要注意摄入足量的碳水化合物、蛋白质、脂类、无机盐和维生素，晚餐应以清淡为主。

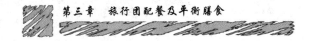
二、膳食结构概论

(一) 膳食结构的基本概念

膳食结构是指膳食中各类食物的数量及其在膳食中所占的比重。一般可以根据各类食物所能提供的能量及各种营养素的数量和比例来衡量膳食结构的组成是否合理。一个地区膳食结构的形成与当地生产力发展水平，文化、科学知识水平以及自然环境等多方面的因素有关。不同历史时期、不同国家或地区、不同社会阶层的人们，膳食结构往往有很大的差异。膳食结构不仅反映人们的饮食习惯和生活水平，同时也反映一个民族的传统文化、一个国家的经济发展和一个地区的环境和资源等多方面的情况。从膳食结构的分析上也可以发现该地区人群营养、健康与经济收入之间的关系。由于影响膳食结构的这些因素是在逐渐变化的，所以膳食结构不是一成不变的，通过适当的干预可以促使其向更利于健康的方向发展。但是这些因素的变化一般是很缓慢的，所以一个国家、民族或人群的膳食结构具有一定的稳定性，不会迅速发生重大改变。

(二) 不同类型膳食结构的特点

膳食结构类型的划分有许多方法，但最重要的依据仍是动物性和植物性食物在膳食构成中的比例。以膳食中的动物性食物、植物性食物所占的比重，以及能量、蛋白质、脂肪和碳水化合物的供给量作为划分膳食结构的标准，可将世界不同地区的膳食结构分为以下四种类型。

1. 动植物食物平衡的膳食结构

该类型以日本为代表。膳食中动物性食物与植物性食物比例比较适当。其特点是：谷类的消费量为年人均约94kg；动物性食品消费量为年人均约63kg，其中海产品所占比例达到50%，动物蛋白占总蛋白的42.8%；能量和脂肪的摄入量低于以动物性食物为主的欧美发达国家，每天能量摄入保持在2000kcal左右。宏量营养素供能比例为：碳水化合物57.7%，脂肪26.3%，蛋白质16.0%。

该类型的膳食能量能够满足人体需要，又不至于过剩。蛋白质、脂肪和碳水化合物的供能比例合理。来自于植物性食物的膳食纤维和来自于动物性食物的营养素如铁、钙等均比较充足，同时动物脂肪又不高，有利于避免营养缺乏病和营养过剩性疾病，促进健康。此类膳食结构已经成为世界各国调整膳食结构的参考。

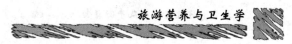

2. 以植物性食物为主的膳食结构

大多数发展中国家如印度、巴基斯坦、孟加拉国和非洲一些国家等属此类型。膳食构成以植物性食物为主，动物性食物为辅。其膳食特点是：谷物食品消费量大，年人均为200kg；动物性食品消费量小，年人均仅10～20kg，动物性蛋白质一般占蛋白质总量的10%～20%，低者不足10%；植物性食物提供的能量占总能量近90%。该类型的膳食能量基本可满足人体需要，但蛋白质、脂肪摄入量均低，来自于动物性食物的营养素如铁、钙、维生素A摄入不足。营养缺乏病是这些国家人群的主要营养问题，人的体质较弱、健康状况不良、劳动生产率较低。但从另一方面看，以植物性食物为主的膳食结构，膳食纤维充足，动物性脂肪较低，这有利于冠心病和高脂血症的预防。

3. 以动物性食物为主的膳食结构

该类型是多数欧美发达国家如美国和西欧、北欧诸国的典型膳食结构，其膳食构成以动物性食物为主，属于营养过剩型的膳食结构。该类型以提供高能量、高脂肪、高蛋白质、低纤维为主要特点，人均日摄入蛋白质100g以上，脂肪130～150g，能量高达3300～3500kcal。食物摄入特点是：粮谷类食物消费量小，人均每年60～75kg；动物性食物及食糖的消费量大，人均每年消费肉类100kg左右，奶和奶制品100～150kg，蛋类15kg，食糖40～60kg。

与植物性为主的膳食结构相比，营养过剩是此类膳食结构国家人群所面临的主要健康问题。心脏病、脑血管病和恶性肿瘤已成为西方人的三大死亡原因，尤其是心脏病死亡率明显高于发展中国家。

4. 地中海膳食结构

该膳食结构以地中海命名是因为该膳食结构的特点是居住在地中海地区的居民所特有的，意大利、希腊可作为该种膳食结构的代表。膳食结构的主要特点是：①膳食富含植物性食物，包括水果、蔬菜、谷类、豆类、果仁等；②食物的加工程度低，新鲜度较高，该地区居民以食用当季、当地产的食物为主；③橄榄油是主要的食用油；④脂肪提供能量占膳食总能量比值为25%～35%，饱和脂肪所占比例较低，为7%～8%；⑤每天食用少量/适量奶酪和酸奶；⑥每周食用少量/适量鱼、禽，少量蛋；⑦以新鲜水果作为典型的每日餐后食品，甜食每周只食用几次；⑧每月食用几次红肉（猪、牛和羊肉及其产品）；⑨大部分成年人有饮用葡萄酒的习惯。此膳食结构的突出特点是饱和脂肪摄入量低，膳食含大量复合碳水化合物，蔬菜、水果摄入量较高。

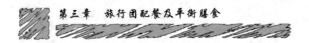

地中海地区居民心脑血管疾病发生率很低，已引起了西方国家的注意，并纷纷参照这种膳食模式改进自己国家的膳食结构。

三、中国居民膳食结构

（一）中国居民传统的膳食结构特点

中国居民的传统膳食以植物性食物为主食，谷类、薯类和蔬菜的摄入量较高，肉类的摄入量比较低，豆制品总量不高且随地区而不同，奶类消费在大多地区不多。此种膳食的特点是：

1. 高碳水化合物

我国南方居民多以大米为主食，北方以小麦粉为主，谷类食物的供能比例占70%以上。

2. 高膳食纤维

谷类食物和蔬菜中所含的膳食纤维丰富，因此我国居民膳食纤维的摄入量也很高，这是我国传统膳食具备的优势之一。

3. 低动物脂肪

我国居民传统的膳食中动物性食物的摄入量很小，动物脂肪的供能比例一般在10%以下。

（二）中国居民的膳食结构现状及存在的主要问题

根据中国疾病预防控制中心近年来监测和调查的最新数据，结合《中国居民营养与慢性病状况报告（2015）》主要内容显示，随着我国经济社会发展和卫生服务水平的不断提高，居民人均预期寿命的逐年增长、健康状况和营养水平不断改善、膳食结构和状况有了较大的改变。2010—2012年我国城市居民能量平均为2172kcal，蛋白质65g，脂肪80g，碳水化合物301g。

我国居民物质和生活条件大为改善，营养不足现象得到了很大的缓解，但膳食结构仍然不够合理，由此导致的营养问题依然突出。据最新全国性营养和健康状况调查数据显示，我国居民的营养问题主要有：

1. 膳食结构不合理现象较为突出

我国居民主要食物来源为：谷类食物占53.1%，动物性食物占15.0%，纯能量食物占18.3%。城市和农村有明显差异，城市居民能量来源于谷类的比例较小，来源于动物性食物和纯能量食物的比例较大。与2002年相比，城市居民谷类食物提供的能量减少，动物性食物和纯能量食物提供能量的比例增

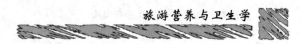

加。2010—2012 年脂肪提供能量比例为 32.9%，其中城市 36.1%，农村 29.7%。全国城乡平均膳食脂肪供能比已经超过合理范围 30% 的高限。

2. 谷类食物摄入总量下降

从 1982 年到 2012 年的食物摄入量变迁来看，谷类食物仍然是我国居民主要的膳食能量来源，但是消费量逐年减少。其中，城市居民的谷类摄入量下降水平明显高于农村，而农村居民薯类摄入量下降幅度高于城市居民。2012 年我国居民来自谷类的能量占总能量平均为 53.1%，与 1992 年相比，谷类食物的供能比例下降了近 20%，特别是大城市的谷类供能比只占 40% 左右，很多青年为了减肥基本不吃或吃很少主食，与中国营养学会提出的平衡膳食模式相比有明显差距。

3. 动物类食物尤其是畜肉摄入过多

目前，我国多数居民摄入畜肉较多，禽和鱼类较少，这对居民健康不利，需要调整比例。营养调查资料显示，我国居民肉类食品摄入量逐年增高。2010—2012 年中国居民营养与健康状况调查结果表明，全国平均每标准人日动物性食物的摄入量为，动物内脏为 2.5g，禽肉为 14.7g，蛋类为 24.3g，其中畜肉占动物性食物总量的比例最大，为 54.5%，禽肉最低，仅 10.7%，畜禽肉两者共占 65.2%；在畜肉中，猪肉摄入的比例最大，高达 85.7%。与 2002 年调查结果比较，虽然动物性食物摄入总量仅增加了 4.4%，但畜禽肉类增加了 14.1%，其中猪肉增加了 26.6%，鱼虾类减少了 19.9%。另一项来自中国健康与营养调查（CHNS）显示，从 1989 年到 2011 年，动物性食品摄入量逐年升高。

4. 烹调油和食盐摄入水平居高不下

2012 年中国居民营养与健康状况监测结果显示，全国城市居民平均每标准人日食用油的摄入量为 42.1g，其中植物油 37.3g，动物油 4.8g。城市居民食用油摄入量为 43.1g，农村居民食用油摄入量为 41.0g。与 2002 年相比，全国城乡居民食用油平均摄入量基本持平，动物油摄入量减少，植物油摄入量增加，尤其是农村居民。2012 年中国居民营养与健康状况监测结果显示，我国仅有 45% 成年居民烹调油摄入量符合推荐标准（≤30g/d），约 26% 超过 50g/d。

2012 年中国居民营养与健康状况监测结果显示，全国每人日平均食盐的摄入量为 10.5g，其中，城市为 10.3g，农村为 10.7g，尽管比 2002 年全国城乡居民的食盐摄入量下降了 1.5g，但仍然远远高于建议的 6g 的摄入量标准。进一步的分析显示，我国仅 35% 的成年居民食盐摄入量低于 6g/d，65% 成年居民都超过了建议摄入量，甚至有 34% 的成年居民食盐摄入量超过了 10g/d。高盐摄入量是高血压发生的重要危险因素，应引起足够重视。

5. 饮酒率增加

2012 年中国居民营养与健康状况监测结果显示，我国成年居民饮酒率 32.8%，其中男性饮酒率为 52.6%，女性为 12.4%，城市高于农村。饮酒者日均酒精摄入量为 32.0g，其中男性 37.3g，女性 8.7g，与 2002 年相比，饮酒者日均酒精摄入量增加 5.5g，其中男性摄入量增加，女性摄入量下降。有害饮酒行为指男性居民平均每天饮用 61g 及以上纯酒精，女性平均每天饮用 41g 及以上纯酒精。根据《中国居民营养与慢性病状况报告（2015）》，我国 18 岁及以上居民饮酒者有害饮酒率为 9.3%，男性（11.1%）高于女性（2.0%），农村（10.2%）高于城市（7.5%）。

6. 年轻人饮料消费增多导致添加糖摄入量明显增加

我国成人居民含糖饮料消费呈上升趋势。一项由市场监测公司调查的销售数据表明，从 2000 年到 2010 年，我国居民通过饮料摄入的平均能量值也呈逐年增长的趋势。我国人均总饮料消费量自 1982 年到 2012 年逐年提高。1983 年人均 0.4kg，2003 年人均 18kg，2012 年总产量达到 13024 万吨，30 年间，年均产量增长为 21.27%。近几年，我国人均年饮料消费量快速上升，由 2010 年的 75kg 上升到 2013 年的 110kg。

7. 居民身体活动水平呈现下降趋势

随着经济水平和社会发展的进步，工业化、现代化水平不断提高，从事中等和重身体活动的人数和劳动时间大大减少。根据多项全国和部分小型调查的数据分析，我国城乡居民参加体育锻炼的程度仍显不足。2014 年国家体育总局对全国十个省 6～69 岁人群体育健身活动状况的抽样调查结果显示，我国 20～69 岁居民参加过体育锻炼的比例为 50.5%，其中每周参加一次及以上、每次锻炼时间 30～60 分钟者的比例为 39.8%（含在校学生），达到"经常参加体育锻炼"标准的比例为 31.2%（含在校学生）。6～19 岁儿童青少年，每周参加校内外体育锻炼活动（包含体育课、课外体育活动和校外体育锻炼）者为 99.8%，其中 81.7% 达到了"经常参加体育锻炼"的标准，而每周 1 小时大强度体育锻炼达到 3 次及以上的儿童青少年比例仅有 8.9%。表明近 70%

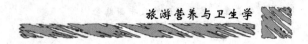

的成年人、20%的儿童青少年运动不足或缺乏运动。

四、中国居民膳食指南

膳食指南（dietary guidelines，简称DG）是根据营养学原理，紧密结合本国居民膳食消费和营养状况的实际情况，特别是最近的全国居民营养与健康调查的数据及资料而制定的，是指导广大居民实践平衡膳食，获得合理营养的科学文件。其目的是帮助本国居民合理选择食物，并进行适量的身体活动，以改善人们的营养和健康状况，减少或预防慢性疾病的发生，提高国民的健康素质。

（一）中国居民膳食指南的特点

1. 针对性

我国城市居民的膳食结构既有向西方膳食结构转化的一面，也存在营养缺乏的另一面，因此制订我国的膳食指南必须结合我国的国情，不能照搬国外。

2. 科学性

膳食指南的每一项改动，都有充分的理论依据。由于我国居民普遍缺钙，所以指南中强调了乳类和大豆的利用，因为上述食物含钙量高，且易为人体吸收。

3. 实用性

科普版的《中国居民膳食指南》仅六条，言简意赅，通俗易懂，具体实用，易于普及。

4. 预见性

要看到人民健康状况的发展趋势，事先提出措施，预见性地提出相关合理建议。例如防止大量摄入高能量、高脂肪膳食，以预防慢性疾病的发生。

5. 时效性

随着社会的发展和人民生活水平的变化，膳食指南一般每5～10年修订一次。中国营养学会于1989年第一次公布了《中国居民膳食指南》，并分别于1997年、2007年修改和发布了第2版和第3版。为了保证《中国居民膳食指南》的时效性和科学性，国家卫生计生委委托中国营养学会组织专家根据我国居民膳食结构变化，历经两年多时间，修订完成了第4版《中国居民膳食指南（2016）》。

（二）中国居民膳食指南

中国营养学会于1989年制定了我国第一个《中国居民膳食指南》，共有

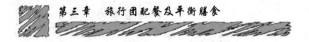

以下 8 条内容：食物要多样；饥饱要适当；油脂要适量；粗细要搭配；食盐要限量；甜食要少吃；饮酒要节制；三餐要合理。该指南自发布后，在指导、教育人民群众采用平衡膳食，增强体质方面发挥了积极作用。

1997 年中国营养学会针对我国经济发展和居民膳食结构的不断变化，对第 1 版《中国居民膳食指南》进行了修订，发布了第 2 版《中国居民膳食指南》，包括以下 8 条内容：食物多样，谷类为主；多吃蔬菜、水果和薯类；常吃奶类、豆类或其制品；经常吃适量鱼、禽、蛋、瘦肉，少吃肥肉和荤油；食量与体力活动要平衡，保持适宜体重；吃清淡少盐的膳食；如饮酒应限量；吃清洁卫生、不变质的食物。

2007 年中国营养学会发布了第 3 版《中国居民膳食指南》，包括以下 10 条内容：食物多样，谷类为主，粗细搭配；多吃蔬菜水果和薯类；每天吃奶类、大豆或其制品；常吃适量的鱼、禽、蛋、瘦肉；减少烹调油用量，吃清淡少盐的膳食；食不过量，天天运动，保持健康体重；三餐分配要合理，零食要适当；每天足量饮水，合理选择饮料；如饮酒应限量；吃新鲜卫生的食物。

随着时代发展，我国居民膳食消费和营养状况发生了变化，为了更加契合百姓健康需要和生活实际，受国家卫生计生委委托，2014 年中国营养学会组织了《中国居民膳食指南》修订专家委员会，依据近年我国居民膳食营养问题和膳食模式分析以及食物与健康科学依据报告，参考国际组织和其他国家膳食指南修订的经验，对我国第 3 版《中国居民膳食指南（2007）》进行修订。经过膳食指南修订专家委员会和技术工作组百余位专家两年来的工作，并广泛征求相关领域专家、政策研究者、管理者、食品行业、消费者的意见，最终形成了《中国居民膳食指南（2016）》系列指导性文件。《中国居民膳食指南（2016）》以最新的科学知识为基础，论述了当前我国居民的营养需要及膳食中存在的主要问题，结合我国居民膳食消费的营养状况的实际情况，特别是最近的全国居民营养与健康状况调查的数据及资料，建议了实践平衡膳食、获取合理营养的行动方案，对广大居民具有普遍的指导意义。全社会都应该广泛参与，大力推广和运用《指南》，科学改善国民营养健康素质，为全面建设小康社会奠定坚实的人口素质基础。

《中国居民膳食指南（2016）》由一般人群膳食指南、特定人群膳食指南和中国居民平衡膳食实践三部分组成。一般人群膳食指南适用于 2 岁以上健康人群，共有 6 条核心推荐条目。这 6 条核心推荐条目分别为：

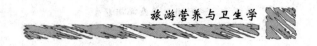

1. 食物多样，谷类为主

关键推荐：每天的膳食应包括谷薯类、蔬菜水果类、畜禽鱼蛋奶类、大豆坚果类等食物；平均每天摄入 12 种以上食物，每周 25 种以上；每天摄入谷薯类食物 250～400g，其中全谷类和杂豆类 50～150g，薯类 50～100g；食物多样，谷类为主是平衡膳食模式的重要特征。

2. 吃动平衡，健康体重

关键推荐：各年龄段人群都应天天运动，保持健康体重；食不过量，控制总能量摄入，保持能量平衡；坚持日常身体活动，每周至少进行 5 天中等强度身体活动，累计 150 分钟以上，主动身体活动最好每天 6000 步；减少久坐时间，每小时起来动一动。

3. 多吃蔬菜、奶类、大豆

关键推荐：蔬菜水果是平衡膳食的重要组成部分，奶类富含钙，大豆富含优质蛋白质；餐餐有蔬菜，保证每天摄入 300～500g 蔬菜，深色蔬菜应占 1/2；天天吃水果，保证每天摄入 200～350g 新鲜水果，果汁不能代替鲜果；吃各种各样的奶制品，相当于每天液态奶 300g；经常吃豆制品，适量吃坚果。

4. 适量吃鱼、禽、蛋、瘦肉

关键推荐：鱼、禽、蛋和瘦肉摄入要适量；每周吃鱼 280～525g，畜禽肉 280～525g，蛋类 280～350g，平均每天摄入总量 120～200g；优先选择鱼和禽；吃鸡蛋不弃蛋黄；少吃肥肉、烟熏和腌制肉制品。

5. 少盐少油，控糖限酒

关键推荐：培养清淡饮食习惯，少吃高盐和油炸食品。成人每天食盐不超过 6g，每天烹调油 25～30g；控制添加糖的摄入量，每天摄入不超过 50g，最好控制在 25g 以下；每日反式脂肪酸摄入量不超过 2g；足量饮水，成年人每天 7～8 杯（1500～1700mL），提倡饮用白开水和茶水，不喝或少喝含糖饮料；儿童少年、孕妇、乳母不应饮酒，成人如饮酒，男性一天饮用酒的酒精量不超过 25g，女性不超过 15g。

6. 杜绝浪费，兴新食尚

关键推荐：珍惜食物，按需备餐，提倡分餐不浪费；选择新鲜卫生的食物和适宜的烹调方式；食物制备生熟分开，熟食二次加热要热熟；学会阅读食品标签，合理选择食品；多回家吃饭，享受食物和亲情；传承优良文化，兴饮食文明新风。

五、平衡膳食模式及实践

《中国居民膳食指南（2016）》覆盖人群为 2 岁以上健康人群，遵循以食物为基础的原则，充分考虑食物多样化；以平衡膳食模式为目标，并考虑实践中的可行性和可操作性。为了更好地理解和传播中国居民膳食指南和平衡膳食的理念，中国居民膳食指南修订指导委员会除了修订和完善《中国居民平衡膳食宝塔》，还增加了中国居民平衡膳食餐盘、中国儿童平衡膳食算盘等。

（一）中国居民平衡膳食宝塔

中国居民平衡膳食宝塔（图 3 - 1，以下简称膳食宝塔）是根据《中国居民膳食指南（2016）》的核心内容和推荐，结合中国居民膳食的实际情况，把平衡膳食的原则转化成各类食物的数量和比例的图形化表示，便于人们在日常生活中实行。

1. 膳食宝塔结构

膳食宝塔共分五层，包含我们每天应吃的主要食物种类。膳食宝塔各层位置和面积不同，体现了五类食物和食物量的多少。五类食物包括谷薯类，蔬菜水果，畜禽鱼蛋类，奶类、大豆和坚果类以及烹饪用油盐。

中国居民平衡膳食宝塔（2016）

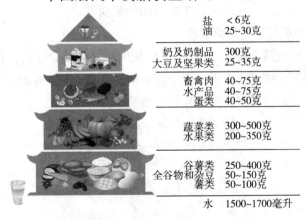

盐	<6克
油	25~30克
奶及奶制品	300克
大豆及坚果类	25~35克
畜禽肉	40~75克
水产品	40~75克
蛋类	40~50克
蔬菜类	300~500克
水果类	200~350克
谷薯类	250~400克
全谷物和杂豆	50~150克
薯类	50~100克
水	1500~1700毫升

图 3 - 1　中国居民平衡膳食宝塔

2. 膳食宝塔建议的食物量

膳食宝塔建议的各类食物摄入量都是指食物可食部分的生重。各类食物的重量不是指某一种具体食物的重量，而是一类食物的总量，因此在选择具体食物时，实际重量可以在互换表中查询。

膳食宝塔分五层，谷薯类食物位于底层，每人每天应摄入 250～400g；蔬菜和水果位于第二层，每人每天应摄入 300～500g 和 200～350g；鱼、禽、肉、蛋等动物性食物位于第三层，每人每天应摄入 120～200g（畜禽肉 40～75g，水产品 40～75g，蛋类 40～50g）；奶类、豆类及坚果食物合位于第四层，每人每天应吃相当于鲜奶 300g 的奶类及奶制品，25～35g 的大豆及坚果类；第五层塔顶是烹调油和食盐，每天烹调油 25～30g，食盐不超过 6g。

水是膳食的重要组成部分，是一切生命必需的物质，其需要量主要受年龄、环境温度、身体活动等因素影响。在温和气候条件下生活的轻体力活动成年人每日至少饮水 1500mL（约 7 杯）；在高温或强体力劳动条件下应适当增加。饮水不足或过多都会对人体健康带来危害。饮水应少量多次，要主动，不应感到口渴时再喝水。膳食中水分大约占 1/3，推荐一天中饮水和整体膳食水（包括食物中的水，如汤、粥、奶等）摄入共计 2700～3000mL。目前，我国大多数成年人身体活动不足或缺乏体育锻炼，应改变久坐少动的不良生活方式，养成天天运动的习惯，坚持每天多做一些消耗体力的活动。建议成年人每天进行累计相当于步行 6000 步以上的身体活动，每周最好进行 150 分钟中等强度的运动，如骑车、跑步、庭院或田间的劳动等。

（二）中国居民平衡膳食餐盘

中国居民平衡膳食餐盘（图 3 - 2）是按照平衡膳食原则，在不考虑烹饪用油盐的前提下，描述一个人一餐中膳食的食物组成和大致的比例。餐盘更加直观，一餐膳食的食物组合搭配轮廓清晰明了。

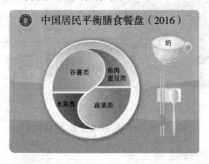

图 3 - 2　中国居民平衡膳食餐盘

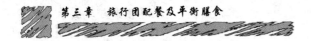
餐盘分成四部分，分别是谷薯类、鱼肉蛋豆类、蔬菜类和水果类，餐盘旁的一杯牛奶提示其重要性。此餐盘适应于2岁以上人群，是一餐中的食物基本构成的描述。与平衡膳食宝塔相比，平衡膳食餐盘更加简明，给大家一个框架性认识，容易记忆和操作。2岁以上人群都可参照此结构计划膳食，即便是素食者，也很容易替换肉类为豆类，以获得充足的蛋白质。

如果按照1600~2400kcal能量需要水平，计算食物类别和重量比例见表3-5。结合餐盘图中色块显示，蔬菜和水果面积最大，是膳食中的重要部分，按照重量计算蔬菜为膳食总重量的34%~36%，谷薯类占膳食总重量的26%~28%，水果次之，占膳食总重量的20%~25%，提供蛋白质的动物性食品和大豆最少，占膳食总重量的13%~17%，一杯牛奶为300g。按照这个重量比例计划膳食，将很容易达到营养需求。

表3-5 平衡膳食餐盘中食物重量比例计算

食物	1600kcal	1800kcal	2000kcal	2200kcal	2400kcal	均值	平衡膳食图形设计比例
谷薯类	28%	27%	26%	26%	27%	27%	25%
蔬菜	34%	36%	36%	34%	34%	35%	35%
水果+坚果	23%	22%	25%	23%	24%	23%	25%
动物性食物+大豆	15%	15%	13%	17%	15%	15%	15%
牛奶及制品	300g						

（三）中国儿童平衡膳食算盘

平衡膳食算盘是根据平衡膳食的原则转化各类食物的分量图形化的表示，算盘主要是针对儿童。与平衡膳食宝塔相比，在食物分类上，平衡膳食算盘把蔬菜、水果分为两类。算盘共六行，用不同色彩的彩珠标示食物多少（图3-3），橘色表示谷物，绿色表示水果，蓝色表示水果，紫色表示动物性食物，黄色表示大豆和奶类，红色是油盐。此算盘分量以8~11岁儿童中等活动水平计算，在宣传和知识传播中可以寓教于乐，儿童可很好地记忆一日三餐食物的基本构成。

平衡膳食算盘简单勾画了膳食结构图，食物分量据表3-6计算而来，给儿童一个大致膳食模式的认识。图中跑步的儿童身挎水壶，表达了鼓励喝白开水，不忘天天运动，积极活跃的生活和学习。

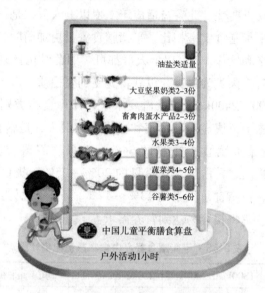

油盐类适量

大豆坚果奶类2~3份

畜禽肉蛋水产品2~3份

水果类3~4份

蔬菜类4~5份

谷薯类5~6份

中国儿童平衡膳食算盘

户外活动1小时

图3-3　中国儿童平衡膳食算盘

表3-6　不同年龄儿童青少年的膳食组成 *

食物组	7~岁	11~岁	14~岁
谷薯类	4.5~5.5	6~7	6.5~9
——全谷物和薯类		适量	
蔬菜	3~4.5	4.5~5	4.5~6
——深色蔬菜		至少1/2	
水果	2~3	3~3.5	3~4
畜禽肉类	1	1~1.5	1.5~2
蛋类	0.5~1	1	1
水产品	1	1~1.5	1.5~2
乳类	1.5	1.5	1.5
大豆	0.5	0.5~1	1
坚果	适量	0.5	1

＊按中等身体活动下能量需要量水平计算，7~岁（1600~2000kcal/d），11~岁（2000~2500kcal/d），14~岁（2200~3000kcal/d）

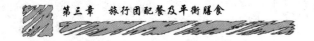

六、特定人群的膳食指南

特定人群包括孕妇、乳母、婴幼儿、儿童青少年、老年人以及素食人群，根据这些人群的生理特点和营养需要制定了相应的膳食指南，以期更好地指导孕期和哺乳期妇女的膳食，婴幼儿合理喂养和辅助食品的科学添加，儿童青少年生长发育快速增长时期的合理饮食以及适应老年人生理和身体变化的膳食安排。合理营养、平衡膳食是提高健康水平和生命质量的保障。

（一）中国孕妇、乳母膳食指南

1. 备孕妇女膳食指南

关键推荐：

调整孕前体重至适宜水平；

常吃含铁丰富的食物，选用碘盐，孕前3个月开始补充叶酸；

禁烟酒，保持健康生活方式。

孕前体重和新生儿出生体重、婴儿死亡率以及孕期并发症等不良妊娠结局有密切关系。肥胖或低体重的育龄妇女是发生不良妊娠结局的高危人群，备孕妇女宜通过平衡膳食和适量运动来调整体重，使体质指数（BMI）处于18.5 ~ 23.9kg/m² 范围内。

育龄妇女是铁缺乏和缺铁性贫血患病率较高的人群，怀孕前如果缺铁，可导致早产、胎儿生长受限、新生儿低出生体重以及妊娠期缺铁性贫血。因此，备孕妇女应经常摄入含铁丰富、利用率高的动物性食物，应纠正铁缺乏或缺铁性贫血后再备孕。碘是合成甲状腺激素不可缺少的微量元素，为避免孕期碘缺乏对胎儿智力和体格发育产生的不良影响，备孕妇女除选用碘盐外，还应每周摄入1次富含碘的海产品。叶酸缺乏可影响胚胎细胞增殖、分化，增加神经管畸形及流产的风险，备孕妇女应从准备怀孕前3个月开始每天补充400μg 叶酸，并持续整个孕期。

良好的身体状况和营养是成功孕育新生命最重要的条件，而良好的身体状况和营养是通过健康生活方式来维持的。均衡的营养、有规律的运动和锻炼、充足的睡眠、愉悦的心情等，均有利于健康的孕育。计划怀孕的妇女如果有健康和营养问题，应积极治疗，纠正可能存在的营养缺乏，保持良好的卫生习惯。吸烟、饮酒会影响精子和卵子质量、受精卵着床及胚胎发育，因此，在怀孕前6个月，夫妻双方均应停止吸烟、饮酒，并远离吸烟环境。

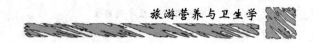

2. 孕期妇女膳食指南

关键推荐：

补充叶酸，常吃含铁丰富的食物，选用碘盐；

孕吐严重者可少量多餐，保证摄入含必要量碳水化合物的食物；

孕中晚期适量增加奶、鱼、禽、蛋、瘦肉的摄入；

适量身体活动，维持孕期适量增重；

禁烟酒，愉快孕育新生命，积极准备母乳喂养。

叶酸对预防神经管畸形和高同型半胱氨酸血症、促进红细胞成熟和血红蛋白合成极为重要。孕期叶酸应达到 $600\mu gDFE/d$，除常吃含叶酸丰富的食物外，还应补充叶酸 $400\mu gDFE/d$。为预防早产、流产，满足孕期血红蛋白合成增加和胎儿铁储备的需要，孕期应常吃含铁丰富的食物，铁缺乏严重者可在医师指导下适量补铁。碘是合成甲状腺素的原料，是调节新陈代谢和促进蛋白质合成的必需微量元素，除选用碘盐外，每周还应摄入 1~2 次含碘丰富的海产品。

孕早期应维持孕前平衡膳食。如果早孕反应严重，可少食多餐，选择清淡或适口的膳食，保证摄入含必要量碳水化合物的食物，以预防酮血症对胎儿神经系统的损害。

自孕中期开始，胎儿生长速度加快，应在孕前膳食的基础上，增加奶类 $200g/d$，动物性食物（鱼、禽、蛋、瘦肉）孕中期增加 $50g/d$，孕晚期增加 $125g/d$，以满足孕妇对优质蛋白质、维生素 A、钙、铁等营养素和能量增加的需要。建议每周食用 2~3 次鱼类，以提供对胎儿发育有重要作用的 n-3 长链不饱和脂肪酸。

体重增长是反应孕妇营养状况的最实用的直观指标，与胎儿出生体重、妊娠并发症等妊娠结局密切相关。为保证胎儿正常生长发育，孕期体重增长应保持在适宜范围。身体活动有利于愉悦心情和自然分娩。健康的孕妇每天应进行不少于 30 分钟的中等强度身体活动。

烟草、酒精对胚胎发育的各个阶段都有明显的毒性作用，容易引起流产、早产和胎儿畸形。有吸烟饮酒习惯的妇女必须戒烟禁酒，远离吸烟环境，避免吸入二手烟。

3. 哺乳期妇女膳食指南

关键推荐：

增加富含优质蛋白质及维生素 A 的动物性食物和海产品，选用碘盐；

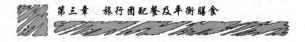

产褥期食物多样不过量，重视整个哺乳期营养；

愉悦心情，充足睡眠，促进乳汁分泌；

适度运动，逐步恢复适宜体重；

忌烟酒，避免浓茶和咖啡。

乳母的营养是泌乳的基础，尤其蛋白质营养状况对泌乳有明显影响。动物性食物如鱼、禽、蛋、瘦肉等可提供丰富的优质蛋白质和一些重要的矿物质和维生素，乳母每天应比孕前增加约 80g 的鱼、禽、蛋、瘦肉。如条件限制，可用富含优质蛋白质的大豆及其制品代替。为保证乳汁中碘、n~3 长链不饱和脂肪酸和脂肪酸（如 DHA）和维生素 A 的含量，乳母应选用碘盐烹调食物，适当摄入海带、紫菜、鱼、贝类等富含碘或 DHA 的海产品，适量增加富含维生素 A 的动物性食物，如动物肝脏、蛋黄等。奶类是钙的最好食物来源，乳母每天应增饮 200mL 的牛奶，使总奶量达到 400~500mL，以满足其对钙的需要。

"坐月子"是中国的传统习惯，产妇在坐月子期间常过量摄入动物性食物，致能量和宏量营养素摄入过量。乳母应重视整个哺乳阶段的营养，食不过量且营养充足，以保证乳汁的质与量，进而持续地进行母乳喂养。

乳母的心理及精神状态也可影响乳汁分泌，保持愉悦心情，以确保母乳喂养的成功。孕期体重过度增加及产后体重滞留，是女性肥胖发生的重要原因之一。坚持哺乳、科学活动和锻炼，有利于机体复原和体重恢复。吸烟、饮酒会影响乳汁分泌，烟草中的尼古丁和酒精也可通过乳汁进入婴儿体内，影响婴儿睡眠及精神运动发育。此外，茶和咖啡中的咖啡因有可能造成婴儿兴奋，乳母应避免饮用浓茶和大量咖啡。

（二）中国婴幼儿喂养指南

1. 6 月龄内婴儿母乳喂养指南

关键推荐：

产后尽早开奶，坚持新生儿第一口食物是母乳；

坚持 6 月龄内纯母乳喂养；

顺应喂养，建立良好的生活规律；

生后数日开始补充维生素 D，不需补钙；

婴儿配方奶是不能纯母乳喂养时的无奈选择；

监测体格指标，保持健康生长。

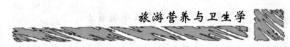

初乳富含营养和免疫活性物质，有助于婴儿肠道功能发展，并提供免疫保护。母亲分娩后，应尽早开奶，婴儿吸吮乳头将获得初乳并进一步刺激泌乳，增加乳汁分泌。婴儿出生后第一口食物应是母乳，这有利于预防婴儿过敏，并降低新生儿黄疸、体重下降和低血糖的发生概率。此外，尽早让婴儿反复吸吮乳头，是确保成功母乳喂养的关键。婴儿出生时，体内具有一定的能量储备，可满足至少 3 天的代谢需求；开奶过程中，不须过分擦拭或消毒乳头，不用担心新生儿饥饿，可密切关注婴儿体重，体重下降只要不超过出生体重的 7% 就应坚持母乳喂养。温馨的环境，愉悦的心情，乳腺按摩等辅助因素，有助于顺利开奶，准备母乳喂养应从孕期开始。

母乳是婴儿最理想的食物，纯母乳喂养能满足婴儿 6 月龄内所需要的全部液体、能量和营养素。另外，母乳喂养可营造母子情感交流的环境，给婴儿最大的安全感，有利于婴儿心理行为和情感发展，有利于避免母体产后体重滞留，并降低母体乳腺癌、卵巢癌和 2 型糖尿病的风险。因此，应坚持纯母乳喂养 6 个月，喂养时应按需喂奶，两侧乳房交替哺喂，每天 6~8 次或更多。坚持让婴儿直接吸吮母乳，尽可能不使用奶瓶间接喂哺人工挤出的母乳，特殊情况需要在满 6 月龄前添加辅食的，应咨询医生或其他专业人员后谨慎做出决定。

母乳喂养应顺应婴儿胃肠道成熟和生长发育过程，从按需喂养模式到规律喂养模式递进。婴儿饥饿是按需喂养的基础，饥饿引起哭闹时应及时喂哺，不要强求喂奶次数和时间，但一般每天喂奶的次数可能在 8 次以上，生后最初会在 10 次以上。随着婴儿月龄增加，婴儿胃容量逐渐增加，单次摄入量也随之增加，哺喂间隔则会相应延长，喂奶次数减少，逐渐建立起规律哺喂的良好饮食习惯。如果婴儿哭闹明显不符合平日进食规律，应该首先考虑非饥饿原因，如肠胃不适等。非饥饿原因哭闹时，增加哺喂次数只能缓解婴儿的焦躁心理，并不能解决根本问题，应及时就医。

人乳中维生素 D 含量低，母乳喂养儿不能通过母乳获得足量的维生素 D，适宜的阳光照射会促进皮肤中维生素 D 的合成，但鉴于养育方式及居住地域的限制，阳光照射可能不是 6 月龄内婴儿获得维生素 D 的最方便途径。婴儿出生后数日就应该开始每日补充维生素 $D10\mu g$（400IU）。纯母乳喂养能满足婴儿骨骼生长对钙的需求，不须额外补钙。建议新生儿出生后补充维生素 K，特别是剖宫产的新生儿。

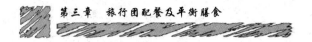

任何婴儿配方奶都不能与母乳相媲美，只能作为母乳喂养失败后的无奈选择，或母乳不足时对母乳的补充。当婴儿患病、母亲患病、母亲因各种原因摄入药物、经过专业人员指导和各种努力后，乳汁分泌不足时，可能不宜母乳喂养或常规方法的母乳喂养，须采用适当的配方奶喂养，具体母乳喂养禁忌和适用的喂养方案，应咨询营养师或医生。不能用纯母乳喂养婴儿时，建议首选适合于6月龄内婴儿的配方奶喂养，不宜直接用普通液态奶、成人奶粉、蛋白粉、豆奶粉等喂养婴儿。

身长和体重是反映婴儿喂养和营养状况的直观指标。疾病、喂养不当或营养不足会使婴儿生长缓慢或停滞。6月龄婴儿应每半月测一次身长和体重，病后恢复期可增加测量次数，并选用世界卫生组织的《儿童生长曲线》判断婴儿是否得到正确、合理的喂养。婴儿生长有自身规律，过快、过慢生长都不利于儿童远期健康。婴儿生长存在个体差异，也有阶段性波动，不必相互攀比生长指标。母乳喂养儿体重增长可能低于配方奶喂养儿，只要处于正常的生长曲线轨迹，就是健康的生长状态。

2. 7~24月龄婴幼儿喂养指南

关键推荐：

继续母乳喂养，满6月龄起添加辅食；

从富含铁的泥糊状食物开始，逐步添加达到食物多样；

提倡顺应喂养，鼓励但不强迫进食；

辅食不加调味品，尽量减少糖和盐的摄入；

注重饮食卫生和进食安全；

定期监测体格指标，追求健康生长。

母乳仍然可以为满6月龄（出生180天）后婴儿提供部分能量，优质蛋白质、钙等重要因素以及各种免疫保护因子等。继续母乳喂养仍然有助于促进母子间的亲密接触，促进婴幼儿发育。因此7~24月龄婴儿应继续母乳喂养。不能母乳喂养或母乳不足时，需要以配方奶作为母乳的补充。婴儿满6月龄时，胃肠道等消化器官已相对发育完善，可消化母乳以外的多样化食物。同时，婴儿的口腔运动功能，味觉、嗅觉、触觉等感知觉，以及心理、认知和行为能力也已准备好接受新的食物。此时开始添加辅食，不仅能满足婴儿的营养需求，也能满足其心理需求，并促进其感知觉、心理及认知行为能力的发展。

7~12月龄婴儿所需能量1/3~1/2来自辅食，13~24月龄幼儿1/2~1/3的能量来自辅食，且婴幼儿来自辅食的铁高达99%。因此，婴儿最先添加的辅食应该是富铁的高能量食物，如强化铁的婴儿奶粉、肉泥等。在此基础上逐渐引入其他不同种类的食物以提供不同的营养素。辅食添加的原则：每次只添加一种新事物，由少到多、由稀到稠、由细到粗，循序渐进。从一种富铁泥糊状食物开始，如强化铁的婴儿米粉、肉泥等，逐渐增加食物种类，逐渐过渡到半固体或固体食物，如烂面、肉末、碎菜、水果粒等。每引入一种新的食物应适应2～3天，密切观察是否出现呕吐、腹泻、皮疹等不良反应，适应一种食物后再添加其他新的食物。辅食应适量添加植物油，以提供能量和必需脂肪酸。

随着婴幼儿的生长发育，父母及喂养者应根据其营养需求的变化，感知觉，以及认知、行为和运动能力的发展，顺应婴幼儿的需要，耐心喂养、鼓励进食，但绝不强迫喂养。鼓励并协助婴幼儿自己进食，培养进餐兴趣，进餐时不看电视、玩玩具，每次进餐时间不超过20分钟。进餐时喂养者与婴幼儿应有充分的交流，不以食物作为奖励或惩罚。父母应保持自身良好的进食习惯，成为婴幼儿的榜样。

辅食应保持原味，不加盐、糖以及刺激性调味品。1岁以后逐渐尝试淡口味的家庭膳食。淡口味食物有利于提高婴幼儿对不同天然食物口味的接受度，减少偏食挑食的风险。淡口味食物也可减少婴幼儿盐和糖的摄入量，降低儿童期及成人期肥胖、糖尿病、高血压、心血管疾病的风险。

辅食应选择新鲜、优质、无污染的食物，并用清洁水制作。制作过程中始终保持清洁卫生，生熟分开。不吃剩饭，妥善保存和处理剩余食物。饭前洗手，进食时应有成人看护，以防进食意外，整粒花生、坚果、果冻等食物不适合婴幼儿食用，成人应随时注意进食环境安全。

体重、身长是反映婴幼儿营养状况的直观指标。适度、平稳生长是最佳的生长模式。应每3个月进行一次监测并评估7～24月龄婴幼儿的体格生长指标，这有助于判断其营养状况，并可根据体格生长指标的变化，及时调整营养和喂养。对于生长不良、超重肥胖以及处于慢性疾病期间的婴幼儿应增加监测次数，达到健康生长的需要。

（三）中国儿童少年膳食指南

1. 学龄前儿童膳食指南

关键推荐：

规律就餐，自主进食不挑食，培养良好饮食习惯；

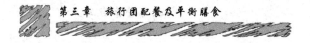

每天饮奶，足量饮水，正确选择零食；

食物应合理烹调，易于消化，少调料、少油炸；

参与食物选择与制作，增进对食物的认知与喜爱；

经常户外活动，保障健康成长。

足量食物、平衡膳食、规律就餐是 2~5 岁儿童获得全面营养和良好消化吸收的保障，因此要注意引导儿童自主、有规律地进餐，保证每天不少于三次正餐和两次加餐，不随意改变进餐时间、环境和进食量；纠正挑食、偏食等不良饮食行为；培养儿童摄入多样化食物的良好饮食习惯。

目前，我国儿童钙摄入量普遍偏低，对于快速生长发育的儿童，应鼓励多饮奶，建议每天饮奶 300~400mL 或相当量的奶制品。儿童新陈代谢旺盛，活动量大，水分需要量相对较多，建议 2~5 岁儿童每天水的总摄入量（即饮水和膳食中汤水、牛奶等总和）为 1300~1600mL。饮水应以白开水为主。零食应尽可能与加餐相结合，以不影响正餐为前提，多选用营养密度高的食物如乳制品、水果、蛋类及坚果类等食物。

鼓励儿童体验和认识各种食物的天然味道和质地，了解食物特性，增进对食物的喜爱。建议多采用蒸、煮、炖、煨等方式烹制儿童膳食，从小培养儿童清淡口味，少放调料，少用油炸。

鼓励儿童经常参加户外游戏与活动，实现对其体能、智能的锻炼培养，维持能量平衡，促进皮肤中维生素 D 的合成和钙的吸收利用。此外，增加户外活动时间，可有效减少儿童近视眼的发生。2~5 岁儿童生长发育速度较快，身高和体重可反映儿童膳食营养摄入状况，家长可通过定期监测儿童的身高、体重，及时调整其膳食和身体活动，以保证其健康成长。

2. 学龄儿童膳食指南

关键推荐：

认识事物，学习烹饪，提高营养科学素养；

三餐合理，规律进餐，培养健康饮食行为；

合理选择零食，足量饮水，不喝含糖饮料；

不偏食节食，不暴饮暴食，保持适宜体重增长；

保证每天至少活动 60 分钟，增加户外活动时间。

学龄儿童时期是学习营养健康知识、养成健康生活方式、提高营养健康素养的关键时期。了解和认识事物，学会选择、烹调和合理饮食的生活技能；传承我国优秀饮食文化和礼仪，对于儿童青少年自身健康和我国优良传统文化传承有重要意义。

学龄儿童的消化系统结构和功能还处于发育阶段。一日三餐的合理和规律是培养健康饮食行为的基本。应清淡饮食，少在外就餐，少吃含能量、脂肪或糖高的快餐。

足量饮水可以促进儿童健康成长，还能提高学习能力，而经常大量饮用含糖饮料会增加他们发生龋齿和超重肥胖的风险。要合理选择零食，每天饮水800～1400mL，首选白开水，不喝或少喝含糖饮料，禁止饮酒。

学龄儿童的营养应均衡，以保持适宜的体重增长速度。偏食、节食或过度节食会影响儿童青少年健康，容易出现营养不良。暴饮暴食在短时间内会摄入过多的食物，加重消化系统的负担，增加发生超重肥胖的风险。超重肥胖不仅影响学龄儿童的健康，而且容易延续到成年，增加慢性病的危险。

充足、规律和多样的身体活动可强健骨骼和肌肉、提高心肺功能、降低慢性病的发病风险。要尽可能减少久坐少动和视频时间，开展多样化的身体活动，保证每天至少活动 60 分钟，其中每周至少 3 次高强度的身体互动，3 次抗阻力运动和骨质增强型运动。增加户外活动时间有助于维生素 D 体内合成，还可有效减缓近视的发生和发展。

（四）中国老年人膳食指南

关键推荐：

少量多餐细软，预防营养缺乏；

主动足量饮水，积极户外活动；

延缓肌肉衰减，维持适宜体重；

摄入充足食物，鼓励陪伴进餐。

老年人由于年龄增加，器官功能出现不同程度的衰退，如牙齿缺损，消化液分泌和胃肠蠕动减弱，容易出现食欲下降和早饱现象，造成食物摄入量不足和营养缺乏，因此老年人膳食更应注意合理设计、精准营养。食物制作要细软，并做到少量多餐。对于有吞咽障碍的老人和高龄老人，可选择软食，进食中要细嚼慢咽，预防呛咳和误吸；对于钙和维生素 A 等营养缺乏和贫血的老年人，建议在营养师和医生的指导下，选择适合自己的营养强化食品。

老年人身体对缺水的耐受性下降。饮水不足可对老年人的健康产生明显影

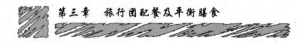
响，因此要足量饮水。每天的饮水量达到 1500～1700mL。应少量多次，主动饮水，首选温热的白开水。

骨骼肌是身体的重要组成部分，延缓肌肉衰减对维持老年人活动能力和健康状况极为重要。延缓肌肉衰减的有效方法是吃动结合，一方面要增加富含优质蛋白质的瘦肉、海鱼、豆类等食物的摄入；另一方面要进行有氧运动和适当的抗阻运动。老年人体重应维持在正常稳定水平，不应过度苛求减重，体重过高或过低都会影响健康。从降低营养不良风险和死亡风险的角度考虑，老年人的 BMI 应不低于 $20kg/m^2$，鼓励通过营养师的个性化评价来指导和改善老年人的膳食。

户外活动能够使老年人很好地接受紫外线照射，有利于体内维生素 D 合成，延缓骨质疏松和肌肉衰减，因此老年人应积极进行户外活动，经常主动参与家庭和社会活动，鼓励与家人一起进餐，主动参与烹饪；独居老年人可参加集体用餐或多与亲朋一起用餐，以便摄入丰富的食物，积极参加集体活动，增加接触社会的机会。

（五）素食人群膳食指南

关键推荐：

谷类为主，食物多样，适量增加全谷物；

增加大豆及其制品的摄入，每天 50～80g，选用发酵豆制品；

常吃坚果、海藻和菌菇；

蔬菜、水果应充足；

合理选择烹调油。

谷类食物含有丰富的碳水化合物等多种营养成分，是人体能量、B 族维生素和矿物质、膳食纤维等的重要来源。为了弥补因动物性食物带来的某些营养素不足，素食人群应食物多样，适量增加谷类食物摄入量，全谷物保留了天然谷物的全部成分，提倡多吃全谷物食物。建议全素人群（成人）每天摄入谷类 250～400g，其中全谷类为 120～200g；蛋奶素人群（成人）225～350g，全谷类 100～150g。

大豆含有丰富的优质蛋白质、不饱和脂肪酸和 B 族维生素以及其他多种有益健康的物质，如大豆异黄酮、大豆甾醇以及大豆卵磷脂等；发酵豆制品中含有维生素 B_{12}。因此，素食人群应增加大豆及其豆制品的摄入，选用发酵豆制品。建议全素人群（成人）每天摄入大豆 50～80g 或等量的豆制品，其中

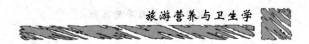

包括5~10g发酵豆制品；蛋奶素人群（成人）每天摄入大豆25~60g或等量的豆制品。

坚果类富含蛋白质、不饱和脂肪酸、维生素和矿物质等，常吃坚果有助于心脏的健康；海藻含有20碳和22碳n~3多不饱和脂肪酸及多种矿物质；菌菇富含矿物质和真菌多糖类。因此素食人群应常吃坚果、海藻和菌菇。建议全素人群（成人）每天摄入坚果20~30g，藻类或菌菇5~10g；蛋奶素人群（成人）每天摄入坚果15~25g。

蔬菜水果摄入量应充足，食用量同一般人群一致。

素食人群应食用各种植物油，满足必需脂肪酸的需要。亚麻籽油和紫苏油的α-亚麻酸含量很丰富，是素食人群膳食n~3多不饱和脂肪酸的主要来源，因此素食人群应多选择亚麻籽油和紫苏油。建议全素和蛋奶素人群（成人）的膳食由下列食物组成（表3-7）。

表3-7　全素和蛋奶素人群（成人）的膳食组成

全素人群		蛋奶素人群	
食物名称	摄入量（g/d）	食物名称	摄入量（g/d）
谷类	250~400	谷类	225~350
——全谷类	120~200	——全谷类	100~150
薯类	50~125	薯类	50~125
蔬菜	300~500	蔬菜	300~500
——菌藻类	5~10	——菌藻类	5~10
水果	200~350	水果	200~350
大豆及其制品	50~80	大豆及其制品	25~60
——发酵豆制品	5~10		
坚果	20~30	坚果	15~25
食用油	20~30	食用油	20~30
—		奶	300
—		蛋	40~50
食盐	6	食盐	6

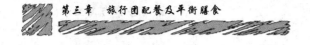

第三节 旅行团配餐与营养食谱编制

一、旅行团餐发展现状

"吃"是开展旅游活动最重要的物质基础之一，也是旅游者评价旅游产品的重要指标之一。但时下旅游团餐的现状如何呢？近期《中国旅游报》联合搜狐社区开展了"旅游团餐"网络调查，调查显示：近八成的受访者对旅游团餐质量不满意，同时七成多受访者对"为提高团餐质量而支付更多费用"表示不介意。这一调查结果表明了目前游客对我国旅游团餐质量的基本态度，一是不满意当前旅游团餐的质量；二是愿意为高品质旅游团餐支付更多的费用。可见，当前旅游团餐质量问题已成为令游客最不满意的旅游要素之一，阻碍了旅游业的健康发展。

旅途中的"食"，是马斯洛需求层次理论中最基本的生理需求，但这种生理需求方面的满足也具有文化性，它不等同于日常生活中理解的吃、住、行，它代表的是一种更高层次的精神需求。纵观当前国内旅游市场中的团餐现状，别说满足游客更高层次的精神文化需求，连最基本的"吃好吃饱"的愿望都难以实现，致使旅游者怨声载道。仔细分析，我国旅行社的旅游团餐存在的问题主要表现在三个方面。

（一）价格低廉，质量差

我国旅行社的团餐为什么不理想？是因我国旅行社业的进入门槛偏低，旅行社数量扩张较快。据国家旅游局公布的相关资料显示，2006年全国共有旅行社17957家，到2016年底增至28055家。在业务范围相似、产品雷同的情况下，为吸引更多游客，众旅行社纷纷以降价为主要竞争手段。近几年一般的旅行社给餐厅的团队便餐的报价标准一般不超过25元/人，而实际的订餐标准还会在此基础上减去5~10元/人，扣除餐厅的利润，司机、导游的吃喝及回扣小费等，用在团餐上的费用就相当有限，"一分价钱一分货"，所以旅游团队餐就变成了游客口中的"减肥瘦身餐"。

（二）品种单一，多样性欠佳

对于旅行社来说，在同行之间价格竞争致使线路报价低廉和接待、外联、计划往往集一人之身的情况下，还要根据游客不同的饮食习惯及要求安排旅游团餐，几乎是不可能的，并且团餐的内容及数量在旅游合同中难以量化表示，所以长期以来旅行社缺乏报价灵活、产品组合丰富的餐饮服务。从餐饮行业的角度而言，旅游团队餐利润少，只能选择比较容易经营的菜式，在确保不亏损的情况下能将"八菜一汤"呈上即可，哪里还顾得上什么特色可言？所以，游客无论游南逛北，品尝到的总是用雷同的烹饪方法做出的菜式：早餐是馒头榨菜就稀饭；午、晚餐是白菜豆芽天天见。

（三）膳食搭配不合理，营养价值低

目前许多旅游者的消费心理还不成熟，在参团时过多地关注价格，一味地追求低价，这使得旅游经销商只能通过降低服务标准与质量来迎合这种非理性需求。交通方式的舒适性与便捷性、入驻酒店星级的高低、参观旅游景区的知名度等是比较透明直观的，旅游者容易查询判断，但对于菜品的品质，旅行社只是一概而过，游客也关心较少，这就为旅游经销商通过降低旅游团餐标准以压缩旅游成本提供了可乘之机。另外，旅行社相关工作人员以及酒店厨师缺乏系统的营养知识培训，在膳食搭配上往往依靠主观判断，也使最终的旅游团餐膳食搭配不合理，营养价值低，从而影响游客的身体健康和旅游的质量。

二、营养配餐和营养食谱的内涵

平衡膳食、合理营养是健康饮食的核心。营养配餐，就是按人们身体的需要，根据食物中各种营养物质的含量，设计一周或一个月的食谱，使人体摄入的蛋白质、脂肪、碳水化合物、维生素和矿物质等几大营养素比例合理，实现平衡膳食。营养配餐需要通过营养食谱表达出来，以充分体现其实际意义。所谓营养食谱，就是指为了合理调配食物以达到平衡膳食的要求和合理营养的目的，根据用膳者的营养需要量（如生理的或病理的特殊需要）、饮食习惯和食物的供应情况，而制订的一定时间内每餐用粮和菜肴配制的计划，即膳食计划，包括采用主、副食品的种类、数量和烹调方法等。

营养配餐是从全局和较长时间段来规划膳食中食品原料的搭配问题，而营养食谱是按照平衡膳食的目的确定一个时间段内膳食的食物配方，它是在考虑其可操作性的基础上实施平衡膳食的具体措施。营养配餐的结果以营养食谱的形式出现。

编制营养食谱，其实是一种主要的营养配餐方式，不仅可以保证人体摄取

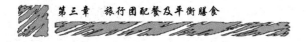
合理的能量和营养素，避免营养缺乏或营养过剩，减少食物的浪费，提高膳食的质量和效益，还对从菜品开发和设计、原料采购、合理烹饪加工到店堂服务的规范化运转都有指导意义。

根据时间的长短，营养食谱有日食谱、周食谱、十日食谱、半月食谱和月食谱之分，更短的膳食安排是无营养学意义的，更长的膳食安排也没有可操作的实用性。根据用膳对象，食谱分为个体和群体人群食谱；群体人群可以是不同营养要求的人群，也可以是均匀个体的人群。例如，为家庭膳食提供的食谱实际上是不同人群食谱。专门为某些目的而设计的膳食计划也可纳入食谱范畴，例如，为糖尿病人设计的治疗膳，既有一般食谱的营养功能，又有预防和治疗疾病的作用。

营养食谱一般用表格的形式来表示，表格中要列出时间、用膳者、餐次、各餐的膳食组成（主食、副食的类型，菜肴和其烹调加工方法等）、食物原料及其用量、膳食制度（用膳方法、要求等）、营养素计算分析情况和特殊说明（如盐、糖等的用量和要求程度）等。

三、营养配餐与营养食谱编制的依据和原则

营养配餐与营养食谱编制是一项实践性很强的工作，与人们的日常饮食直接相关，科学合理，需要以一系列营养理论为指导。

（一）营养配餐与营养食谱编制的依据

1. 中国居民膳食营养素参考摄入量（DRIs）

中国居民膳食营养素参考摄入量（DRIs）是每日平均膳食营养素摄入量的一组参考值，包括平均需要量（EAR）、推荐摄入量（RNI）、适宜摄入量（AI）和可耐受最高摄入量（UL）。制定 DRIs 的目的在于更好地指导人们膳食实践，评价人群的营养状况并为国家食物发展供应计划提供依据。DRIs 是营养配餐中能量和主要营养素需要量的确定依据。DRIs 中的 RNI 是个体适宜营养素摄入水平的参考值，是健康个体营养素摄入的目标。编制营养食谱时，首先需要以各营养素的推荐摄入量（RNI）为依据确定需要量，一般以能量需要量为基础。制定出食谱后，还需要以各营养素的 RNI 为参考评价食谱的制定是否合理，如果与 RNI 相差不超过10%，说明编制的食谱合理可用，否则需要加以调整。

2. 中国居民膳食指南和平衡膳食宝塔

膳食指南的原则就是食谱设计的原则，营养食谱的制定需要根据膳食指南

考虑食物种类、数量的合理搭配。

平衡膳食宝塔是膳食指南量化和形象化的表达，是人们在日常生活中贯彻膳食指南的工具。宝塔建议的各类食物的数量既以人群的膳食实践为基础，又兼顾食物生产和供给的发展，具有实际指导意义。平衡膳食宝塔还提出了实际应用时的具体建议，如同类食物互换的方法，对制定营养食谱具有实际指导作用。根据平衡膳食宝塔，我们可以很方便地制定出营养合理、搭配适宜的食谱。

3. 食物成分表

食物成分表是营养配餐工作必不可少的工具。要开展好营养配餐工作，必须了解和掌握食物的营养成分。中国疾病预防控制中心营养与食品安全所于2002年出版了新的食物成分表，所列食物仍以原料为主，各项食物都列出了产地和食部，包括了1506条食物的31项营养成分。通过食物成分表，我们在编制食谱时才能将营养素的需要量转换为食物的需要量，从而确定食物的品种和数量。在评价食谱所含营养素摄入量是否满足需要时，同样需要参考食物成分表中各种食物的营养成分数据。

（二）营养配餐与营养食谱编制的原则

根据上述理论依据，营养配餐与营养食谱的编制可遵循以下原则。

1. 满足平衡膳食的基本要求

按照平衡膳食的基本要求，其一，膳食应能满足人体对能量、蛋白质、脂肪以及各种矿物质和维生素的需要。不仅品种要多样，而且数量要充足，膳食既要满足就餐者需要又要防止过量。对于一些特殊人群，如儿童和青少年、孕妇和乳母，还要注意易缺营养素如钙、铁、锌等的供给。其二，各营养素之间的比例要适宜。膳食中能量来源及其在各餐中的分配比例要合理，要保证膳食蛋白质中优质蛋白质占适宜的比例，要以植物油作为油脂的主要来源，要保证碳水化合物的摄入，各矿物质之间也要配比适当。其三，食物的搭配要合理。注意成酸性食物与成碱性食物、主食与副食、杂粮与精粮、荤与素等食物的平衡搭配。其四，膳食制度要合理。一般应该定时定量进餐，成人一日三餐，儿童三餐以外再加一次点心，老人也可在三餐之外加点心。

2. 照顾饮食习惯，注意饭菜的口味

在可能的情况下，使膳食既多样化，又照顾就餐者的膳食习惯。注重烹调方法，做到色香味美、质地宜人、形状优雅。

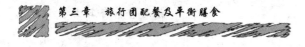

3. 考虑季节和市场供应情况

主要是熟悉市场可供选择的原料，并了解其营养特点。

4. 兼顾经济条件

食谱既要符合营养要求，又不能超出进餐者的经济承受能力，这样的食谱才有实际意义。

四、营养食谱编制的方法

目前，营养食谱编制的方法主要有三种，即计算法、食品交换份法和计算机食谱编制法。其中，计算法是食谱编制最为常用的方法，是其他方法的基础。

（一）计算法

计算法是食谱编制的基本方法。该方法比较精确，但计算量大，适宜小范围和特殊人群的配膳。如果为个体或状况相同的群体编制食谱，可按下列步骤进行。对不同状况的人群可分别编制，也可按普通人群的标准与特殊人群的标准进行换算编制。

按平衡膳食和合理营养原则，确定对象的营养供给标准，主要是能量供给标准，并把营养素和能量供给量分配到各餐次。

根据营养供给标准，结合食品的营养特点及市场供应情况，确定食品原料用量。首先是满足能量的主食量，然后是其他食品，并把各食品按各餐次的营养供给量分配到各餐次。

根据具体情况和初步验算，进行适当调整，初步确定食谱。

根据合理烹饪和用膳者情况方式，最终确定食谱。

（二）食品交换份法

食品交换份法是一种简单、近似的食谱编制方法。一般情况下为众多人群配膳可采用该方法。该方法是基于将各类食物按其营养的主要功能分类，同类食物按每份等营养量可以互换的原则进行。同类食物互换可以避免久食生厌，使每日饮食食物更加丰富多彩。食品交换份法的具体内容和方法包括四个部分。

1. 食物按其营养的主要功能分类

这可参见前面第三章和本章有关内容，换表也做了说明。

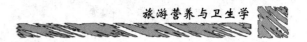

2. 同类食物按等营养价量的份数交换

利用膳食宝塔可把营养与美味结合起来，按照同类互换、多种多样的原则调配一日三餐。同类互换就是以粮换粮、以豆换豆、以肉换肉。例如大米可与面粉或杂粮互换；大豆可与相当量的豆制品或杂豆互换；瘦猪肉可与等量的鸡、鸭、牛、羊、兔肉互换；鱼可与虾、蟹等水产品互换；牛奶可与羊奶、酸奶等互换。多种多样就是选用品种、形态、颜色、口感多样的食物，变换烹调方法。表3-8至表3-14分别列举了几类常见食物的互换表，供参考。

表3-8　谷类薯类食物互换表（能量相当于50g米、面的食物）

食物名称	市品重量（g）*	食物名称	市品重量（g）*
稻米或面粉	50	烙饼	70
面条（挂面）	50	烧饼	60
面条（切面）	60	油条	45
米饭	籼米150，粳米110g	面包	55
米粥	375	饼干	40
馒头	80	鲜玉米（市品）	350
花卷	80	红薯、白薯（生）	190

*成品按照与原料的能量比计算

表3-9　蔬菜类食物互换表（市品相当于100g可食部重量）

食物名称	市品重量（g）*	食物名称	市品重量（g）*
萝卜	105	菠菜、油菜、小白菜	120
樱桃西红柿	100	圆白菜	115
西红柿	100	大白菜	115
柿子椒	120	芹菜	150
黄瓜	110	蒜苗	120
茄子	110	菜花	120
冬瓜	125	莴笋	160
韭菜	110	藕	115

*按照市品可食部百分比折算

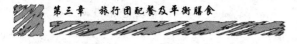

表3-10 水果食物互换表（市品相当于100g可食部重量）

食物名称	市品重量（g）*	食物名称	市品重量（g）*
苹果	130	柑橘、橙	130
梨	120	香蕉	170
桃	120	芒果	150
鲜枣	115	火龙果	145
葡萄	115	菠萝	150
草莓	105	猕猴桃	120
柿子	115	西瓜	180

＊按照市品可食部百分比折算

表3-11 肉类食物互换表（市品相当于50g生鲜肉）

食物名称	市品重量（g）*	食物名称	市品重量（g）*
瘦猪肉（生）	50	羊肉（生）	50
猪排骨（生）	85	整鸡、鸭、鹅（生）	75
猪肉松	30	烧鸡、烧鸭、烧鹅	60
广式香肠	55	鸡肉（生）	50
肉肠（火腿肠）	85	鸡腿（生）	90
酱肘子	35	鸡翅（生）	80
瘦牛肉（生）	50	炸鸡	70
酱牛肉	35	鸭肉（生）	50
牛肉干	30	烤鸭	55

＊以可食部百分比及同类畜、禽生肉的蛋白质折算，烤鸭、肉松、大排等食物能量密度较高，与瘦肉相比，提供等量蛋白质时，能量是其2倍至3倍，因此在选择这些食物应注意总能量的控制。

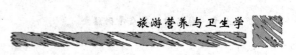

表 3-12   鱼虾类食物互换表（市品相当于 50g 可食部重量）

食物名称	市品重量（g）*	食物名称	市品重量（g）*
草鱼	85	大黄鱼	75
鲤鱼	90	带鱼	65
鲢鱼	80	鲅鱼	60
鲫鱼	95	墨鱼	70
鲈鱼	85	蛤蜊	130
鳊鱼（武昌鱼）	85	虾	80
鳙鱼（花鲢鱼）	80	蟹	105
鲳鱼（平鱼）	70		

* 按照市品可食部百分比折算

表 3-13   大豆类食物互换表（市品相当于 50g 大豆的豆类食物）

食物名称	市品重量（g）	食物名称	市品重量（g）*
大豆（黄豆、青豆、黑豆）	50	豆腐丝	80
北豆腐	145	素鸡	105
南豆腐	280	腐竹	35
内酯豆腐	350	豆浆	730
豆腐干	110		

* 豆制品按照与黄豆的蛋白质比折算

表 3-14   乳类食物互换表（市品相当于 100g 鲜牛奶的乳类食物）

食物名称	市品重量（g）*	食物名称	市品重量（g）*
鲜牛奶（羊奶）	100	酸奶	100
奶粉	15	奶酪	10

* 奶制品按照与鲜奶的蛋白质比折算

第四节 营养、膳食与疾病

一、高血压病人的营养、膳食建议

我国健康成年人的血压一般为 140/90 (收缩压/舒张压) 毫米汞柱左右，超过 160/90 为高血压，介于两者之间的为临界高血压。高血压病是我国的常见病之一，发病率高达 3% ~ 10%。高血压、冠心病是与饮食营养有密切关系的心血管疾病，多与饮食中能量过剩、摄入食盐过多有关。中老年人中的高血压患者较多，合理饮食是防治高血压、也是预防脑血管意外与冠心病的重要方面。高血压病人合理饮食应注意以下几个方面。

1. 根据标准体重减少食量

体重超重者高血压发病率高，治疗效果差，有人测试过每超重 2.5kg，血压上升 10/7mmHg，因此减轻体重是超重者治疗高血压的必要措施。控制总能量、减轻体重，可以减轻心血管的负担，对预防高血压有积极的意义。

2. 坚持长期进食低钠高钾食物

高血压病人的食盐摄入量最好每日控制在 3 ~ 5g，严重高血压患者要控制在 1.2g (包括腌制食品和调味品) 之内。钾是体内的一种重要元素，高血压病人体内多有钠潴留而钾减少的现象，特别是在服排盐利尿剂降压时，钾排出量又多于钠的排出量，因此，高血压病人要多吃低钠高钾食物。

豆类：几乎所有的豆类都是低钠高钾食物，其中，黑豆含钾比钠高 2.2 倍，黄豆含钾比钠高 1.81 倍，但发芽的黄豆钾含量降低。

鲜果类：其中尤以蜜桃、香蕉、芭蕉、鲜荔枝等含钾较多，柚子、枇杷、柑橘、梨、海棠、柿、苹果也都是高钾低钠水果；果品中只有杏、菱角含钠较高。

蔬菜类：含高钾低钠的蔬菜有笋、土豆、南瓜、长茄子、大葱、红薯、龙须菜、香椿、荚耳菜、西葫芦、香瓜、菜瓜、蘑菇、丝瓜、苋菜、豌豆、西红柿、柿子椒等。

3. 适当补充镁

高血压病人使用某些利尿食物会使镁的排泄增加，应适当摄食含镁量高的

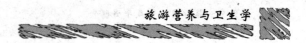

食物，如各种干豆和鲜豆、香菇、菠菜、豆芽等。

4. 进食低脂肪、低胆固醇膳食

高血压病人为避免因肥胖引起的心脏负担过重，忌食肥肉等动物脂肪和脑、肝、肾、蛋黄、鱼子等胆固醇含量高的食物。

5. 进食多纤维膳食及补充维生素

膳食纤维有助于抑制胆固醇的吸收，促进胆固醇的排泄。故应多吃蔬菜和水果补充维生素，尤其是 B 族维生素和抗坏血酸，以利于调整脂肪代谢。

6. 禁忌食物

禁用浓茶、浓咖啡、烈性酒及刺激性食物，但可以喝淡茶，茶叶含有多种维生素和微量元素，还含有茶碱和黄嘌呤等物质，有利尿作用，对降压也有好处，少量饮酒有舒筋活血、扩张血管的作用，且对血压无明显影响。

二、冠心病人的营养、膳食建议

心脏有两条小动脉是专门给心脏输送氧和营养物质的，它们叫冠状动脉，当这两条动脉发生硬化，阻塞血液流通时，就使心肌缺血产生一系列症状，如憋闷、心绞痛等。这就是冠心病，即冠状动脉粥样硬化性心脏病。冠心病人合理饮食应注意以下几个方面：

1. 控制能量与胆固醇的摄入量

能量供给量以能维持标准体重为限，超重者的冠心病发病率比瘦体形者显著提高。防治冠心病，超重者减轻体重是首要措施。能量来源应以粮食、薯类为主，尽量少吃或不吃甜食（可用无能量的甜味剂，如甜菊甙或糖精钠代替）。

过量食用脂肪与胆固醇都会使血脂升高、冠心病加重，因此每天脂肪的摄入量应控制在每千克体重 0.8g 以下，胆固醇 300mg 以下。饱和脂肪酸对血胆固醇升高起着重要的作用，而不饱和脂肪酸则有助于血胆固醇水平的降低，血胆固醇的理想水平为 160～180（mg/100mL），高于此水平者应适当减少摄入量。

2. 保证足够的蛋白质供应

不论是健康的中、老年人，还是冠心病患者，都应保证足够的蛋白质供应。一般认为每日每千克体重供给 1.2g 蛋白质，其中动物性蛋白质应占蛋白质总量的 30% 以上为宜，但不要超过 50%，否则对冠心病的防治不利。

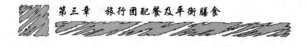

3. 保证足够数量的维生素

很多维生素对冠心病有防治作用，尤其是 B 族维生素和抗坏血酸，它们有促进胆固醇转化为胆酸（组成胆汁）、保护血管壁弹性的作用，是防治动脉硬化很重要的营养素，成人每天应摄食 500g 的新鲜蔬菜、水果。维生素 E 能增强心肌功能，预防血栓形成。动脉硬化斑块常易形成松软的"血栓"，一旦脱落，便会随血流至小血管发生血管阻塞，在心脏引起心肌梗死，在脑引起脑血管意外，植物油、坚果和芝麻都含有比较多的维生素 E。维生素 D 能使血清胆固醇升高，所以成年人不能滥用维生素 D 制剂。

4. 保证足够数量的无机盐

碘有助于抑制肠道胆固醇的吸收，减轻其在动脉壁沉着和钙沉积。硬水（含钙、镁）能促进胆固醇在血管中运转，防止胆固醇在血管沉积，所以饮硬水地区居民冠心病发病率和冠心病死亡率比饮软水地区低。此外，铁、铬、锰、锌、锂、硅、氟等对心血管都有某种保护作用，这些元素大部分是身体必需的元素，但过少或过多都会引起不好的结果，因此，膳食中也不必过多地去追求多摄入某些元素，食盐（钠）应适当限制，每天摄入量在 3~5g。

5. 多食用膳食纤维含量高的食物

膳食纤维能吸附胆固醇，并能结合胆酸从粪便排出，以免被重新吸收合成胆固醇。膳食纤维的摄入量应达 15g 以上，每日进食 500g 蔬菜即可满足需要，老年人应多吃些水果，经常吃些粗粮、杂粮、海带、木耳等。

三、高脂血症病人的营养、膳食建议

高脂血症临床上相当多见，它是诱发冠心病的重要因素之一。合理的饮食是治疗高脂血症的有效方法，一般在进行药物治疗之前，都应进行饮食治疗。不同的饮食和营养成分对脂质和脂蛋白的影响各不相同，因此，不同类型的高脂血症和高脂蛋白血症的饮食治疗方法不同。只有采取正确的饮食治疗方法，才能收到良好的效果。

（一）单纯性高胆固醇血症病人的营养、膳食建议

单纯性高胆固醇血症病人的血浆中胆固醇含量高，甘油三酯正常。饮食调理如下：

（1）限制食物胆固醇的摄入，轻度病例每日低于 300mg 即可，中度或重

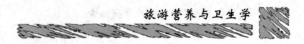

度病例，每日则应低于200mg，忌食胆固醇含量高的食物。

（2）限制动物性脂肪，适当增加植物油，使摄入的多不饱和脂肪酸与饱和脂肪酸的比值（P/S值）达到1.5～2.0。

（3）除非合并有肥胖或超重，一般总能量及碳水化合物的摄入可不必限制，蛋白质也不必限制。

（4）多进食纤维含量高的食物，如蔬菜、水果等，以促进胆固醇从粪便中排出。

（二）单纯性高甘油三酯血症病人的营养、膳食建议

单纯性高甘油三酯血症病人的血浆中甘油三酯含量高，胆固醇含量不高。饮食调理如下：

（1）限制总能量，此类病人常合并有肥胖或超重，应通过限制能量的摄入以降低体重，血清甘油酯常可随之下降。

（2）控制碳水化合物，应忌食砂糖、水果糖、饴糖、蜜糖，以及含糖较多的糕点、罐头、中草药糖浆等，碳水化合物应控制在总能量的60%以下。

（3）适当限制胆固醇和脂肪，此类患者血胆固醇不高，故对食物的胆固醇不必限制过严，一般每天控制在300mg以下即可；脂肪的摄入量，除非为了控制体重，一般不必限制过严。

（4）适当补充蛋白质，尤其是大豆蛋白、瘦肉、去皮家禽、鱼类也可适当进食。

（5）多吃蔬菜、水果，以增加膳食纤维、维生素及矿物质的摄入。

如果血浆中胆固醇含量、甘油三酯含量都高，则应兼顾二者的膳食要求。

链　接

心血管患者专用保健食品：心血管、脑血管疾病在我国人口死亡率中占前两位，因此具有调节心脑血管功能的保健食品应成为开发的重点之一，如降血压、降血脂、软化血管、改善冠状动脉血流等作用的食品。膳食纤维对预防和改善心血管疾病有重要作用，特别是水溶性纤维作用比较明显；多不饱和脂肪酸降血脂效果明显，包括γ-亚麻酸、EPA、DHA等；磷脂和大豆蛋白对降低胆固醇和改善动脉硬化都有明显作用。另外，黄酮类、真菌多糖、皂甙、多酚类、大蒜素等都对心脑血管有保护作用。

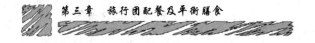

四、糖尿病人的营养、膳食建议

糖尿病是一种常见的具有遗传倾向的内分泌、新陈代谢异常的疾病。它的发病机理是由胰岛素缺乏或分泌不足所引起的糖、蛋白质和脂肪代谢紊乱，血糖不能正常氧化利用而使血糖升高，糖从尿中排出，即形成糖尿。由于糖、蛋白质、脂肪的氧化利用都必须依靠胰岛素完成，因此，糖尿病患者体内的三大营养素的代谢，多半被迫停留在中间阶段，出现大量中间产物，总称为酮体。一部分酮体随尿排出，一部分酮体潴留在血液中成为酮血症，这是糖尿病酸中毒的根源。另外，因为物质代谢不彻底，糖尿病人体内的能量不足，身体不得不大量分解蛋白质和脂肪补充能量；脂肪分解产生甘油三酯，使血液成为高酯血。糖尿病人的胆固醇合成也比正常人旺盛，因此血液中胆固醇的浓度增高，形成高胆固醇血症；由于能量来源不足，蛋白质的消耗分解增加，合成减少，患者的抵抗力降低，会出现伤口不易愈合及体重减轻的情况。

糖尿病人除药物治疗外，饮食更须严格控制。饮食治疗是糖尿病治疗的一个重要方面，糖尿病人必须终身严格控制饮食。饮食营养既是糖尿病的重要诱因，又是治疗糖尿病的重要方法，所以，合理控制饮食非常重要。

1. 合理供给能量，维持标准体重

合理供给能量是治疗糖尿病的关键，对合并有肥胖症、高脂血症和冠心病尤其如此。所谓合理供给能量，主要是根据患者的性别、年龄、体重、体力活动强度及临床症状等因素，确定能量供给量，原则上应使患者达到并维持标准体重。肥胖者应当减少能量摄入量，体重较轻者可适当增加能量摄入。

2. 根据病情调整碳水化合物的比例

在胰岛素问世以前，糖尿病的治疗主要是依靠低碳水化合物的饮食措施。但近年来，国外普遍提倡增加膳食中的碳水化合物的比例，但应在严格控制能量的条件下进行，而且增加的幅度应视病情而定。对肥胖的患者而言，在限制总能量的同时，碳水化合物的比例应控制在40%～50%之间。简单的碳水化合物，如蔗糖、果糖、葡萄糖等极易被人体吸收进入血液，会造成血糖过度增高，故应加以限制。

3. 适当增加蛋白质摄入量

糖尿病患者由于体内糖代谢旺盛，蛋白质消耗增加，故应适当增加蛋白质的摄入量，一般应占总能量的15%左右。

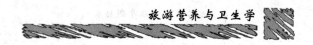

4. 控制脂肪

目前多主张用低脂膳食，以减少并发症。脂肪的摄入量应控制在 25% 以内，主要是增加植物油，减少动物脂肪、胆固醇的摄入量。

5. 增加膳食纤维

膳食纤维可减轻糖尿病患者因限制主食所引起的饥饿感，可使空腹糖浓度降低，尿糖减少，有利于减轻体重和降低血液中的胆固醇。因此，应鼓励病人多吃粗粮、蔬菜、瓜果等膳食纤维含量高的食物。

6. 少吃多餐

采取少吃多餐的方法以防止血糖浓度过分波动，具体应根据患者的饮食习惯、病情变化情况而定。

链 接

糖尿病患者专用食品：全世界糖尿病患者约有 1.5 亿人，据报道我国有 3000 万人，60 岁以上老年脑力工作者中，糖尿病发病率高达 11.2%，因此开展糖尿病专用保健食品的研究已刻不容缓。糖尿病食品的营养特点是低能量、低脂肪、高纤维、优质蛋白质、高维生素等，还会加入微量元素和活性物质，杜绝葡萄糖和蔗糖等；常用含有活性多糖的植物和膳食纤维原料，如南瓜、荞麦、燕麦、薏米，并加入一些从植物中提取的活性多糖，补充维生素 C、维生素 B_6、微量元素铬和锗等；用功能性甜味剂代替蔗糖，如大豆低聚糖、木糖醇、山梨醇、麦芽糖醇及甜味素等。

五、肥胖症病人的营养、膳食建议

肥胖症是由体内脂肪过分堆积所引起的一系列代谢紊乱，包括脂肪酸代谢、糖代谢、激素和酶以及生理、生化的异常变化。轻度肥胖没有明显的症状，肥胖症则会出现疲乏、心悸、气短、耐力差等症状，容易导致糖尿病、高血压、冠心病、呼吸不畅和感冒等。

肥胖是现代文明病的一种，据报道，美国约 1/3 的人体重超过正常标准，我国肥胖人口也越来越多，据北京市对部分城区人群的调查，肥胖儿童占被调查数的 3% ~ 5%，成人肥胖者占 31%，而 45 岁以上妇女超重人数在 35% 以上。

控制饮食是治疗各种类型肥胖症的基础，即使药物减肥也离不开控制饮

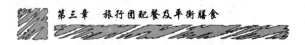

食，特别是对于单纯性肥胖症效果最佳，但须长期坚持，切莫半途而废。饮食治疗的目的在于限制能量的摄入或增加消耗，使患者呈现能量代谢负平衡，从而降低体重。

1. 控制膳食能量摄入

控制总能量摄入，是治疗肥胖症的关键，原则上所有肥胖症病人都应采取低能量膳食。理论上讲，少摄入 6500kcal 能量或多摄入 6500kcal 能量，能减少或增加 1kg 体重。轻度肥胖者，每个月减 1～2kg 较理想；中度肥胖者也以每个月减 2～4kg 为佳。

在减能量中首先应限制食用精制糖与各种甜食、酒精性饮料和高能量食品（如核桃、花生、瓜子、巧克力）。糖不仅能增加体脂合成，而且能抑制脂肪分解。酒精与糖一样也是纯能量食品，尤其高酒精度的酒能量更高。

2. 增加蛋白质的摄入量

我国传统膳食以粮食为主，蛋白质的 50%～70% 来自粮食，当减少粮食摄入时，蛋白质摄入也相应减少；在减轻体重过程中，不仅身体脂肪减少，蛋白质也在消耗。因此，膳食中必须增加蛋白质摄入量以弥补这方面的亏损，摄食量每天 80～100g。食物来源以豆制品为主，适当搭配含脂肪少的动物性食物。出于蛋白质在体内代谢时有很高的"食物特殊动力作用"，即身体利用蛋白质时要多消耗能量，因此，增加膳食蛋白质时要多消耗能量，从而有利减肥。

3. 脂肪食用量要适当

过去认为减肥必须少吃脂肪，实际上过低摄食脂肪不仅没有必要，而且会使脂溶性维生素吸收减少，增强饥饿感，因此，每天还是摄食 40～50g 脂肪。肉类中猪肉是高脂肪肉类，净瘦肉中尚含有 29% 脂肪；牛、羊肉是中脂肪肉类，兔禽（去脂肪组织）、鱼虾属于低脂肪肉类。中、低脂肪肉类可搭配食用，烹调时尽量用植物油，一天大约食用 15 克。

4. 增加膳食纤维

多吃新鲜蔬菜、海带和含糖低的水果，能增加食物容量，减少饥饿感，有利于肥胖的防治，同时对降低血脂和改善糖代谢也有好处，每天吃 500g 蔬菜即可获得充足的膳食纤维。

5. 不食用强烈刺激食欲的食物

刺激食欲的调料如辣椒、胡椒、咖喱粉等，以及鲜味重的肉、鸡、汤等尽

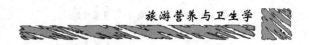

量少食用。不吃高温煎炸、香味浓、油脂含量高的食物，尽量用蒸、煮、炖、酱、凉拌等烹调方法。食谱要多样化，主食尽量做到粗细搭配、豆粮搭配。

6. 饮食治疗的同时应增加运动

在采用饮食减肥的同时，还应进行活动减肥。体力劳动或运动，既可促进脂肪的分解，又可节省氨基酸和促进肌肉蛋白质的合成。肌肉活动时消耗能量，这些能量主要是由碳水化合物和脂肪提供。通常状态下，由碳水化合物提供能量，当运动量较大时，须由储存的脂肪来提供能量，这就优于饥饿疗法治疗肥胖症。

体育锻炼不拘形式，贵在坚持，每天少摄入 230kcal 能量与每天多消耗 230kcal 能量，在减肥效果上意义是一样的。运动强度可根据脉率来掌握，30～40 岁者脉率掌握在 130 次/分钟左右，40～50 岁掌握在 120 次/分钟，60 岁以上不应超过 112 次/分钟，运动锻炼要以生理耐受能力为限，有并发心血管病者要慎重。

链 接

减肥食品：减肥食品，应具有较丰富充足的优质蛋白质，适当减少碳水化合物和脂肪的进食量，但注意不能摄入过少，以防体内营养失衡。无机盐和维生素应丰富多样，以保持体内电解质平衡和营养全面。充足的膳食纤维是减肥食品不可缺少的有效成分，在日常生活中多吃粗粮、水果、蔬菜，有利于控制肥胖。在减肥食品中，膳食纤维由于不易消化吸收，可延缓胃排空的时间，增加饱腹感，从而减少食物和热量的摄入量。各种膳食纤维、低聚糖、多糖都可作为减肥食品的原料。燕麦、螺旋藻、食用菌、魔芋粉、苦丁茶等具有较好的效果。

六、癌症病人的营养、膳食建议

通过切实可行的合理膳食措施和健康的生活方式，全球的癌症发病率有望减少30%～40%。世界癌症研究基金会和美国癌症研究会专家小组提出了以下 14 条膳食建议：

1. 食用营养丰富的、以植物性食物为主的多样化膳食

选择富含各种蔬菜、水果和豆类的植物性膳食，但并不意味着素食，应该让植物性食物占据饭菜的2/3 以上。

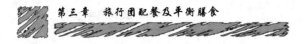

2. 保持适宜的体重

人群的平均体质指数 BMI = 体重（kg）／［身高（m）］^{2}，在整个成年阶段 BMI 应保持在 21 ~ 25，而个体的 BMI 为 18.5 ~ 25，避免体重过低或过高，并将整个成人期的体重增加限制在 5kg 之内。

3. 坚持体力活动

如果从事轻或中等体力活动的职业，则每天应进行约 1h 的快步走或类似的运动，每周还要安排至少 1h 的较剧烈出汗运动。

4. 鼓励全年多吃蔬菜和水果

使蔬菜和水果提供的热量达到总能量的 7%。全年吃多种蔬菜和水果，每日达 400 ~ 800g。

5. 选用富含淀粉和蛋白质的植物性主食

植物性主食应占总能量的 45% ~ 60%，精制糖提供的总能量应限制在 10% 以内。个体每日摄入的淀粉类食物应达到 600 ~ 800g，还应尽量食用粗加工的食物。

6. 不要饮酒，尤其反对过度饮酒

如果要饮酒，男性应限制在 2 杯，女性在 1 杯以内（1 杯的定义是啤酒 250mL，葡萄酒 100mL，白酒 25mL）。孕妇、儿童及青少年不应饮酒。

7. 肉类食品

红肉（指牛、羊、猪肉及其制品）的摄入量应低于总能量的 10%，每日应少于 80g，尽可能选择禽、鱼肉。

8. 总脂肪和油类提供的能量应占总能量的 15% ~ 30%

限制脂肪含量较多，特别是动物性脂肪较多的食物，植物油也应适量，且应选择含单不饱和脂肪并且氢化程度较低的植物油。

9. 限制食盐

成人每日从各种来源摄入的食盐不应超过 6g，其中包括盐腌的各种食品。

10. 尽力减少霉菌对食品的污染

应避免食用受霉菌毒素污染或在室温下长期储藏的食物。

11. 食品保藏

易腐败的食品在购买时和在家中都应冷藏或使用其他适当方法保藏。

12. 管理和监测食品中的污染物

食品中的添加剂、污染物及残留物的含量低于国家所规定的水平时，它们的存在是无害的，但是乱用或使用不当可能影响健康。对食品的添加剂、残留物以及各种化学污染物应制定并监测其安全用量，并应制定严格的管理和监测办法。

13. 不用营养补充剂

补充剂不能减少癌症的危险性，大多数人应从饮食中获取各种营养成分，而不用营养补充剂。

14. 食物的制备和烹调

在吃肉和鱼时用较低的温度烹调，不要食用烧焦的肉和鱼，也不要经常食用炙烤、熏制和烟熏的肉和鱼。

此外，《食物、营养与癌症预防》报告对膳食除了提出 14 条建议外，还建议不吸烟和不嚼烟草，不鼓励以任何形式生产、促销和使用烟草。

最近几年来，国际营养学界对膳食指南的认识已从以营养素为基础的膳食指南转向为以食物为基础的膳食指南，后者明确提倡以植物性食物为主的膳食模式。整个指南包括定性的膳食指南和定量的膳食目标，同时强调从事适当的体力活动，以达到能量平衡。这项指南还指出改变不合理的膳食结构与生活方式对癌症的预防是积极有效的，如平衡膳食、合理营养、改进食物的储存与烹饪方法等至少可以降低 1/3 的癌症死亡率。

因此，就人群而言，大部分的癌症都是可以预防的。在癌症防治过程中，应考虑各种人群，制定个体化的防治方案。

小　结

本章主要论述合理烹饪的内涵、营养素在烹调中的变化、烹饪加工对营养素含量的影响以及营养素的保护措施，强调了平衡营养的重要性。以旅行团配餐为例，介绍了营养食谱的编制方法。最后，分析了营养、膳食与疾病之间的关系。

第四章　食品污染及其预防

第一节　食品污染概述

一、食品污染的概念与分类

食品污染是指危害人体健康的有害物质进入正常食物的过程。人类食物的组成成分中，一般不含有害物质或含量极微，不致对人体产生危害。但食物从生长到收获，在生产、加工、贮存、运输、销售、烹调等各个环节中，某些有害物质会污染食品，致使食品的营养价值和卫生质量降低，对人体健康造成危害。

污染食品的有害物质，按其性质可分为生物性污染、化学性污染和放射性污染三大类。

（一）生物性污染

1. 微生物性污染

主要包括细菌及细菌毒素、霉菌及霉菌毒素等。一些致病菌主要来自病人、病畜和带菌者，致病菌通过空气、土壤、水、食具、患者的手或排泄物污染食品。霉菌在自然界分布广泛，有病害的农作物、空气、土壤及容器都可使食品受到霉菌污染。

微生物污染食品后，在适宜条件下，大量生长繁殖，这引起食品腐败变质，使食品失去食用价值。在这一过程中，某些细菌或霉菌还可能产生某种危害机体健康的毒素，使人、畜发生急、慢性中毒。

2. 寄生虫及虫卵的污染

通过污染食品而危害于人的寄生虫有蛔虫、绦虫、襄虫、中华枝睾吸虫

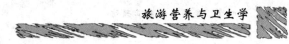

等。寄生虫及虫卵的污染一般是通过病人、病畜的粪便污染水源或土壤后，再污染食品或直接污染食品。各种食品都有可能受到寄生虫及其虫卵的污染，从而使人致病，特别是肉类及水产食品，如畜肉中的寄生虫猪囊尾蚴，这种寄生虫对人体的危害非常大。农产品中污染的蛔虫卵，进入人体后，成虫可钻入气管引起窒息。为预防此类疾病的发生，除注意环境卫生、个人卫生，防止病原体传播外，不生吃食品尤其是生肉、生海产品等也至关重要。

3. 昆虫污染

当食品和粮食贮存的卫生条件不良，缺少防蝇、防虫设备时，食品很容易招致昆虫产卵，滋生各种害虫。昆虫除作为病原体和中间寄主外，由于多数有翅膀，可飞，所以在传播疾病中危害更大。如粮食中的甲虫类、蛾类；肉、鱼、酱、咸菜中的蝇蛆；某些在如枣、荔枝、栗干果等以及糕饼中生长的昆虫等。再如蝇类可将携带的病原体和其呕吐物污染食物，通过人类摄食将病原体传播给人类，如病毒、细菌、霉菌等；又如家庭贮藏食品中，食糖、乳粉、糕点等都可能受螨污染，当人食用被螨污染的食品后，螨虫侵入人的肠道，可引起腹痛、腹泻等肠螨病。预防螨虫污染的有效措施是保持食品干燥。螨虫不耐高温，70℃下，30分钟即死亡。

（二）化学性污染

污染食品的有害化学物质，主要包括一些金属毒物以及其他无机和有机化合物，如汞、镉、铅、砷和亚硝胺类、多环芳烃类、酚、硒、氟及一些目前尚不清楚的各种有毒物质等。化学性污染一般有以下几种来源：

（1）工业"三废"（废水、废气、废渣）污染农作物和周围水系，通过食物链污染食物。

（2）化学农药的广泛应用，使食品受到污染。毒性大，残留时间长的农药污染食品后，对人体健康的危害最大。

（3）食品添加剂，除少数为天然物质外，绝大多数为人工合成的化学物质，有的具有一定的毒性，长期食用会危害健康。

（4）食品的容器和包装材料，由于其中含有不稳定的有害物质，在接触食物时，会被溶解而污染食品。如陶瓷中的铅，某些塑料中的单体，包装蜡纸中石蜡所含的苯并芘，颜料、油墨、纸张中含有的多氯联苯等。

（三）放射性污染

由于核能工业的发展、人工放射性同位素的应用以及大量核试验等经常污染

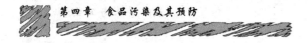

环境，放射性物质直接或间接地污染食品，其中一部分可通过食物链进入人体。

二、食品污染的特点

食品被污染日趋严重及普遍，其中化学性物质的污染占主要地位。污染物从一种生物转移到另一种生物时，浓度会不断积聚增高，即所谓生物富积作用，以至轻微的污染经生物富积作用后，会对人体造成严重危害。现今食品污染导致的危害，除了急性毒性外，以慢性毒性多见。由于长期少量摄入，且生物半衰期又较长，所以食品污染物在体内发生作用，会出现致畸、致癌、致突变现象。

（一）急性中毒

污染物随食物进入人体，在短时间内造成机体损害，出现急性肠胃炎等临床症状，称为急性中毒，如细菌性食物中毒等。

（二）慢性中毒

长期摄入少量被有毒物质污染的食物，会对机体造成损伤，从而引起慢性中毒。由于污染物的种类和毒性不同，作用机制不同，因此慢性中毒的症状也各不相同。例如，过量食用含添加剂如色素或香料（精）的食物，短期内不易看出危害，但长期食用会引起呼吸系统疾病；长期摄入微量受黄曲霉毒素污染的粮食，能引起肝功能异常和肝脏组织病理变化。由于慢性中毒的原因较难发现，容易被人们忽视，应给予足够的重视。

（三）致畸作用

摄入食物中的有害污染物质，会通过母体作用于胚胎，引起形态和结构上的异常而导致畸胎、死胎或胚胎发育迟缓。例如，吃了含亚硝胺、甲基汞、黄曲霉毒素等食物会引起畸胎或胚胎变异。

（四）致突变作用

所谓突变，是指生物在某些诱变因子作用下，细胞中的遗传物质的结构发生突然的、根本的改变，并在细胞分裂过程中传给后代细胞，使新的细胞获得新的遗传特性。例如，某些农药会影响正常妊娠或导致骨骼细胞增殖加快，表现为白血病。这种不正常增殖的细胞如果损害或取代了正常组织，就会引起致癌作用，这种现象往往在若干代的后代中出现。

（五）致癌作用

根据动物试验已知，不少污染食品的化学物质和霉菌毒素有致癌作用，例

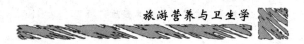

如，过量使用发色剂对肉类进行加工处理，在食品中可形成强致癌物；黄曲霉毒素、六六六等能使动物和人发生肿瘤。由于癌瘤的发生是多因素综合影响的结果，机体除了受外界有害因素作用外，还与年龄、性别、地区、饮食和生活习惯等有关。因此，对动物具有致癌作用的有害物质对人体是否有致癌作用，目前尚无定论。但为了保护人民健康，对于那些能引起动物致癌、致畸、致突变的污染物所污染的食品要引起重视，要采取措施进行处理或禁止食用。

三、食品污染的预防措施

为了控制和防止有害物质对食品的污染，消除食品中存在的有害因素，不断提高食品的卫生质量，必须采取以下措施：

（1）大力进行防止食品污染的宣传教育，经常组织针对食品企业从业人员进行的卫生知识讲座，使他们懂得食品污染的危害，自觉地做好防止食品污染的工作。

（2）根据国家颁布的食品卫生法，有关部门应对食品企业（食品加工厂和商店）、饮食行业、公共食堂进行卫生管理与监督，凡不符合卫生标准的食品，应找出污染原因并及时进行处理。

（3）加强对工业"三废"的管理，凡不符合排放标准的"三废"不得任意排放，以杜绝"三废"对食品的污染。

（4）加强对食品包装材料和容器具的卫生管理，执行食品运输和贮存的卫生管理条例，确保食品在运输和贮存过程中不受污染，不受潮霉变或变质。

（5）卫生检疫部门做好肉品检验工作，严禁病死禽畜肉进入市场，发现病畜禽及肉品应立即进行相关处理。

（6）应采用高效、低毒、低残留的化学农药或其他防治方法，以取代高残留的农药，减少其对环境的污染和在生物体内的存留。

第二节 食品的微生物污染及其预防

一、食品的细菌污染

自然界中，细菌几乎无处不在，因而食品很容易受到污染。污染食品的细

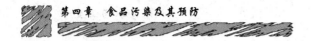

菌有致病菌、条件致病菌（又称相对致病菌）和非致病菌三类。污染食品后可使人致病的为致病菌，如伤寒杆菌、痢疾杆菌等；条件致病菌在通常条件下并不致病，当条件改变时，尤其是当机体抵抗力下降时，就有可能致病，如变形杆菌、大肠杆菌等；非致病菌一般不引起疾病，但它们与食品腐败变质密不可分，因此常常是评价食品卫生质量的重要指标，如芽孢杆菌属、假单孢菌属等。

（一）食品细菌污染的来源

（1）食品加工的原料污染。一般天然食品内部没有或很少有细菌，但食品原料在采集、加工前可能被环境中的细菌等微生物污染，原料破损之处尤其严重。

（2）直接接触食品的生产经营人员不严格执行操作规程卫生要求所造成的食品污染。

（3）食品在加工、保藏、运输、销售过程中的污染。在以上过程中由于环境不良、管理不善而导致食品被空气或与之接触的设备、容器、工具中的一些细菌所污染。食品加工用水如不符合水质卫生标准也会造成细菌对食品的污染。另外，食品在加工过程中未能使生熟分开，会给食品中已存细菌的大量繁殖造成机会。

（二）食品细菌污染的指标

反映食品卫生质量的细菌污染主要指标，一是细菌总数，是食品的一般卫生指标；二是大肠菌群，是食品被粪便污染的指标。

（1）细菌总数。是指单位（g、mL 或 cm^2）检样中细菌的个数，并不考虑其种类。它用来作为食品被污染程度即洁净状态的标志，为食品卫生监督和管理提供了判定依据。但并不能将食品中的全部细菌数反映出来。

（2）大肠菌群。大肠菌群来自人或温血动物的粪便，若食品中检出大肠菌群，则表示食品曾受到人或动物粪便的污染。我国采用每 100g、100mL 和 100cm^2 检样中大肠菌群的数量来表示。大肠菌群数的高低，表明粪便污染的程度，也反映对人体健康危害的大小。

（3）致病菌。致病菌是严重危害人体健康的一种指标菌。在实际工作中，常常根据具体情况，有针对性地检验某种致病菌，如对于罐头，常检验肉毒梭菌，对于肉禽蛋类，常检验沙门氏菌。由于致病菌严重危害人体健康，从食品卫生角度讲，食品中不允许有任何致病菌，一旦被检测出，则该食品卫生质量

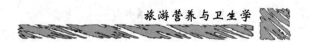

不合格。目前食品中经常检验的致病菌有沙门氏菌、副溶血性弧菌、致病性大肠杆菌、金黄色葡萄球菌及志贺氏菌等。

对于某些食品，还要求测定霉菌及酵母菌的数量。如粮食及其加工食品，因为它们经常受到霉菌及酵母菌的污染，所以该项检验在食品卫生学方面具有重要意义。

二、霉菌及霉菌毒素对食品的污染

（一）概况

霉菌广泛分布于自然界，大多数对人体无害，但某些霉菌的产毒菌株污染的食品后，会产生有毒的代谢产物——霉菌毒素。当人体进食被霉菌毒素污染的食品后，健康便受到损害。目前已知的霉菌毒素有 100 种以上。

霉菌毒素对食品的污染并无传染性，目前已被确认能致使试验动物致癌或病变的霉菌毒素主要有：黄曲霉毒素、杂色曲霉素、岛青霉素、展青霉素、桔青霉素等，以黄曲霉素危害最大。

（二）黄曲霉污染食品的情况

黄曲霉毒素主要污染粮油及其制品，各种植物性、动物性食品也会被广泛污染。如花生、花生油、玉米、大米、棉籽被污染严重，胡桃、杏仁、榛子、高粱、小麦、黄豆等豆类、马铃薯、蛋、乳及乳制品、干咸鱼以及辣椒等均有被黄曲霉毒素污染的报道。检验表明，黄曲霉毒素的检出率明显地取决于食品的种类和食品的产区。我国南方高温、高湿地区的粮油及其制品中，黄曲霉毒素检出率较高，东北、西北、华北地区除个别样品外，不易检测出黄曲霉毒素。从世界各国的报道来看，食品受黄曲霉毒素污染的国家相当普遍。

（三）黄曲霉毒素的毒性

黄曲霉毒素是一种剧毒物质，其毒性比氰化钾还高。人摄入大量黄曲霉毒素会发生急性中毒使肝脏受损；长期少量持续摄入黄曲霉毒素会导致纤维组织增生。1970 年，乌干达一个 15 岁男孩因食用含黄曲霉毒素的木薯饼而引起急性肝坏死，最后死亡。还有许多实例证实人类会因食用污染严重的黄曲霉毒素食品而引起急性中毒。

（四）黄曲霉毒素的致癌性

我国与部分亚非国家的肝癌流行病学调查表明，凡肝脏发病率高的地区，

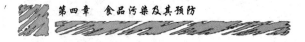

人类食物中，黄曲霉毒素污染严重，实际摄入量高。在东南亚调查不同地区熟食及市售食品黄曲霉毒素量中，发现摄入量的高低与肝癌发病率也显类似关系。除在多种实验动物、鱼类、家禽及家畜等诱发肿瘤外，黄曲霉毒素还能使灵长类动物诱发肝癌，这有助于人类阐明肝癌发生的原因。

（五）防霉及去毒措施

1. 防霉

避免食品被霉菌毒素污染最根本的措施是防止食品霉变，而防霉措施主要应从霉菌生长所需的条件——温度、湿度、空气着手。具体如下：

（1）食品原料尤其是五谷杂粮在收获储运过程中应保持其颗粒的完整性，以便有效地防止霉菌侵染。

（2）粮食收获后要及时在阳光下晾晒、风干和烘干，迅速干燥可使稻谷含水量减至13%以下，大豆11%、玉米12.5%、花生8%以下。

（3）粮库要保持通风，相对湿度不超过70%，储存温度降至10℃以下。

（4）化学熏蒸剂及射线照射防霉效果好且安全，但必须按规定剂量及方法使用。美国利用环氧乙烷进行粮食杀霉，环氧乙烷可用于调味品、淀粉等的保藏。

2. 去毒

黄曲霉毒素耐热，一般烹调加工的温度不能将其去除。

（1）剔除霉粒。因为黄曲霉毒素主要集中于一些霉坏、破损、虫蛀的粮粒中，可以挑选除去。

（2）碾压加工。因为黄曲霉毒素集中在稻谷、玉米等的胚及粒皮部，碾压去掉米糠、谷皮，可降低毒素含量。

（3）搓洗也可以去掉一部分毒素。

（4）物理吸附。将活性白陶土、活性炭等吸附剂加入有黄曲霉毒素的植物油中搅拌、静置后，毒素可被吸附。

（5）植物油加碱去毒。在油脂精炼过程中加入1% NaOH，可破坏大部分黄曲霉毒素。

（6）微生物解毒。根据近年来研究，无根根霉、橙黄色杆菌等均有去毒作用，但食品中的营养物质也会被菌体消耗掉。

（7）利用紫外线照射，高温、高压处理，盐炒法，微波处理，中药山苍籽均可取得良好的去毒效果。

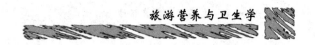

三、食品的病毒污染

病毒不仅在自然环境，如土壤、水体、空气中存在，在一些物品和金属仪器上也存在，其存在时间的长短与病毒种类和污染程度有关。病毒性疾病既可以通过食物、粪便传染，还可以通过衣物、接触、空气等感染，说明病毒存在的普遍性。研究表明，无论病毒残存在哪种食品上，一旦遇到相应的寄主，病毒到达寄主体内即会产生爆发性的繁殖，引起相应的病毒病。为避免疾病的发生，须妥善管理食品原料产地及其生产加工地的环境条件，消费者在食用过程中也要认真对待，确保安全。

四、食品的腐败变质

（一）食品腐败变质的特征

日常生活中，人们经常见到食物放置一段时间后出现发霉、变色变味等、腐烂等现象，例如粮食发霉、肉鱼蛋变臭，油脂变味等，究其实质，是食品的组成成分发生变化，如蛋白质的分解、脂肪的氧化、糖类的酵解，以及维生素、矿物质的大量破坏等，这降低了食品的营养价值。所以，从营养卫生的角度看，食品的腐败变质就是在以微生物为主的各种因素作用下，食品的色、香、味、形及营养成分发生了从量变到质变的变化，这是一个使食品质量降低，以致完全不能食用的过程。从商品学的角度出发，认为食品的腐败变质就是食品失去了商品价值。

至于有些食品如酱油、味精、醋、酒类等，生产过程恰好是利用微生物所起的作用，这种作用称为发酵。发酵后的食品不仅风味改善了，而且在某种程度上营养价值有所提高，这与食品的腐败变质有本质的不同。

（二）食品腐败变质的原因

食品腐败变质的基础是食品本身的组成及性质，诱因是微生物，环境条件也是不可忽略的影响因素。

1. 食品本身的组成及性质

食品一般都含有蛋白质、脂肪、糖类、维生素、矿物质和水分，具有一定的酸碱度和渗透压，这些条件是微生物增殖的必要条件，也是食品腐败变质的重要因素。食品组织中的各种霉类能够引起食品组成成分的变化，加速腐败变质。

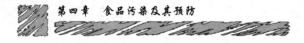

2. 微生物的作用

在食品的腐败变质过程中起主要作用的是微生物，包括细菌、霉菌和酵母菌，由于各类食品的组成及其所处环境各异，导致其变质的微生物种类也不相同。但一般情况下细菌常比酵母菌、霉菌占优势。罐藏食品的变质，大多由细菌造成，如芽孢杆菌属。果汁的变质通常是由酵母菌生长繁殖引起。各种霉菌都有可能引起食品的霉变。

3. 环境因素

无论是食品自身的性质变化还是微生物引起的变化导致的食品的腐败变质都与环境密切相关。食品中由于含有一些不稳定的物质如不饱和脂肪酸而发生的酸败、自动氧化，与环境中氧的存在、光照等有关系。食品和食品原料由于机械损伤等导致食品的组织或细胞被破坏，如所处环境条件（温度、湿度、值、空气）适宜，更易被微生物作用而加速腐败变质。

（三）防止食品腐败变质的措施

防止食品腐败变质，要通过一定的手段、方法和技术，有效地控制环境的温度、湿度、pH 值、渗透压，使其不适于微生物的生长繁殖及其酶的活动，抑制、杀灭有害微生物；抑制和破坏食品和食品原料组织中酶的活性，以控制其腐败变质，对食品本身也要采取抑菌和灭菌措施。

第三节　化学性污染及其预防

一、有毒金属污染

（一）汞

微量汞在正常人体内一般不致会引起危害，进入体内的汞可以从尿、粪便、汗液中排出体外，而且基本保持平衡。无机汞的吸收率低，故毒性较小，有机汞毒性较大，尤其是甲基汞对人体的危害程度更甚。甲基汞可分布于全身组织中，但主要是肝脏和肾，可以通过血液屏障进入脑组织，通过胎盘进入胎儿体内，并能引起胎儿先天性畸形。

进入人体的汞主要来自被污染的食品，被污染的鱼虾贝类是人体食物中汞的主要来源。环境中的微生物特别是污泥中的某些微生物群可以使毒性低的无

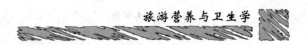

机物转变成毒性高的甲基汞。鱼体表面黏液中微生物也有较强的甲基化能力。用含汞废水灌溉农田，农作物可以从中吸收汞并蓄积，畜禽食用含汞的饲料，肉、蛋、乳中也会含有甲基汞，人类食用这些食品，就会对身体健康造成危害。

环境中汞的污染来源渠道较多，主要有仪表、化工、制药、造纸、涂料等工业。甲基汞中毒的主要症状初为肢体末端和口唇周围麻木、有刺痛感，出现手部动作、知觉、视力等障碍，伴有语言、步态失调，甚至发生全身瘫痪、精神紊乱。此病约六个月后，患者死亡，即使存活下来也会留下后遗症。

为将食品中汞含量控制在卫生标准下，必须禁止使用含汞农药；对含汞的工业"三废"进行无害化处理；加强食品中汞的监测，特别是水产品的监测。我国食品综合汞容许量不得超过以下标准（mg/kg）：粮食（或成品粮）0.02，果蔬、薯类、牛乳0.01，水产品0.2，禽畜肉、蛋0.05，肉产品0.1。

（二）镉

镉进入人体的途径主要是从食品中摄入，食品中的镉主要来源于冶炼、化学工业、冶金工业、电器电镀工业、陶瓷、印刷工业等排出的"三废"。生活在含镉工业废水中的鱼、贝类及其他水生生物的含镉量可增大到450倍。用含镉污水灌溉农作物亦可使镉含量明显增加。镉往往是合金、釉、颜料和镀层构成的成分之一，用此物质制作食品容器有可能释放出镉。镉主要贮存在肝肾处，会造成肾脏、骨骼和消化器官病变，如肺气肿、肾功能损害、支气管炎、高血压及贫血等病症，严重的会患"痛痛病"。1955年，日本富山县境内的冶炼锌矿厂排出含镉工业废水，致使河水污染，当地百姓长期饮用含镉的水，食用镉污染的稻米和水产品，体内蓄积了大量的镉，患上"痛痛病"。患者以疼痛为主，初期腰背疼痛，以后逐渐扩展至全身，患者骨质疏松，极易骨折，往往轻微活动即引起骨折。

为防止镉对食品的污染，要严格执行含镉工业"三废"的排放标准。被镉污染的粮食，经碾磨、水洗可除去粮食表皮的镉。我国规定各种食品中的镉含量（mg/kg）不得超过以下限量标准：大米0.2，面粉和薯类0.1，杂粮0.05，蔬菜0.05，水果0.03，蛋0.05，肉和鱼0.1。

（三）铅

铅在环境中分布很广，铅可以通过冶炼、印刷、塑料、橡胶等工业"三废"污染农作物，也可以通过含铅的劣质陶瓷、生产设备、容器管道等污染食品。汽油中的防爆剂四乙基铅通过汽车尾气扩散到公路周围的农田亦是铅污染的一个重要途径。此外，加工皮蛋时添加黄丹粉会带来铅污染，爆米花机器装置上的铅也会污染爆米花。

铅在人体内的半衰期约1460天，且在体内具有蓄积作用，90%沉积在骨骼中，当重新进入血液时会引起铅中毒。铅对人体的危害主要表现为神经系统、造血器官和肾脏等发生病变。症状为食欲不振，口有金属味，失眠，头昏，头痛，腹痛，腹泻或便秘、贫血等。过量的铅可造成儿童智力发育迟缓，癫痫，脑性瘫痪和视神经萎缩等永久性后遗症。

我国规定一些食品中铅的最大允许量（以铅计，mg/kg）：冷饮食品、蒸馏酒、调味品、罐头、豆制品、火腿、糖等1.0，发酵酒、汽酒、麦乳精、焙烤食品、乳粉、炼乳等0.5，色拉油0.1，茶2.0，松花蛋3.0。

为预防和减少食品的铅污染，要严格管理和处理工业"三废"，限制用于食品加工的工具、设备、包装容器、食品添加剂中的铅含量，不得使用含铅的食具容器存放食品。

（四）铬

铬与汞、铅、镉、砷不同，它是人体必需微量元素之一，只有环境中遭到严重的铬污染时才会对人体造成损害。含铬的废水和废渣是食品主要污染来源，尤以皮革厂、电镀厂的"三废"中铬含量高。

一般认为，金属铬和二价铬无毒，三价铬毒性很小，危害最大的是六价铬的化合物，它具有强烈的刺激作用和腐蚀性。慢性铬中毒症会导致鼻黏膜损害，皮炎，头痛，消瘦，贫血，消化道发炎或溃疡。铬化合物的致癌作用也引起广泛的重视，铬的致癌性不仅仅取决于化合价，主要取决于浓度。难溶于水的铬酸盐和氧化铬被认为是最主要的致癌物质。

二、化学农药对食品的污染

农药在防治农作物虫害、去除杂草、提高农畜产品的质量、确保人体健康等方面起着重要的作用，但是由于大量长期使用和不合理地使用，动植物中或多或少地残存有农药及衍生物，这不仅导致环境污染，对食品也会造成的严重污染。

食品被农药污染的途径有很多，如喷洒在农作物叶片上的农药有10%经叶片进入植物体内，沉积在土壤中的农药经植物根部吸收也可进入植物体内；污染空气、土壤的农药，随雨水又回到土壤、水域中，经水生生物的食物链富

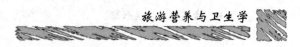
积作用，造成农药在水产品中大量蓄积；畜禽食用被农药污染的饲料，造成农药在畜禽体内的蓄积，还可以转到乳及蛋中去。除此之外，在食品的生产、运输、贮存和销售过程中，也会由于工作失误造成农药对食品的污染，严重地危害人类健康。

农药的残毒虽然数量甚微，但通过食物链中生物体的逐渐聚集可达到惊人的蓄积量，多数国家在 20 世纪 70 年代或更早时间已停止使用 DDT 和六六六等农药，我国也在 20 世纪 80 年代初禁止使用有机氯农药，但其残留量需十几年甚至上百年才能完全清除。所以，尽管目前已停止使用这些有机氯农药，但是在食品中仍能不断地发现它们。

有机磷农药一般化学性质不稳定，在自然界中易分解，在生物体内也能迅速分解，残留期短，所以我国目前使用的农药大部分是有机磷农药。有机磷农药在食品中的残留，根茎类比叶菜类和豆荚类时间长，有机磷污染的水果和蔬菜，一般经 10 天左右就能够消失一半，比较低毒性残留品种，在植物性食物中半个月可全部降解。由于有机磷农药主要残留在水果和蔬菜的表皮，所以经过洗涤和去皮，可大大减少残留量。有机磷农药对人体的主要危险是因喷洒不当或意外原因造成急性中毒。

为防止和减少农药对食品的污染，主要应在农作物保护工作中贯彻"以防为主""防治结合"的方针，尽量减少使用合成化学农药，减轻对环境的破坏。在使用农药时，要采取如下措施：

（1）农药种类选用要适当。使用农药时应尽量选用对虫害毒力强对人畜毒性低的品种，严禁在蔬菜上使用剧毒农药。

（2）严格控制用量，注意用药间隔周期。根据虫害的危害程度及作物品种决定用药量。由于不同农药降解期不同，在作物上的残留时间也不一样，因此，施药后间隔一定时期方可收获农作物。

（3）健全农药管理、使用操作制度，防止由于工作过失而导致农药污染食品，对人体造成危害。

（4）注意合理烹调方法，减少农药的残留。如将蔬菜和粮食等彻底清洗后烹调，水果削皮后食用，可明显地减少农药的污染量。

三、兽药对食品的污染

FAO/WHO 联合组织的食品中兽药残留立法委员会把兽药残留定义为：兽

药残留是已知动物产品的任何可食部分所含兽药的母体化合物及其代谢物，以及与兽药有关的杂质的残留。所以兽药残留既包括原药，也包括药物在动物体内的代谢产物。另外，药物或其代谢产物与内源大分子共价结合产物称为结合残留。主要残留成分有抗生素类（如青霉素、四环素、链霉素等）、磺胺药类、呋喃药类、抗球虫药、激素药类和驱虫药类。

（一）兽药进入动物体的主要途径

（1）预防和治疗禽畜疾病用药。在预防和治疗禽畜疾病的过程中，口服、注射、局部用药等方法会使药物残留于动物体内而污染食品。

（2）饲料添加剂中兽药的使用。为了治疗动物的某些疾病，在饲料中常添加一些药物，还可促进禽畜的生长。当这些药物以小剂量拌在饲料中，长时间地喂养动物，药物便残留在动物体内，从而引起肉、乳、蛋等动物性食品的污染。

（3）食品保鲜中引入药物。为保鲜食品加入某些抗生素等药物以抑制微生物的生长、繁殖，但这样会对食品造成不同程度的药物污染。

由于上述原因，动物性食品中不可避免地含有各种药物残留。

（二）兽药污染食品对人体的危害

（1）毒性作用。人体长期摄入被兽药污染的动物性食品，兽药在体内会不断蓄积，当蓄积到一定量后，就会对人体产生毒害作用，如磺胺类药物引起肾脏损害。

（2）过敏反应和变态反应。呋喃类引起人体的不良反应主要是胃肠反应和过敏反应，表现在以周围神经炎、嗜酸性粒细胞增多等为特征的过敏反应。青霉素类引起的变态反应，轻者表现为接触性皮炎和皮肤反应，严重者表现为致死性、过敏性休克。

（3）细菌耐药性。由于动物体内的耐药菌株可通过动物性食品传播至人体，当经常食用被兽药污染的动物性食品的人发生疾病时，就给临床上感染性疾病的治疗带来一定的困难，耐药菌株感染往往会延误正常的治疗过程。

（4）菌群失调。在正常情况下，人体肠道内的菌群能够与人体相互适应，如某些菌群能抑制其他菌群的过度繁殖，某些菌群能合成 B 族维生素和维生素 K 以供机体利用；人体摄入被兽药污染的动物性食品时，兽药的积蓄会使菌群的平衡失调，导致人体发生一些疾病。

（5）致畸、致突变作用。苯并咪唑类药物是兽医临床上常用的广谱抗蠕

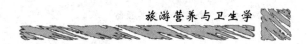

虫病药物,可持久地残留于肝内并对动物具有潜在的致畸性和致突变性。

(6) 激素作用。动物性食品若含较低剂量的动物内源性激素,摄入人体后,由于其口服活性低,对于食用者不会有效地干扰其激素机能,但对于不同的人群,激素的作用不可忽视。

(三) 动物性食品兽药污染防治措施

(1) 加强药物的合理使用规范。使用兽用专用药,尽可能少用或不用药,特殊情况下一般最多不超过三种抗菌药物;所用化学药品应做到高效低毒,新药品应通过安全性毒理学评价。

(2) 严格规定休药期并制定动物性食品药物的最大残留限量。对于不同的动物应有不同的休眠期,不同的动物,同一动物身体的不同部位应有明确的药物最大残留限量。

(3) 加大监督检测部门的工作力度。兽药残留对人体的潜在危害是非常严重的,市场经济条件下,难免有人受利益驱动,无视动物性食品兽药污染对人体健康造成的极坏影响而制售这样的食品,因此,建议肉品检验部门、饲料监督部门以及技术监督部加强对动物饲料和动物性食品中药物残留的检测,建立并完善分析机制,以确保消费者的利益。另外,相应的法规建设也应完善并付诸实施。

(4) 适当的加工保藏方式可降低动物性食品兽药的污染,如热加工、冷藏等都可降低兽药的残留量。

四、亚硝基化合物对食品的污染

根据化学结构可将亚硝基化合物分为两大类,即亚硝胺和亚硝酰胺。亚硝胺化学性比亚硝酰胺稳定。亚硝胺不易水解,在中性及碱性环境中较稳定,在酸性条件及紫外线照射下会缓慢分解;亚硝酰胺性质活泼,在酸性条件和碱性条件下均不稳定。亚硝基化合物还有一定的挥发性。

食物中天然亚硝基化合物含量极微,但其可通过各种污染途径进入食品,也可由食物中广泛存在的亚硝基化合物前体在适宜条件下生成。亚硝基化合物前体胺类来源于不新鲜的食物,如腐败的肉、鱼等含有较多脯氨酸、羟脯氨酸、精氨酸,极易生成胺类物质;酿造过程中蛋白质分解也会产生胺类;茶叶中的生物碱类物质也都易于参与亚硝基化合物的反应。一般来说,食物中胺类的含量,随其新鲜度、贮藏和加工条件的变化而变化。例如鱼在加工成制品时，不论是晒干、烟熏或装罐都会使胺类物质增加。亚硝基化剂是一种可促进亚硝基化的物质，广泛存在于土壤、水及植物当中，当大量施用含氮化肥以及土壤干旱、缺少钼时，农作物均会积累大量的亚硝基化剂，这些亚硝基化剂在具有还原性细菌的作用下生成亚硝基化合物。另外，作为食品添加剂，亚硝基化合物也常被添加于某些食品中。人体也可以合成亚硝胺，胃是合成亚硝胺的主要场所。

亚硝基化合物是具有强烈致癌性的物质，已知可使多种动物、多种器官组织产生肿瘤；少量多次长期摄入或一次多剂量摄入均可致癌。至今尚未发现有一种动物对亚硝基化合物的致癌性有抵抗能力。亚硝基化合物还有制畸作用和胚胎毒性，并有剂量效应关系。

人类饮食中的亚硝基化合物主要来源于蔬菜、肉制品和发酵制品。一般来说，新鲜蔬菜很少含有亚硝基化合物，但在运输和贮存过程中，或腌制蔬菜、咸菜和酸菜时，就会有大量的亚硝基化合物产生。含有较多亚硝基化合物的蔬菜有菠菜、甜菜、茴香、萝卜、雪里蕻、小白菜、红辣椒等。酸菜是一种具有代表性的亚硝基高含量的蔬菜制品。发酵食品中如豆瓣酱、酱油、啤酒中也含有亚硝基化合物。海产品如咸鱼、虾皮的亚硝基化合物含量为食品中最高，咸肉、腊肉、香肠、火腿次之。加工熟制品的亚硝基化合物含量高于发酵制品。此外，霉变食品中也含有亚硝基化合物。

为防止亚硝基化合物对人体的危害，应从食品生产加工、贮存和抑制体内合成等方面采取措施，具体有：

（1）防止食物霉变以及其他微生物污染，是降低食物中亚硝基化合物最主要的方法。首先某些细菌可以还原硝酸盐为亚硝酸盐，其次某些微生物可分解蛋白质转化为胺类物质，并且还有酶促亚硝基化作用。所以，在食品加工时，应保证食品新鲜，防止微生物污染。

（2）应用亚硝基化抑制剂。亚硝基化作用过程可被许多化合物与环境条件所抑制，如维生素 C、维生素 E、鞣酸和酚类化合物等，可以抑制或减少亚硝基化合物的形成；蔗糖在一定条件下（pH 值为 3）也有阻断亚硝基化合物形成的作用。

（3）控制食品加工中硝酸盐、亚硝酸盐的添加量，在加工工艺可行的条件下，尽量使用亚硝酸盐、硝酸盐的代用品。

（4）农业用肥与用水也与蔬菜中亚硝酸盐和硝酸盐含量有关。干旱缺水

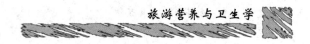

地区，蔬菜中硝酸盐含量高。

（5）某些食物含有防止亚硝基化合物产生的成分，如猕猴桃、沙棘汁、大蒜等。

五、多环芳香族化合物对食品的污染

多环芳香族化合物是食品污染物质中一类具有诱癌作用的化合物。它包括多环芳烃与杂环胺等。

（一）苯并芘

苯并芘是一类多环芳香烃类化合物，具有强致癌性。它稍溶于甲醇和乙醇，在碱性条件下加热稳定，在酸性条件下不稳定，可被活性炭吸附。

多环芳香烃主要是由各种有机物不完全燃烧而来的。如烹调加工食品时，烘烤或熏制直接受污染，高温加热造成热解、热聚形成。此外，直接从环境中受到污染，如大气飘尘、柏油路上晒粮食以及不良包装材料污染食物。还有植物直接从土壤、水中吸取和微生物、植物微量合成等。

苯并芘可以通过皮肤、呼吸道及被污染的食品等途径进入人体，在肠道内被很快吸收，进入血液后很快分布于全身。苯并芘主要导致胃癌的发生。

我国规定几种食品中苯并芘的允许限量标准（μg/kg）：粮食、熏烤动物性食品为5，植物油为10。

预防苯并芘污染食品的措施有：

（1）防止污染，加强环境治理。

（2）改进食品加工烹调方法。熏制、烘干粮食应改进燃烧过程，改良食品烟熏剂，不使用煤炭烘烤，使用熏烟洗净器或冷熏液。

（3）粮食不许放在柏油路上晾晒，防止被沥青玷污；机械化生产加工食品时，防止润滑油污染粮食。

（4）对于已污染的食品，如果是油脂，可采用活性炭予以去除。粮谷类用碾磨加工法去除。

（二）杂环胺对食品的污染

杂环胺是在烹调加工蛋白质食物时，从蛋白质、肽、氨基酸的热解物中分离的一类具有致突变、致癌的杂环芳烃类化合物。

杂环胺的生成主要是含蛋白质较多的食物，如鱼、肉类在烘烤、煎炸时产生的，烹调方式、时间、温度及食物的组成对多杂环胺的生成有很大影响。食物与明火接触和与灼热的金属表面接触，有助于杂环胺的生成，加工温度高则杂环胺的含量高。

杂环胺化合物的致突变性可被多种物质抑制或破坏，新鲜的水果蔬菜如苹果、茄子、白菜、生姜、菠萝等可除去色氨酸热解物的致突变作用。

预防杂环胺化合物危害的措施有：

（1）改进烹调加工方法。杂环胺化合物的生成与不良烹调加工有关，特别是过高温度烹调食物，因此，须注意烹调温度以免烧焦食物。

（2）增加蔬菜水果的摄入量。膳食纤维有吸附杂环胺化合物并降低其生物活性的作用。水果中的某些成分有抑制杂环胺化合物的致突变作用。因此，增加蔬菜、水果的摄入量对于防止杂环胺的危害有积极作用。

第四节　食品的放射性污染

一、食品的放射性污染源

食品放射性物质的污染来源，主要有以下几个方面：核试验产生的放射性物质；和平利用原子能过程中产生的核废料，因处理和排放不当对环境造成的污染；意外核事故造成的严重核燃料泄漏。

环境中的放射性核元素可通过食物链各个环节向食品转移而污染食品。其转移途径有：向水生生物体的转移；向植物体内转移；向动物和人体内转移。放射性核元素进入水体后，可随着生物体表逐渐向内渗透，直接进入水生植物及水生动物体内。放射性核元素进入植物的途径是沉降物、雨水和污水将放射性核元素带到植物表面，并渗入植物组织，植物根系也可以从土壤中吸收放射性核元素。环境中的放射性核元素通过牧草、饲料、饮水等途径进入禽畜体内，储存于组织器官中。放射性核元素进入人体的量取决于食品中的含量，和烹调方法也有关系。据调查，乳制品放射性核元素最多，其次是蔬菜、水果、谷类和面食制品。

二、放射性污染对人体的危害

饮食小剂量放射性核元素引起的放射病，潜伏期较长且多引起癌变。有的对生殖系统造成危害，还有致畸、致突变性。一般情况下，食品存在放射性污染的可能性是比较小的。注意加强对污染源的经常性卫生监督，定期检查，做好预防工作。食品在严密包装的情况下，只是外部受到放射性物质的污染，因为污染的主要途径是通过干燥灰尘，所以可用擦洗和吸尘等方式去除。若放射性物质已进入食品内部或已渗入食品组成成分中，则无法去除。防止食品放射性污染主要在于控制放射性污染源。在使用放射性物质时，应严格遵守操作规程，禁止任何能够引起食品如包装产生放射性污染的照射，严格执行卫生标准使食品放射性核元素污染量控制在限制浓度范围之内。

目前食品实际污染情况主要以半衰期较长的铯-137和锶-90最为严重。特别是半衰期较长的锶-90，其多蓄积于骨骼内，会影响造血器官，并且不容易排出，对人体健康有严重危害。某些海底动物可蓄积放性物质，如软体动物能蓄积特别危险的锶-90，牡蛎能蓄积大量的锌-65，某些鱼类能蓄积铁-55。

第五节　食品添加剂卫生

一、食品添加剂的定义和分类

（一）定义

食品添加剂是指为了改善食品品质和色、香、味以及为满足防腐和加工工艺需要，在食品的生产、加工、调配、处理和贮存过程中加入和使用的天然或化学合成物质。

（二）食品添加剂的分类

食品添加剂的种类很多，如为增强食品营养价值而加入的营养强化剂；为改善适应性状而加入的色素、香精香料、漂白剂、增味剂、甜味剂、疏松剂等；为保持食品新鲜防止变质的防腐剂、抗氧化剂等；作为生产辅助材料的碱、盐类、载体溶剂等。但按其原料和生产方法可分为化学合成添加剂和天然食品添加剂，天然食品添加剂主要来自动、植物组织和微生物的代谢产物。人工合成食品添加剂是通过化学手段使元素和化合物产生一系列化学反应而制成。现阶段天然食品添加剂的品种较少，价格较高；人工合成食品添加剂的品种比较齐全，价格低，使用量较小，但毒性大于天然食品添加剂，特别是合成

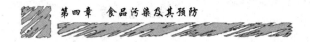

食品添加剂质量不纯，混有有害杂质，用量过大时容易对机体造成危害。

根据安全评价，FAO/WHO 食品添加剂法规委员会（CCFA）把食品添加剂分成 A、B、C 三类，每类又分为（1）、（2）两类。

A（1）类：毒理学资料清楚，已制定出 ADI（每人每天允许摄入量，以 mg/kg 体重计），或者认为毒性有限不须规定 ADI 者。

A（2）类：已制定暂定 ADI 值，但毒理学资料不够完善，暂时允许使用于食品。

B（1）类：进行评价过，但由于毒理学资料不足未建立 ADI 值。

B（2）类：未进行过评价。

C（1）类：根据毒理学资料认为在食品中使用是不安全的。

C（2）类：根据毒理学资料认为应严格控制在某些食品的用途上。

其中列入 A 类表的食品添加剂有 448 种，B 类表的添加剂有 463 种，C 类表的食品添加剂有 26 种。

按食品添加剂的用途，我国列入 GB 2760—2014 食品添加剂使用卫生标准的食品添加剂品种有：酸度调节剂、抗静电剂、消泡剂、抗氧化剂、漂白剂、膨松剂、胶姆糖基础剂、着色剂、护色剂、乳化剂、酶制剂、增味剂、面粉处理剂、被膜剂、水分保持剂、营养强化剂、防腐剂、稳定和凝固剂、甜味剂、增稠剂。

二、食品添加剂的管理和使用原则

我国对食品添加剂的卫生管理主要通过三个方面：制定和执行《食品添加剂使用卫生标准》；颁布和执行新食品添加剂审批程序，对新品种的审核，除工艺、质量标准审查外，重点对产品进行安全毒理学评价；为加强食品添加剂的安全保证，我国实行许可证管理制度，生产食品添加剂的厂家必须按规定办理生产许可证。

合理使用各种添加剂一般是无害的。但由于食品添加剂多为化学物质，有些还具有一定毒性，所以在实际食品生产制作中应尽量少用或不用食品添加剂。在必须使用时，应严格控制食品添加剂的使用范围和添加量。此外，使用食品添加剂还应坚持以下原则：

（1）不影响食品感官性状和原味，对食品的原有营养成分不得有降低、破坏作用。

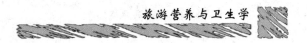

（2）不得用于掩盖缺点（如腐败变质），或作为伪造的手段。

（3）使用食品添加剂在于减少消耗，改善贮存条件，简化加工工艺，不得降低良好的加工措施和卫生要求。

（4）未经卫生部允许，婴儿及儿童食品不得加入食品添加剂，如糖精、色素等。

（5）食品添加剂的使用剂量为能达到使用目的最低剂量。

三、不合理使用食品添加剂造成的后果

在食品加工过程中，如果不严格按照食品添加剂使用标准和卫生管理办法使用食品添加剂，就可能对食品造成污染，损害消费者的身体健康。滥用食品添加剂或使用不符合卫生标准的食品添加剂和非食品用的化工产品将会对人体健康产生以下危害影响。

（一）过敏反应

一些食品添加剂可能引起某些人的过敏反应，例如苯甲酸及苯甲酸钠可引起肠炎，亚硫酸盐可引起支气管哮喘，糖精可引起皮肤瘙痒和日光性过敏皮炎等。

（二）蓄积作用

例如二丁基甲苯在油脂中添加过量，就会在人体内造成蓄积，蓄积到一定程度会引起中毒。维生素 A 在人体内也具有蓄积作用，摄入量过高时也会产生中毒症状。

（三）急、慢性中毒

食品中滥用有害添加剂可能造成急性或慢性中毒。在我国有腌腊制品添加过量硝酸盐、亚硝酸盐引起食物中毒的报道；日本"森永乳粉事件"是由添加过量的含砷磷酸氢二钠导致 130 人中毒死亡的事件。

目前，食品添加剂使用中存在的卫生问题是超范围、超剂量地乱用。在儿童食品中超量使用糖精、色素、香精等，以鲜艳的色泽去迎合孩子的好奇心理。肉制品中亚硝酸钠含量亦时有超标，这是刻意追求感官效果所造成的。饮料市场上糖精钠严重超标，尤其是一些小型个体企业更是超标准用糖精、香精和色素加自来水兑制粗制滥造饮料，欺骗坑害消费者，严重危及人民尤其是少年儿童的健康。毒理学研究表明大量摄入苯甲酸类会导致大白鼠肝脏的严重病变甚至死亡；大量摄入羟基苯甲酸酯类会影响小白鼠的发育；亚硝酸盐在人体内可转化成强致癌物质亚硝胺。

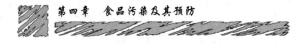

此外，糖精、香精和色素大部分也被怀疑有致癌作用。

第六节　环境卫生对食品卫生的影响

　　良好的环境卫生，保持食品加工、销售场所内外清洁整齐，对防止食品污染，保证食品的卫生质量，有非常重要的作用。为防治环境对食品的污染，不仅要注意食品厂的通风、排烟、采光设计，还要进行防尘、污水污物处理以及消灭有害动物和害虫等。

一、防尘

　　空气中悬浮的尘埃污染食品，传播各种疾病，已经逐渐被人们所认识，应加强防治工作。尘埃中的微生物有来自于泥土、污水及动物人体中的白喉杆菌、结核杆菌、感冒病毒、金黄色葡萄球菌、溶血性链球菌以及寄生虫卵等，还有来自烟尘中的多环芳烃类物质，工业生产排出的有害金属等。所以，在实际生产加工、销售过程中要配备必要的防尘设备，采取防尘措施，如工作人员戴口罩，安装空气净化器、空调设施，加盖食品防尘罩等。

二、垃圾

　　食品企业在生产过程中会产生大量的废弃物垃圾，那是微生物繁殖、蚊蝇滋生的良好场所。它们不仅发出难闻的气味，污染环境，而且还会直接或间接地污染食品，影响食品的卫生质量。因此，食品企业应具有完善的废弃物和废水处理系统，既可以保证食品的卫生质量，又可以防止给环境造成污染。

三、有害动物和昆虫

　　食品企业中的苍蝇、老鼠、蟑螂等动物和昆虫是造成食品污染、传播疾病、引起食物中毒的主要媒介，对食品卫生是严重的威胁，应该采取一系列措施进行防范。

　　1. 苍蝇

　　苍蝇能传播多种人畜疾病，其传播方式主要是机械性传播和生物性传播。苍蝇的繁殖生长需经过卵、蛆、蛹、成蝇四个阶段，当环境适合时，十几天就

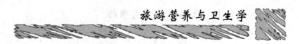

可成为成蝇。苍蝇的嗅觉发达，喜欢在粪便及腐败食物上爬来爬去，有边吃、边吐、边排泄的习性。苍蝇一身细毛，全身及内脏能够携带各种微生物，是各种肠道传染病、寄生虫病的重要传播媒介。所以，在食品加工、储藏和销售场所应健全防蝇措施。

苍蝇的防治要根据蝇类的生态习性，采用以环境防止、控制蝇类滋生为主，并结合物理和化学防治方法，如采用粘蝇纸粘捕、电子诱杀器械，或者滞留喷洒、滞效熏蒸等化学方法来杀灭的措施。

2. 老鼠

老鼠的种类很多。老鼠常咬坏衣服物品或电缆电线、破坏建筑、盗毁粮食及食品，并传播鼠疫、流行性出血热、钩端螺旋体病、地方性斑疹伤寒等疾病，严重危害人类的健康。全世界仅因鼠害减产的粮食每年可达数千万吨，老鼠会咬坏电线造成火灾事故，鼠粪会污染粮食，食品企业必须做好防鼠、灭鼠工作。

防鼠的措施有以下几点，仓库里安放挡鼠板，库内粮食离地离墙一定距离，窗户及各种管道出入口要用细铁丝网封严，平时注意破坏鼠的栖息场所。灭鼠有机械灭鼠和药物灭鼠，但无论采取何种灭鼠方法，必须有专人负责实施，及时收集死鼠，以确保各类食品的安全卫生。

3. 蟑螂

蟑螂是一种油亮、棕褐色、行动敏捷的杂食性昆虫，喜欢生活在温暖、潮湿而又有食物的地方。蟑螂体表带有各种病菌，如痢疾杆菌、副伤寒杆菌、沙门氏菌等，能造成食品、食具的污染和疾病的传播。蟑螂对食品的侵害不仅是数量上的损失，更重要的是营养成分的变化，还会使食物的感官性状恶化。所以，要积极进行有害昆虫的防治工作，保证食品卫生，以免造成危害。餐饮业的蟑螂防治立足于环境治理，及时清除垃圾杂物，收藏好食物，减少昆虫栖息场所。还可以通过物理方法诱捕蟑螂，喷洒化学药剂灭杀蟑螂。

第七节　食品安全性评价

一、食品安全性的含义

食品安全性是任何食品的第一要素，是消费者饮食消费的指导原则及选

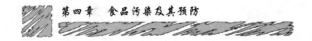

取、采购食品的首要取舍标准。1996年世界卫生组织在其发表的《加强国家级安全性计划指南》中将食品安全性解释为"对食品按其原定用途进行制作或食用时不会使消费者受害的一种担保"。我国关于食品安全性或安全食品，至今尚缺乏一个明确的、统一的定义，从实际意义上讲，食品安全性应指食品无任何对人体可能造成危害的微生物、化学污染物及放射性核元素。但任何食物成分，即使是对人体有益的成分或毒性极低的成分，若食用数量过多或食用条件不当，都可能对健康造成损害。例如食盐摄入过量会中毒，过度饮酒损伤肝、胃，空腹食用番茄易形成胃结石，对多数人安全的牛乳会引起过敏的人腹泻等，也就是说，食品中的化学成分，无论是天然的还是添加的，其安全性都是相对的，一种食品安全与否，不仅取决于其加工、贮藏、食用方式是否合理，食用数量是否适当，还取决于消费者自身的内在条件。绝对的食品安全性是不能简单地在所有的环境下对所有的人都能达到的。

二、食品安全性评价

对食品中任何成分可能引起的危害进行科学测试，得出结论，以确定该成分能否为社会或消费者接受，据此以制定相应的标准，这一过程称为食品的安全性评价。这些成分包括正常食品成分、添加剂、环境污染物、农药、转移到食品中的包装材料成分、天然毒素、霉菌毒素以及其他任何可能在食品中发现的可疑物质。食品安全性评价的适用范围包括：

（1）用于食品生产、加工和保藏的化学物质，如生物物质、食品添加剂、食品添加用微生物等。

（2）食品生产、加工、运输、销售和保藏等过程中产生和污染的有害物质和污染物，如农药、重金属和生物毒素以及包装材料的溶出物，放射性物质和洗涤消毒剂（用于食品、容器和食用工具）等。

（3）新食物资源及其成分。

（4）食物中的其他有害物质。

在进行整体的食品安全性评价过程中，要对食品中的危害成分进行单项评价，并对某食品进行综合评价、对膳食结构进行综合评价以及对最终的风险进行评价。同时要把化学物质评价、毒理学评价、微生物学评价和营养学评价统一起来得出结论。对于某些新食物资源中的功能因子还要进行功能性评价等，从总体来看，这些也都是食品安全性评价应包括的内容。

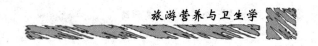

小　结

　　本章介绍了食品污染的定义、分类，化学农药的使用要求与卫生管理，有毒金属、N-亚硝基化合物、多环芳族化合物、食品添加剂的卫生标准和管理。

第五章 食品的腐败变质及其预防

食品腐败变质（food spoilage）是指食品在微生物为主的各种因素作用下所发生的，包括食品营养成分与感观性状的各种酶性、非酶性变化，从而使食品卫生质量降低、丧失食用价值的一切变化。例如肉、鱼、禽、蛋的腐臭，粮食的霉变，蔬菜水果的溃烂，油脂的酸败，等等。在餐饮业的原料保藏、烹饪加工、食品放置等经营过程中，经常遇到此类问题。

食品发生腐败变质的过程中，不仅有大量的腐败菌繁殖，而且也可能受致病菌的污染。人们摄入腐败变质的食品，可能引起急性食物中毒、传染病、慢性毒性反应甚至遗传性疾病。

因此，保持食品良好的新鲜度，防止食品发生腐败变质，是保证餐饮食品卫生质量的关键点之一，对保障消费者健康，搞好企业经营管理，都具有重要的意义。

第一节 食品腐败变质的原因和影响因素

食品腐败变质是食品本身、环境因素和微生物三者相互影响、综合作用的结果。

一、食品特性对腐败变质的影响

（一）动植物食品中各种酶的作用

烹饪原料多数来自动植物组织，动植物组织本身都含有丰富的酶类。烹饪原料中的酶在适宜的环境下，能起催化作用，使蛋白质、脂肪分解，产生有难闻气味和有毒的物质，从而不能食用。如绿色蔬菜可被过氧化酶作用而变味，牛奶中脂肪酶使脂肪酸败。有的原料在酶的作用下，初期能带来一定的好处，如鱼、肉等由于分解酶引起的僵直、成熟等生化反应，使香味增加，鲜味更浓，多汁而柔软。但如果不加控制，任其继续发展，则发生自溶变化，使原料的新鲜度下降，还给微生物生长繁殖提供良好条件，以致引起腐败。

（二）食品组织破损的影响

完整的动植物组织是防御微生物入侵的天然屏障。食品组织破损和细胞膜破碎为微生物广泛侵入提供了条件，因而促进了食品的腐败变质。如磨碎的肉馅、原料的切配、解冻的鱼类、籽粒不完整的粮豆、压破的果蔬、昆虫的咬伤等都容易导致食品腐败变质。

（三）食品营养成分的作用

并非任何微生物在污染食品后都能生长，能否生长主要取决于这些微生物能否利用该原料中所含的营养物质。食品的营养成分组成对食品中微生物菌相组成和优势菌种有重要影响，决定了食品的耐藏与易腐以及腐败进程和特征。例如富含蛋白质的肉、鱼、禽、蛋、奶等食品主要以蛋白质腐败为基本特征；富含淀粉的大米、面粉等食品在细菌、霉菌和酵母菌作用下，主要以产酸发酵为其基本特征；油脂等以脂肪为主的食品，一般不适于微生物繁殖，主要是理化因素引起的酸败。另外，食品中含有不稳定的物质，如色素、芳香族物质、维生素和不饱和脂肪酸等，都容易被氧化，从而引起食物感官性质和营养成分的改变。一般说来，烹饪原料、半成品和成品中的营养成分都是微生物生长良好的培养基。

（四）食品 pH 值的影响

食品的 pH 值几乎都在 7.0 以下，有的低至 2.0 ~ 3.0，很少有碱性食品。食品 pH 低是制约微生物生长繁殖、影响腐败变质的重要因素之一。绝大多数细菌生长的最适 pH 值在 7.0 左右。食品 pH 值在 5.5 以下时，除少数细菌如大肠杆菌、乳酸杆菌、乳链球菌仍能生长外，大多数腐败细菌的生长基本上被控制，能够生长的仅是酵母和霉菌。酵母菌生长的最适 pH 值是 4.0 ~ 5.8，霉菌生长最适 pH 值是 3.0 ~ 6.0，食品的酸度不同，引起食品变质的微生物类群也呈现出一定的特殊性。

（五）食品中水分的作用

食品中通常含有一定的水分，其中仅有游离水可以被微生物利用，称为有效水分，用水分活度 A_w 表示，它是指在相同温度下密闭容器内食品的水蒸气压与纯水蒸气压之比值。对不同类型微生物进行比较，霉菌生长所要求的水分活性最低，酵母菌其次，细菌要求最高。烹饪原料中加入食盐或食糖，既可降低 A_w，又可提高渗透压，使微生物细胞脱水，原生质收缩，严重的能质壁分离，这样便可以控制微生物生长。

二、微生物对食品腐败变质的影响

微生物的作用是引起烹饪原料与餐饮食品腐败变质的一个主要原因，腐败微生物来源见表 5-1。

表 5-1　腐败微生物的来源

A. 在加工前	B. 烹饪加工期间和烹饪以后
主要原料	加工设备、厨师的双手
土壤、田野、果园和水	加入的调味品等辅料
动物、家禽和鱼	水、空气、昆虫、小动物（如象鼠）
收获	已加工的食品
保藏	包装、保藏、食用前的切配

微生物引起原料腐败变质时，最重要的特征是发黏和发生异味。虽然所有的微生物，最终都能形成肉眼可见的菌落或带有黏性，但这要等到微生物达到相当大的数量时才会出现。而当生成硫化氢时，就会迅速使肌肉的色素发生改变，生成含硫肌红蛋白，形成肉眼可见的变色反应。而且硫化氢和含硫有机物具有较难闻的气味，即使在极低的浓度下，也能被感觉器官所察觉。对能大量产生这类物质的微生物，可以看作具有极高的致腐能力。而另一些微生物，能产生大量其他挥发性有机物，如胺类，也可以看作具有较高的致腐能力。

共存于食品中的细菌种类及其相对数量的构成，称为食品的细菌菌相，其中相对数量较大的细菌称为优势菌种。菌相可因细菌污染来源、食品理化性质、所处环境条件和细菌间共生与抗生等因素的影响而有所不同。腐败变质时的优势菌种，是通过与竞争性菌群生长的相对速度来检测的。生长速度最快的细菌最后成为优势菌种。为了延长烹饪原料的保藏期限，应调节保藏条件，形成一个对那些生长迅速、致腐能力大的细菌有较大的选择性抑制作用的环境。

三、环境因素对食品腐败变质的影响

无论是食品自身的性质变化还是微生物引起的变化导致的食品的腐败变质

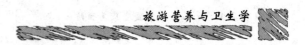

都与环境密切相关。食品中由于含有一些不稳定的物质，如不饱和脂肪酸而发生酸败、自动氧化，这些变化与环境中氧的存在、光照等有关系。食品和食品原料由于机械损伤等导致食品的组织或细胞被破坏，如所处环境条件（温度、湿度、值、空气）适宜，更易被微生物作用而加速腐败变质。

1. 温度

根据微生物对温度的适应性，可将其分为三类：嗜冷微生物、嗜温微生物和嗜热微生物（表 5-2）。

表 5-2　细菌按照生长的温度分类

类　别	最低生长温度（℃）	最适生长温度（℃）	最高生长温度（℃）	举　例
嗜冷性细菌（低温菌）（psychrophiles）	0 ~ 5	20 ~ 35	25 ~ 40	假单胞菌
嗜温性细菌（中温菌）（mesophiles）	5 ~ 20	30 ~ 45	40 ~ 50	变形杆菌
嗜热性细菌（高温菌）（thermophiles）	35 ~ 45	45 ~ 70	60 ~ 80	嗜热脂肪芽孢杆菌

尽管每一类群微生物都有最适宜生长的温度范围，但这三类群又都可以在 25 ~ 30℃ 之间生长繁殖。当烹饪原料处于此温度的环境中，各种微生物都可以生长繁殖从而引起原料腐败变质。在细菌可以生长的最低温度至最适温度区间内，随温度升高，细菌增殖加快，易腐性就提高。

低温可以降低腐败性霉菌的代谢活动，从而使原料的易腐性下降。在超过 45℃ 的高温条件下，嗜热微生物仍能生长繁殖并引起糖类的分解而产酸，其变质的速度比嗜温菌发生的变质过程要短。

2. 氧气

在有氧气时，需氧微生物引起的变质速度要比缺氧时快得多。一些兼性厌氧菌在有氧环境中引起的食品变质也比在厌氧环境中快得多。缺氧条件下，只有厌氧性细菌和酵母能引起腐败变质。

新鲜的烹饪原料中含有较多的还原性物质，如植物组织中含有较多的维生素 C，动物组织含有丰富的巯基（—SH）化合物，这些还原性物质可以使动植物组织内一直保持少氧状态，因此新鲜原料内部只有一些厌氧微生物能够生

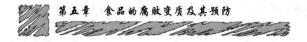

长，表面上有需氧菌生长。原料经加工处理，其中的还原性物质被破坏，组织状态发生改变，氧可以进入组织内部，这会加速食品组成物质的氧化分解。

3. 湿度

如果食品未经包装或包装不严密，环境中空气的湿度又比较大时，食品会吸潮，A_w 值会增大，原料的易腐性也会加大。例如在夏、秋季节，气温在25℃以上，相对湿度在80%左右，食品就特别容易发生腐败变质。

第二节　食品的易腐性及烹饪原料鲜度的评价指标

一、食品的易腐性

食品一旦污染了微生物，微生物很容易生长，这会导致食品的腐败变质。这种引起腐败变质的敏感性或倾向性称为食品的易腐性。

微生物分解各种营养成分的能力是不同的，有的能迅速分解肽类、氨基酸，有的能分解糖类，有的分解脂肪能力较强等。这些差异主要取决于微生物所具酶的种类。当食品营养成分和微生物所具酶的底物一致时，微生物就能分解这些食品，但这一过程还受食品中其他因素的制约，即微生物能否在这种食品中生长繁殖，受食品基质条件的影响，如氢离子浓度、渗透压等。

根据食品易腐性高低可将食品分为三类。

1. 易腐食品（highly perishable foods）

易腐食品是没有特殊的加工和贮存条件，极易腐败的食品。这类食品中包括了饭店每日要消费的多种原料，如鱼、禽、肉、贝、蛋、奶和多数的水果及蔬菜。

2. 半易腐食品（semiperishable foods）

半易腐食品易是腐性介于易腐食品和不易腐食品之间的一类食品。这类食品主要包括坚果类、苹果、马铃薯等，可保藏较长时间。

3. 不易腐食品（nonperishable foods）

不易腐食品是在一般条件下最不易腐败的一类食品，除非在运送和贮存过程中处理不当才可能腐败。主要包括一些干燥的食品，如食糖、大米、面粉、香料、干燥的豆类等。

食品的易腐性是一个相对的概念，在一定条件下，不易腐食品可以转化为易腐食品。例如面粉通常属不易腐食品，但在潮湿环境中保藏，即可转化为易腐食品；又如冻鱼冻结时属不易腐食品，解冻后则属最易腐食品。

餐饮业的烹饪原料、加工半成品和制成品种类繁杂，又有不同的加工形态。冷藏设施终究是有限的，如何妥善保藏好这些食品，使所有食品都保持新鲜状态，这就必须根据易腐性高低对各类食品作出判断，优先安排好易腐性高的食品。

二、烹饪原料鲜度的评价指标

在餐饮业中，鲜度常用于对畜禽肉类和各种水产品等高蛋白原料新鲜程度的评价，其他含蛋白质较少的原料一般只分良质、次质和变质等级，而不以鲜度称谓。

鲜度评价指标有理化指标、感官指标和微生物学指标三大类。它们是根据原料保藏过程中，腐败产物的数量和各种感观性状改变的程度建立起来的。

（一）理化指标

挥发性盐基氮（total volatile basic nitrogen，TVBN）是指碱性条件下能与水蒸气一起蒸馏出来的碱性含氮物质的总量，它是评价高蛋白原料鲜度的主要理化指标。

细菌对完整的蛋白质分子没有致腐能力。但原料中的蛋白质往往先由于固有酶的作用发生自动分解，生成较简单的肽类、氨基酸，这时细菌对这些物质就具有分解能力。细菌分解反应有脱羧反应和脱胺反应等形式。

经脱羧酶反应，氨基酸的末端羧基脱离，形成各种胺类，如丙氨酸、精氨酸、赖氨酸、组氨酸分别形成乙胺、腐胺、尸胺、组胺等。经细菌脱胺酶反应，可形成氨。

不管氨基酸分解形成胺类还是氨，通过这些碱性含氮物质总量的测试，可以得出氨基酸总的分解破坏程度，它与蛋白类原料的腐败变质有明确的对应关系。

（二）感官指标

烹饪原料发生腐败变质时，必然会从色、香、味等感官性状上反映出来，人们可以用感觉器官，如眼、鼻、手去判断。用感官检验原料的新鲜度，虽然有时因人而异，经常存在判断上的偏差等缺点，但由于其简便、灵敏、不需要

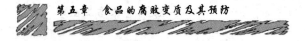

专用仪器设备，常被使用。

1. 色泽

原料无论在加工前或加工后，本身均呈现一定的色泽，常称为固有色泽。如有微生物繁殖引起腐败变质时，色泽就会发生改变，例如，黏质沙雷氏菌的活动可使食品出现红色，黄杆菌的活动可使食品出现黄色，某些酵母菌的活动可使食品出现粉红色等。

细菌具有的色素有的在细菌体内，称为菌体内色素；有的分泌至细菌细胞外，称为菌体外色素。它们都会使原料变色。另外，微生物代谢产物的作用也会促使原料发生化学变化而变色，例如腊肠由于乳酸菌增殖过程中产生了过氧化氢促使肉色素褪色或变绿。在原料上出现的异常色泽有时成片状、斑点状，有时全部或局部分布。

2. 气味

各类原料本身有一定的气味，新鲜动植物原料及其制品因微生物的繁殖而产生变质，人们的嗅觉就能敏感地察觉到不正常的气味产生。它们主要来自于氨基酸的腐败分解产物。

氨基酸除了脱氨、脱羧，形成各种碱性含氮物质外，半胱氨酸和色氨酸的分解产物还会产生不愉快的腐臭气味。从半胱氨酸产生硫醇、硫化氢和甲烷，从色氨酸产生粪臭素和吲哚。鱼肉中蛋白质分解产物氧化三甲胺，可被还原为三甲胺，有恶腥味，三甲胺含量常作为鱼类鲜度的评价指标。

食品中脂肪与食用油脂的酸败所带有的"哈喇味"，是油脂酸败较为敏感和实用的感官指标。食品中碳水化合物的分解会使食品的酸度升高，并带有甜味、醇类气味等，例如面包、米饭的发馊现象。

原料中产生的腐败臭味，常是多种臭味混合而成的。有时能分辨出比较突出的不良气味，例如：酸臭、胺臭、粪臭、硫化氢臭、酯臭。但有些腐败味则较难形容，不宜细分。因此，评定食品质量不是以香臭味来划分，而是按照正常气味与异常气味加以评定。

3. 组织状态

固体食品变质时，组织细胞破坏，细胞内容物外溢，食品会变形软化。如鱼肉类出现肌肉松弛，弹性差，发黏等现象。粉碎后加工制成糕点、奶粉、果酱，微生物引起变质后产生黏稠、结块湿润等现象。液态食品变质后即出现浑浊沉淀，表面出现浮膜，变稠，鲜奶因微生物作用而变质会出现凝块、乳清晰

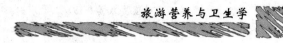

出而分层或变稠，有时还生成气泡。这些变化均易被察觉。

4. 产气

微生物的活动可产生 H_2、CO_2、NH_3、H_2S、CH_4 等多种气体。罐头食品的"胖听"现象就是食品受微生物污染后产气所致。

（三）微生物指标

原料由新鲜转为腐败的过程，也是微生物不断增殖的过程，是腐败菌的量变引起了食品的质变。腐败菌的数量与蛋白分解酶及有毒代谢产物的量均呈比例关系。目前一般使用细菌菌落总数作为食品鲜度评价的间接指标，有时也用大肠菌群数、霉菌数、酵母菌数指标。

在判定食品鲜度时，应将感官指标、理化指标、微生物指标三者结合起来，对照国家食品卫生标准进行综合评价。

三、烹饪原料保藏的卫生控制

（一）烹饪原料合理保藏的意义

烹饪原料的保藏是餐饮业卫生工作的重要组成部分。厨房内原料大多数贮存性差，容易发生霉变、腐烂、虫蛀等现象，造成浪费。其品质变化见表5-3。

表5-3　原料保藏不当引起的品质变化

变化的类别	变化的特点	品质变化现象举例
物理变化	只改变外表形态，无新物质生成，严重时可丧失使用价值	挥发、溶化、渗漏、干裂、玷污、变形、破损
化学变化	既改变物质的外表形态，又改变营养成分，并形成新的有毒物质	氧化、分解、聚合、老化、锈蚀、变味、变色、沉淀
生物学变化	受害虫或微生物侵蚀而发生的变化	虫蛀、鼠咬、霉变、细菌导致腐败
生物化学变化	固有酶作用，及外界温度、湿度、日光、风、空气作用后发生的变化	潮解、皱缩、自溶，同时给害虫、微生物创造滋生繁殖的条件

保藏的基本要求，在于防止原料的腐败变质，消灭或控制微生物的生长繁殖，抑制固有酶的活动，减少营养损失，保持原料的固有性状，延长保藏

期限。

（二）烹饪原料的保藏期限

保藏期限（storage life）又叫贮藏期限或贮藏寿命，是指从食品被加工成功的第一天起到最终可食用日为止所经历的时间。超过保藏期限意味着食品寿命的结束，食品的卫生指标值已超过规定标准，食品已腐败变质而不能食用。

我国食品卫生法规定，禁止生产经营超过保质期限的食品。其实保质期限与保藏期限是有区别的。保质期限是指食品生产单位对所生产包装食品的商品质量的保证期，超过保质期限，厂家将不负法律责任。所谓商品质量有时与卫生质量并不等同，例如皱了皮的苹果，失去香味的橘子，显然已经超过了保质期限，但还未腐烂，故还在保藏期限之内。餐饮业对包装食品如瓶装啤酒、食醋、罐装番茄酱、袋装味精等应执行保质期限规定，对散装的整块肉、整批冻鱼等应自行建立保藏期限。

第三节　食品腐败变质的预防措施

防止食品腐败变质，要通过一定的手段、方法和技术，有效地控制环境的温度、湿度、pH 值、渗透压，使其不适于微生物的生长繁殖及酶的活动，抑制、杀灭有害微生物；抑制和破坏食品和食品原料组织中酶的活性，以控制其腐败变质，对食品本身也要采取抑菌和灭菌措施。防止食品腐败变质的方法较多，在餐饮行业中最常用、最主要的食品保藏方法是低温保藏法和高温保藏法。

一、低温防腐保藏

冷藏冷冻条件是餐饮业的必备条件，一些国家对饭店开业前的审批条件规定了饭店营业厅面积与冷藏冷冻箱容积之间的比例，从而确保饭店有足够的冷藏设施。餐饮业和家庭常用冰箱及冰柜对原料进行保鲜。快餐工厂和食品加工企业均应视规模和生产种类配备专用冷库、冷藏车船等，可根据需要在一定范围内调节温度进行贮运。低温保藏一般分为冷藏、冷冻两种方法。

1. 冷藏

冷藏是指为满足保鲜和防腐的需要，将食品或原料置于冰点以上较低温度条件下贮存的过程，冷藏温度的范围应是0℃～10℃（理想的冷藏温度是0℃～4℃）。在这一温度下，原料虽可最大限度地保持新鲜度，但部分微生物仍能生长繁殖。因此，冷藏的原料只能做短期保藏（或存放）。"电冰箱不是保险箱"说的就是这个道理。

欧美国家近年来推行超冷却技术，即把肉品置于冻结点稍上，如-1℃～0℃，并严格控制温度的波动，可比4℃时的保藏期限延长1～2倍。同样低温型熟肉制品，采用超冷却方法保鲜更具有必要性，因熟肉制品一般不宜冻结。

水分活度高的面点、冷食，如蛋糕、布丁和凉拌菜肴等既不可冷冻，又不能在常温下久放，固应在0℃～5℃下在冷藏箱中做短时间保鲜存放。但各类熟制食品的保鲜存放安全期各不相同，有待研究后确定和制订相应标准。表5-4列出了部分食品的适宜冷藏条件。

2. 冷冻

冷冻是指将食品或原料置于冰点温度以下，以保持冰冻状态的贮存过程，冷冻温度的范围是-20℃～-1℃。冷冻是将食品中所含大部分水分冻结成冰，降温至低于食品汁液解冻点。一般在-8℃以下，由于缺水和低温，大大地限制了微生物的生存。处于冷冻温度时，微生物细胞内的冰晶体破坏了细胞质的胶体状态，同时菌体细胞本身也受到机械性损伤；此外细胞内因冰冻失去可利用的水分，造成生理干燥状态，使细胞质浓缩，黏度增大，电解质浓度增高，细胞质的pH值改变，最终可引起蛋白变性，细胞死亡。

冷冻可分为缓慢冷冻（简称缓冻或慢冻）和快速冻结（简称速冻）两种方法。

速冻（quick freeze）先进行冻结，通常在-40℃下，30～60min内完成，然后在-20℃～-18℃的低温中保藏。与缓冻相比，速冻有许多优点，缓冻时食品组织中的冰晶体多在细胞间隙中形成，细胞内水分不断外流，无机盐浓度不断上升，升到足以沉淀蛋白质，从而使蛋白质变性或发生不可逆的凝固，最终会引起组织解体、质地柔化；而速冻则不同，冰晶体是在细胞间隙和细胞内同时形成的，分布均匀，数量多，原生质紧贴着细胞壁阻止水分外移，对组织结构的影响很小，能更好地保持食品的原有质地。速冻在餐饮业的应用已非常普及，如加工速冻蔬菜、肉类和对虾等，具有良好的品质。

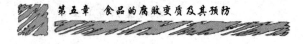

表5－4 部分食品的适宜冷藏条件

食品	温度（℃）	湿度（%）	保藏时间
鲜肉	−1~1	60~85	10~20 日
鲜鱼	−1~0	90~98	1~2 日
鲜蛋	−2	85~88	数月
鲜奶	1~2	70~75	1~2 日
冻肉	−18~−10	95~100	数月
冻鱼	−18~−9	95~98	数月
冰蛋	−10	85~90	数月
西红柿	0	85~90	1 周
胡萝卜	0	90~95	4~5 月
柿子椒	7~10	85~90	8~10 日
马铃薯	3~10	85~90	5~9 月
菠菜	0	90~95	1~2 周
黄瓜	7~10	90~95	1~2 周
香蕉	13	85~95	6~10 日
西瓜	2~5	85~90	2~3 周
苹果	0	85~90	4~6 月
橘子	0~3	85~90	3~4 周

二、高温防腐保藏

食品经高温处理，可杀灭其中绝大部分微生物，并可破坏食品中的酶类。如结合密闭、真空、迅速冷却等处理方法，可有效地控制食品腐败变质，延长保存时间。高温灭菌防腐主要有高温灭菌法和巴氏消毒法两类。高温灭菌法的目的在于杀灭微生物，如食品在115℃左右的温度，大约20分钟，可杀灭繁殖型和芽孢型细菌，同时可破坏酶类，获得接近无菌的食品，如罐头的高温灭菌常用100℃~120℃。巴氏消毒法是将食品放在60℃~65℃环境下加热30分

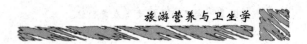

钟，这可杀灭一般致病性微生物，亦有用 80～90℃加热 30 秒或 1 分钟的高温短时巴氏消毒法和以 130～135℃加热 3～4 秒的超高温瞬时灭菌法。巴氏消毒法多用于牛奶、酱油、果汁、啤酒及其他饮料，其优点是能最大限度地保持食品原有的性质。

三、脱水防腐保藏

将食品水分含量降至一定限度以下（如细菌为 10% 以下，霉菌为 13%～16% 以下，酵母为 20% 以下），微生物则不易生长繁殖，酶的活性也受抑制，从而可以防止食品腐败变质。这是一种保藏食品较常用的方法。脱水采取日晒、阴干、加热蒸发、减压蒸发或冰冻干燥等方法。日晒法虽然简单方便，但其中的维生素几乎全部损失。冰冻干燥（又称真空冷冻干燥、冷冻升华干燥、分子干燥）是将食物先低温速冻，使水分变为固冰，然后在较高的真空度下使固态水变为气态水而挥发。冰凉干燥几乎可长期保藏大多数食品，既可保持食品原有的物理、化学、生物学性质不变，又可保持食品原有的感官性状，食用时，加水复原后可恢复到原有的形状和结构。

四、提高渗透压防腐保藏

1. 盐腌法和糖渍法

盐腌法可提高渗透压，微生物处于高渗状态的介质中，可使菌体原生质脱水收缩并与细胞膜脱离而死亡。食盐浓度为 8%～10% 时，可使大部分微生物停止繁殖，但不能杀灭微生物。杀灭微生物需要食盐的浓度为 15%～20%。糖渍食品是利用高浓度（60%～65%）糖液，作为高渗溶液来抑制微生物繁殖。不过此类食品还应在密封和防湿条件下保存，否则容易吸水，进而降低防腐作用。常见的糖渍食品有甜炼乳、果脯、蜜饯和果酱等。

2. 提高氢离子浓度防腐保藏

大多数细菌一般不能在 pH4.5 以下正常发育，故可用提高氢离子浓度的办法进行防腐。提高氢离子浓度的方法有醋渍和酸发酵等，多用于各种蔬菜和黄瓜。醋渍法是向食品内加食醋，酸发酵法是利用乳酸菌和醋酸菌等发酵产酸来防止食品腐败。

3. 添加化学防腐剂防腐保藏

化学防腐剂属于食品添加剂，其作用是抑制或杀灭食品中可引起腐败变质

的微生物。由于化学防腐剂中某些成分对人体有害，因此在使用时只能限于我国规定允许使用的几种防腐剂，例如苯甲酸及其钠盐、山梨酸及其钠盐、亚硫酸及其盐类以及对羟基苯甲酸酯类等。

4. 辐照保藏防腐

食品辐照（food irradiation）保藏是 20 世纪 40 年代开始发展起来的一种新的保藏技术，主要利用^{60}Co、^{137}Cs 产生的 γ 射线及电子加速器产生的电子束作用于食品进行灭菌、杀虫、抑制发芽，从而达到食品保鲜并延长食品保存期限的目的。

在实际运用中，我们对烹饪原料及其加工制品腐败变质的控制很少只单独使用一种方法，往往同时采用多种方法。如冷冻蔬菜采用真空或充氮包装；生鲜肉可采用低温技术配合真空，达到保鲜效果；罐头经高温灭菌后，结合密闭，真空迅速冷却等处理；对一些运用罐藏、干制、腌制等方法的食品，配合使用防腐剂；一些真空密闭包装的食品结合辐照处理，可延长保藏期限。

小　　结

本章阐述了食品腐败变质的概念，食品腐败变质的原因和条件，食品腐败变质的化学过程与鉴定指标，并揭示了食品腐败变质的卫生学意义及事故处理原则。本章说明了防止食品腐败变质的措施和具体方法。

第六章　食物中毒及预防

第一节　食物中毒概述

一、食物中毒的概念

（一）食物中毒概念

食物中毒是一种最为常见的食源性疾病，严重危及人体健康。我国卫生部发布的《食物中毒事故处理办法》，自 2000 年 1 月 1 日起施行。该办法中提出了食物中毒的概念：食物中毒（food poisoning）是指食用了被生物性、化学性有毒有害物质污染的食品或者食用了含有毒有害物质的食品后出现的急性、亚急性食源性疾患。

（二）中毒食品

中毒食品是指含有有毒、有害物质，人食用一定数量会引起食物中毒的食品。中毒食品中的毒素来源包括四个方面：

1. 食品被微生物污染

食品在加工、运输、贮存过程中被微生物污染，并在一定条件下导致致病性微生物急剧生长繁殖，侵袭人体消化道黏膜（如沙门氏菌），或产生大量的细菌毒素（如肉毒梭状杆菌）或霉菌毒素（如黄曲霉），人食用后会中毒。食物中毒中，最常见的就是细菌性食物中毒。

2. 食品被化学物质污染

食品在栽培、加工、运输、贮藏等过程中被有毒化学物质污染，或人为加入过量具有毒性的食品添加剂，并达到中毒的剂量。如环境中的铅、多氯联苯、农药等化学物质进入食品中，造成食品的污染。

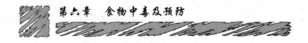
3. 食品中含有天然毒素

食品原料本身含有一些天然毒素，加工时未能将毒素去除，或食品由于贮藏不当，产生的有毒物质达到了人体中毒的剂量，如鲜黄菜中含有的具有毒性的天然成分秋水仙碱。

4. 误食有毒物质

某些有毒动植物或化学物质与食物外形相似，被误作为食物食用而导致中毒，如误食毒蕈；小杂鱼中混有河豚鱼的鱼苗；将亚硝酸盐当作食盐加入食品中等。

二、食物中毒的特点

引起食物中毒的原因多种多样，发病原因和临床表现也很复杂。食物中毒与其他食源性疾病相比，都具有以下的流行病学特点：

（一）流行强度呈散发或暴发状态

散发是指在人群中病例散在发生，流行强度较低。暴发是指在一个局部地区或集体单位中，短期内突然有很多的同类病人出现。食物中毒可能是个别人食用了有毒食品引起的，也可能是很多人在食堂、餐馆共同进餐时，共同食用了同一种有毒食物引起的，往往是共同食用者在 24～48h 内同时发病，且临床表现相似。

（二）具有明显的季节性和地区性

食物中毒具有明显的季节性。大多数细菌性食物中毒都发生在有利于细菌大量生长繁殖的炎热季节，以 7 月至 9 月最多。一些动植物天然毒素引起的食物中毒也与动植物生长和成熟的季节有关，如毒蕈引起的食物中毒多发生在高温多雨，适合毒蕈生长的夏、秋季节；河豚体内的毒素含量会随季节发生变化，3 月至 5 月毒性最强。

食物中毒的流行特征还具有一定的地区性，日本的细菌性食物中毒主要是由沙门氏菌和副溶血性弧菌引起的，而美国以沙门氏菌和葡萄球菌为主，我国的肉毒梭状芽孢杆菌引起的食物中毒近年来多发生在新疆，副溶血性弧菌食物中毒主要发生在沿海地区，鲜荔枝引起的食物中毒主要发生在荔枝的产地，而河豚中毒多集中在长江中下游和沿海地区。此外，引起食物中毒的食品种类也与地区相关，如葡萄球菌食物中毒在美国主要由肉制品引起，在日本主要由谷类食品引起；蜡样芽孢杆菌食物中毒在国外由奶类食品引起的腹泻型为主，在

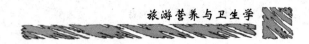

我国以剩米饭引起的呕吐型较多。

（三）潜伏期短

潜伏期是指有毒物质被人体摄取到出现临床表现的过渡时间。食物中毒与其他传染性疾病相比，潜伏期较短，食用有毒食物后一般在24h内发病。有的食物中毒潜伏期非常短，如亚硝酸盐食物中毒的潜伏期只有十几分钟。据报道，有的河豚引起的食物中毒在食用后数分钟内即有临床表现。

（四）不传染性

传染是指病原体在生物个体之间的传播。食物中毒不具传染性，即无接触性感染，中毒者与非中毒者之间不直接传染，只有摄取有毒食物的个体会发生临床症状，未食用者不会发病，当停食有毒食物或污染源被清除后，流行即中止，一般无传染病所具有的尾端余波。

（五）临床表现相似

同一种有毒物质引起的食物中毒，临床表现大致相似，可采用同样的治疗方法。一般食物中毒的临床表现为呕吐、腹泻等胃肠炎症状，有的毒素也可引起溶血、神经损伤、肝肾损伤等其他症状。

三、食物中毒的分类

食物中毒的种类很多，按病原物质的性质和来源可分为四类。

（一）细菌性中毒食品

含有大量细菌或细菌毒素，可引起人食物中毒的食品，如沙门氏菌、副溶血性弧菌、肉毒梭状芽孢杆菌引起的食物中毒。

（二）含有动植物天然毒素食品

含有动植物天然毒素食品是指将天然含有有毒成分的动植物或其某一部分当作食品；或在一定条件下，产生了大量有毒成分的动、植物性食品。天然含有毒素的动、植物，如河豚、毒蕈类；动植物的某一部分具有毒素的如牲畜甲状腺、肾上腺；有的食品在一定条件下产生的有毒物质，如马铃薯发芽后产生了有毒物质龙葵素。

（三）真菌性中毒食品

指被真菌及其毒素污染，可引起中毒的食品，如被黄曲霉毒素污染了的粮谷食品、霉变红薯、霉变甘蔗等。

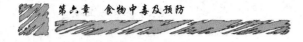

（四）化学性中毒食品

指被有毒、有害的化学物质污染了的食品，或食品中某些营养素发生了化学变化，产生了有毒、有害物质的食品。如被铅、汞、镉、农药等有毒、有害物质污染的食品或超量使用了食品添加剂、食品强化剂的食品；食品中油脂的氧化酸败产物等。

由于食物中毒的病因十分复杂，所以中毒食品分为以上四类的界限也不是绝对严格的。例如，含高组胺鱼类中毒，除鱼中天然含有的组胺物质外，还与污染的菌相及鱼类的品种有关。亚硝酸盐引起的食物中毒既有亚硝酸盐作为化学性有毒物质污染或添加到食品中造成的，也有某些蔬菜天然含有的，还有食品经亚硝基化微生物的污染产生的。所以，不仅要分析有毒物质的食物来源、产生的原因，还要了解毒物的剂量与效应之间的关系，从而可以有效地预防食物中毒的发生。

第二节　细菌性食物中毒

一、细菌性食物中毒概述

细菌性食物中毒是因食用了含有大量活的致病性细菌或细菌毒素的食物而引起的，以胃肠炎症状为主要特征的一类食物中毒，是食物中毒中最为常见的一类。

（一）细菌性食物中毒发生的基本条件

1. 食物被细菌污染

细菌性食物中毒发生的先决条件之一是在某一环境中，病原菌进入食品。食品中致病菌的来源具有多样性，如病媒动物苍蝇、蟑螂、老鼠等；与食品接触的人手；不洁的食物加工存放工具；空气和水的污染等。

2. 细菌大量繁殖

被致病菌污染的食物在具有适宜的温度、湿度、酸度、营养等环境下，存放一定时间，会造成细菌大量繁殖，有的菌种还产生超过人体中毒剂量的毒素。

3. 进食前未充分杀灭细菌或破坏其毒素

含有大量致病菌或毒素的食品在食用前未经充分加热，没有杀灭细菌或破

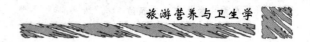

坏其毒素，即被人食用，这造成活菌或毒素进入人体内，引起食物中毒。

（二）细菌性食物中毒的特点

1. 季节性强

细菌性食物中毒全年皆可发生，以夏秋季节发生率较高，一般集中在每年的 5 月至 10 月。主要原因是暖湿的气候有利于细菌的大量生长繁殖和产毒，而此时人体防疫机能较为低下，这是造成细菌性食物中毒的内因。

2. 潜伏期和病程较短

细菌性食物中毒的潜伏期较短，一般数小时，有的长达 1~2d。发病时急剧暴发，一般病程短，恢复快，预后良好，病死率低。细菌性食物中毒的病程与人体免疫力有关，对于抵抗力低的人群，如儿童、病人和老年人，发病症状会较为严重。

3. 与食品具有相关性

各种细菌引起的食物中毒往往与中毒食品的种类存在相关性。如副溶血性弧菌食物中毒主要是由海产品和腌制食品引起的，产气荚膜梭菌引起的食物中毒主要是由高蛋白食物，如鱼类、肉类引起的。

（三）细菌性食物中毒的致病机理

1. 感染型

由活的致病菌引起的细菌性食物中毒为感染型，主要是致病菌在肠道内继续生长繁殖，侵袭人体肠黏膜下组织，造成炎症、充血或水肿。有的致病菌细胞破裂后释放的毒素，可导致微循环障碍和体温升高，促进消化道蠕动，从而使人产生呕吐和腹泻，如沙门氏菌属、变形杆菌属、致病性大肠杆菌属等。

2. 毒素型

致病菌分泌大量可引起人呕吐、腹泻反应的肠毒素（外毒素）。肠毒素种类较多，其致病机理相似：主要是肠毒素作用于小肠黏膜上皮细胞膜，激活腺苷酸环化酶或鸟苷酸环化酶，使 ATP 脱去两个磷酸，形成环磷酸腺苷，肠毒素还可增加细胞内环磷酸鸟苷的含量，促使肠黏膜细胞的氯离子分泌亢进和对钠离子吸收的控制，从而引起小肠分泌大量水分和电解质，导致腹泻。葡萄球菌和肉毒梭状芽孢杆菌就是典型的毒素型细菌。

3. 混合型

混合型细菌性食物中毒，是致病菌在人体内既产生肠毒素，又具有感染性，引起急性胃肠炎症状的细菌，如副溶血性弧菌等。

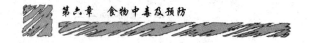

二、常见的细菌性食物中毒

(一) 沙门氏菌属食物中毒

沙门氏菌 (*Salmonella*) 引起的食物中毒是我国最常见的细菌性食物中毒,在我国排食物中毒的第一位。

1. 病原

沙门氏菌是肠杆菌科的菌属,为革兰氏阴性杆菌。沙门氏菌属血清型种类极多,主要是 A ~ F 型的菌种,食物中毒一般多由鼠伤寒沙门氏菌、肠炎沙门氏菌和猪霍乱沙门氏菌等引起。沙门氏菌属为需氧兼性厌氧嗜温性细菌,最适温度37℃,pH 6.8 ~7.8,低盐和高水分活度条件下生长最佳。其生长最低水分活度为0.94。沙门氏菌对营养要求不高,在水中可存活2~3周,在冻土中可越冬;在粪便中可存活1~2个月;在含盐12% ~29%的咸肉中可存活75天。在沸水中立即死亡,80℃水中2min死亡,70℃水中5min死亡,因此巴氏消毒可有效地杀灭该菌。

2. 中毒机理及表现

目前对沙门氏菌中毒机理的研究,一般认为是由活菌感染和内毒素的协合作用。沙门氏菌进入人体达到10^4 ~10^8个即会出现临床表现,活菌在肠道内破坏肠黏膜,使结肠出现炎性水肿、浸润出血等病理改变,并通过淋巴系统进入组织内,出现暂时性菌血症引起全身感染;菌体释放出的内毒素与活菌一同引起体温升高和急性胃肠炎症状。

沙门氏菌中毒的潜伏期为12~24h,最短的6h,长者达72h。临床表现有五种类型:胃肠炎型、类霍乱型、类伤寒型、类感冒型和败血症型,以急性胃肠炎为主,起病初期有发热、头痛、恶心症状,随后出现腹泻、腹痛、呕吐,重者出现痉挛、脱水和休克,也有出现尿少、闭尿、呼吸困难、血压下降、发绀,甚至休克,可导致死亡。一般体温在38℃以上,一日腹泻数次至十数次,主要为黄绿色水样便,间有黏液或血液出现,伴有上腹部腹痛,约半数以上病人发生呕吐。一般病程为2~3天,胃肠炎症状消失,但也有病人可持续排菌数月,有的达一年。

3. 流行特征

沙门氏菌引起的食物中毒多发生于高温季节。沙门氏菌在自然界中的存在非常广泛,且繁殖速度极快,主要来源是动物的肠道,从而污染动物性食品,

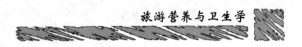
如各种肉类及肉制品、奶及奶制品、蛋及蛋制品。沙门氏菌引起的食物中毒经常是生食食物或加工过程生熟不分造成的。沙门氏菌也可以从人或猪、牛、鸡、鼠、昆虫等体内分离出来。据报道，从事与肉食相关工作的人带菌率达到1%以上，美国健康人群带菌率约0.2%。因此，不洁的手、生水、不洁容器及苍蝇、蟑螂、老鼠也可作为传播媒介。

如果烹调被沙门氏菌污染了的食品时未达到一定温度，后于20℃～30℃室温下放一定时间即可引起大量沙门氏菌繁殖，通常食品没有感官性状的改变，易被忽视，在未被充分加热后食用即会引起食物中毒。

4. 案例

据美国疾病控制和预防中心2008年6月10日提供的数字，自4月中旬以来，沙门氏菌病疫情已蔓延至美国17个州，染病人数升至167人，其中至少23人因病情严重入院治疗。据美联社报道，染病者中一名67岁男性因医治无效死亡。该中心称，目前在美国肆虐的是圣保罗沙门氏菌，这种病菌比较少见，毒性较大，蔓延速度快。受疫情影响，许多餐馆已纷纷采取防范措施，停止销售疑被圣保罗沙门氏菌污染的西红柿。

美国食品药品管理局向中国国家质检总局通报：位于美国佐治亚州ConAgra公司生产的名称为Peter Pan和Great Value的两种花生酱受到田纳西型沙门氏菌的污染，可能与美国已经暴发的沙门氏菌感染性腹泻有关，且该产品已向中国出口。国家质检总局2008年2月22日发布紧急公告，禁止进口这两种美国生产受污染的花生酱，以保护消费者的健康安全。对已售出的产品要立即公告召回；国家质检总局同时提醒消费者不要购买和食用上述产品。

5. 预防措施

沙门氏菌食物中毒的预防，除要加强食品卫生监察外，还应采取以下措施：

（1）预防沙门氏菌污染食品。严禁食用病死的畜禽肉类，畜禽宰前应进行检疫；生、熟食品应严格分开；注意食品加工者的个人卫生，容器具及环境卫生；消灭蚊蝇、蟑螂、老鼠等有害动物。

（2）合理贮存食品。肉、蛋、奶类食品存放温度应低于10℃，存放时间不宜过长。

（3）对食品充分加热。沙门氏菌不耐热，肉、蛋、奶类食品食用前充分

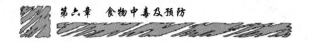

加热有利于杀灭细菌，特别是剩饭菜食用前应充分加热。

（二）副溶血性弧菌食物中毒

副溶血性弧菌（*Vibrio parahaemolyticus*）是一种分布十分广泛的致病性嗜盐菌。该菌首先在日本发现，1956 年定名为副溶血性弧菌。该菌引起的食物中毒在我国沿海地区最为常见，我国对副溶血性弧菌研究较早，研究资料也较多。

1. 病原

副溶血性弧菌是弧菌属中的一种革兰氏阴性杆菌，需氧兼性厌氧菌，无芽孢，常呈杆状、弧状、卵圆形等多种形态。菌体一端生有单鞭毛可灵活游动。繁殖速度极快，繁殖一代只需 10min 左右。该菌对营养要求不高，在抹布和砧板上能存活 30d 以上。属于嗜盐菌，在无盐或含盐 10% 以上培养基中均不能生长，最适含盐量为 6% ~ 8%，在食盐浓度 10% 以下的咸菜中可存活 30d；生长温度为 8 ~ 44℃，生长适宜酸度为 pH 值 5.4 ~ 11.0。该菌耐热性差，55℃加热 10min 或 90℃ 加热 1min 即可被杀灭；在 1% 醋酸或 50% 食醋中 1min 即死亡。

2. 中毒机理及表现

人体摄入副溶血性弧菌的活菌 10^6 ~ 10^9 个即可引起食物中毒。中毒的机理主要是由活菌的感染引起的胃肠炎，副溶血性弧菌还可分泌耐热性的肠毒素，具有溶血性，毒素可使心肌细胞膜的离子渗透性提高，抑制细胞搏动的自发兴奋性，严重时可导致动物死亡。

副溶血性弧菌中毒的潜伏期一般为 6 ~ 20h，最短只有 1h，长者达 48h。起病急，主要症状为上腹绞痛、恶心、呕吐、腹泻、发热等，腹泻轻者为水样便，重者为黏液便和脓血便，空肠及回肠有轻度糜烂、胃黏膜发炎、内脏（肝、脾、肺）瘀血等。重症病人会因失水过多引起血压下降、休克甚至死亡。此食物中毒可自限，一般恢复较快，2 ~ 4 天痊愈。

3. 流行特征

副溶血性弧菌食物中毒多发生于 6 月至 9 月。海产品是引起副溶血性弧菌食物中毒的主要食品，非沿海地区半数为食用咸菜、腌鱼等腌制品中毒，也有因熟肉类、蛋类引起的中毒。中毒原因主要是烹调时未对食品进行充分加热。

4. 案例

1996 年 9 月 7 日上午 10 时许，某厂教师 22 人到某酒店就餐，下午 5 时

30 分开始出现腹痛、腹泻病人，至次日下午 5 时共 20 人相继发病，发病率为 90.9%（20/22），潜伏期 7.5～19h，其中 10～12h 发病的人数占发病总数 68.2%，主要症状是首先腹痛（100%），继之有腹泻（85%）（每日 5～6 次），多为黑绿色、深咖啡色、果酱色水样便，无黏液，有低热。经对症治疗均痊愈。未发病 2 人，其中一位是用餐前服用抗菌药，另一位是未食用生鱼皮。据调查，该餐冷食品种有海蜇、生鱼皮、海带、酸黄瓜等，22 名教师此餐之前无共同聚餐史，未食用生鱼皮者不发病，发病者均食用，且食用量多者潜伏期短，病情重，因此推断造成中毒的可疑食品为生鱼皮。经实验室检查，对 34 份样品（食品 6 份、涂抹采样液 17 份，大便 8 份，呕吐物 3 份）进行微生物培养分离，从 3 份大便、1 份呕吐物、1 份可疑物具涂抹液和 1 份生鱼皮中检出副溶血性弧菌，并且大便、呕吐物与生鱼皮检出的弧菌为相同血清生化型，可以认为这系一起副溶血性弧菌引起的食物中毒事件。从制作者了解到生鱼皮的制作加工过程不符合卫生要求，其制作过程如下：5 日下午鱼贩送货上门，放置在温度为 11 ℃的柜内，7 日 7 时 40 分用自来水冲刷退碱，口尝无碱味即用开水涮 1 分钟，冷却后拌上佐料和食醋，供食用。

5. 预防措施

（1）加强海产品及腌制品的卫生管理。鱼、虾、贝、蟹等海产品平均带菌率为 45.6%～48.7%，夏季高达 90% 以上。海产品加工前应冲洗干净，接触过海产品的人手、器具等应洗刷干净，防止污染副溶血性弧菌。副溶血性弧菌不耐低温，在 8℃ 以下不能生长，因此海产品应在低温环境下保藏，存放时间不能过长，存放过的海产品食用前应再次加热灭菌。

（2）食用生海产品应采取充分的杀菌措施。用芥末、醋等调味品或用辐照杀菌、冷藏等措施也可有效控制副溶血性弧菌的生长。例如海产品在生食前，须用净水或沸水处理，再加食醋拌渍，放置 10～30min 后再加入其他调味品。

（三）葡萄球菌肠毒素食物中毒

葡萄球菌引起的食物中毒在我国发生率较高，有报道称，有的国家 50% 的食物中毒是由葡萄球菌引起的。

1. 病原

葡萄球菌属于细球菌科，包括金黄色葡萄球菌、非致病性表皮葡萄球菌和腐生葡萄球菌三种，其中金黄色葡萄球菌（*Staphylococcus aureus*）是引起食物中毒的主要菌种。该菌为革兰氏阳性菌，生长条件要求不高，耐热性较强，80℃下30min才能将其杀死，最适生长温度为37℃，最适酸度为pH值7.4，有一定耐盐性，在高渗糖、盐食品中能够生存，腌肉环境不能完全抑制毒素的产生。葡萄球菌可产生蛋白质类肠毒素（staphylococcal enterotoxin），分为六个血清型，约50%以上的菌株在实验条件下会产生两种或两种以上的肠毒素，不改变食品性状。肠毒素耐热性强，一般烹调加热不能将其破坏，218~248℃油温煎炸30min才可破坏此肠毒素，其中B型肠毒素需99℃下87min方可失去毒性。

2. 中毒机理及表现

葡萄球菌食物中毒属于毒素型，动物实验证明，肠毒素作用于胃肠黏膜，引起黏膜细胞水分的分泌量增加，改变肠道渗透压引起腹泻，病人胃黏膜出现斑点状出血等炎症反应，部分出现水肿糜烂。毒素还可经消化道吸收进入血液，刺激呕吐神经中枢产生呕吐反应。因此，病菌在食品中大量繁殖产生毒素是导致中毒的前提。

葡萄球菌食物中毒潜伏期一般为1~6h，最长不超过10h。主要临床表现以呕吐为主，中毒起病急骤，出现剧烈而频繁的喷射式呕吐，呕吐物中有时杂有血液、黏液或胆汁，胃部、腹部疼痛，一般体温正常，高者不超过38℃，约有80%的病人有腹泻发生，多为水样便或黏液便，少数含有血液便。严重者出现头痛、脱水，甚至痉挛，病情重者偶因循环衰竭而死亡。年龄越小对毒素越敏感，因此儿童中毒率较高。一般病程1~2d，长者达7d，一般不须用抗菌药物。死亡率极低。

3. 流行特征

葡萄球菌食物中毒以夏、秋季多发。葡萄球菌广泛存在于空气、污水、土壤、粪便和人、动物体表，健康人的鼻、咽、肠道带菌率为30%以上。患有化脓性炎症者的手、病畜、患乳腺炎的奶牛带菌率很高，会造成食品污染。引起中毒的食品主要是奶制品、蛋制品、肉制品，还有其他一些营养丰富、水分含量高的淀粉食品和奶制冷食等。中毒原因主要是被金黄色葡萄球菌污染后的食品在较高温度下保存时间过长，如在25~30℃环境中放置5~10h，就能产生足以引起食物中毒的葡萄球菌肠毒素。

4. 案例

2004年4月17日，某养殖场工人出现以恶心、呕吐和头晕为主要临床症状的疑似食物中毒。工人于 4 月 17 日中午 11 时开始就餐，就餐总人数为 42 人，12 时 05 分出现首例病人，并逐渐增多，至下午 15 时 30 分共有 33 人发病。主要症状为恶心、呕吐、头晕和腹部不适，无明显脱水和休克症状。该县疾病预防控制中心对其进行流行病学调查和实验室检测，采集病人呕吐物、粪便、剩余米饭、鲜沙蛤、菜肴原料（色拉油、食盐）和加工场所刀、砧板涂拭样品共 25 份，进行常见食物中毒致病菌培养和有毒项目检测。结果从 1 份剩饭和 3 份病人呕吐物中检出金黄色葡萄球菌。对检出的金黄色葡萄球菌进一步作肠毒素分型检测，结果从 3 份呕吐物中检出菌型一致的 D 型肠毒素，证实这是一起金黄色葡萄球菌食物中毒事件。据流行病学调查和菜谱资料统计分析，可疑食物为米饭，由快餐店直接供应给养殖场而发生食物中毒。4 月 16 日至 17 日气温较高（15～25℃），是金黄色葡萄球菌繁殖产毒的适合温度，毒素一旦形成一般加热不能破坏。

5. 预防措施

（1）控制污染来源。加强饮食管理，隔离患乳腺炎的病牛，暂时调离皮肤化脓的厨师或饮食业从事者的工作。

（2）剩饭菜应冷藏放置，食用前消毒。剩饭菜特别是肉类和带奶油的蛋糕及其他奶制品等食品要低温包藏。尽量不要长时间存放，防止细菌过量繁殖和肠毒素的产生。肉类、奶类等食用前应及时消毒。

（四）肉毒梭菌毒素食物中毒

肉毒梭菌引起的食物中毒在我国发生率不高，但在国外发生率较高，在细菌性食物中毒中，肉毒梭菌毒素食物中毒的死亡率最高，是一种危险的食物中毒。

1. 病原

肉毒梭菌（*Clostridium botulinum*）为厌氧性梭状芽孢杆菌属，为革兰氏阳性菌，具有芽孢，分为 8 个血清型。该菌最适产毒温度为 30～38℃，产生芽孢后能耐高温，干热 180℃下 5～15min 可将其灭活，杀灭 A 型肉毒梭菌芽孢须用湿热 100℃加热 6h，E 型肉毒梭菌相对不耐高温，100℃下 1min 或 90℃下 5min 即死亡。该菌产生的肉毒毒素是一种神经毒素，在酸性条件下较稳定，在胃液中不被破坏，对碱和热不稳定，一般 100℃下经 10～20min，可破坏其毒素。

2. 中毒机理及表现

肉毒毒素毒性极强，比氰化钾强 1 万倍，是目前已知化学毒物和生物毒素中毒性最强者。肉毒毒素在小肠中经胰蛋白酶活化后产生神经毒素，该毒素被吸收进入血液，聚集于周围神经和肌肉的接头处、自主神经末梢及颅神经核，可抑制神经末梢释放神经递质乙酰胆碱，从而使神经信号传递受阻，导致肌肉收缩运动障碍，产生肌肉的麻痹和瘫痪。毒素剂量较高时还会引起脑及脑膜充血、水肿及血栓形成。

肉毒毒素中毒的潜伏期最短的 6h，长者 8～10d，潜伏期短的一般病情较重，据报道，潜伏期 24h 和 72h 的病死率分别为 84% 和 55%。主要临床表现为运动神经麻痹，出现全身乏力、头晕、视力模糊、眼睑下垂、瞳孔放大、眼球震颤、咀嚼无力、吞咽困难、面部肌肉麻痹、胃肠分泌量减少造成顽固性便秘，死亡的主要原因为呼吸肌麻痹引起的呼吸衰竭或合并感染。一般病人治疗 4～10d 后逐渐恢复。

3. 流行特征

肉毒梭菌毒素中毒全年均可发生，以冬、春季节为多。肉毒梭菌广泛存在于人和动物肠道、土壤、江河湖海的淤泥中。我国该食物中毒多发地区的肉毒梭菌的检出率为原料粮 22.2%、土壤 12.6%、发酵制品 14.9%。该菌一般在厌氧条件、水分较多的中性或低碱性食品中生长和产毒。在我国引起中毒的食品有家庭自制的发酵产品、农作物、水果、腊肉、肉类罐头等，在国外，主要是鱼类、肉类加工制品。最重要的中毒原因是被该菌污染的食品未经彻底加热即食用。

4. 案例

卫生部 2007 年 9 月 14 日发布 2007 年第 16 号公告，通报了近日河北省和山西省发生肉毒梭菌食物中毒事件。经查，共发现 5 家食品厂生产的“肉疙瘩”火腿肠中检出肉毒毒素，流行病学调查证实发生在河北省和山西省的肉毒梭菌食物中毒事件与这些产品有关。卫生部要求，生产、加工和经营上述产品的食品生产经营单位应立即停止生产、销售并公告收回上述产品。餐饮单位不得采购、加工上述食品。各地卫生行政部门应立即组织对生产、加工和经营这些产品的违法行为进行查处，同时将有关情况通报当地政府相关部门。

5. 预防措施

对可疑污染了肉毒梭菌的食品 80℃ 下加热 30min，或 100℃ 下加热 10～20min，可被坏其毒素，避免食物中毒事件的发生。罐头的制作应严格进行杀

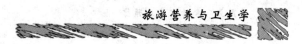

菌操作，对家庭自制的发酵食品及粮谷类、腌制品类应将原料彻底消毒。

（五）大肠杆菌 O157：H7 食物中毒

大肠杆菌 O157：H7 是通过食品和饮品传播，是可引起人体食物中毒的一类大肠杆菌。1996 年 5 月到 8 月，日本发生了世界最大规模的大肠杆菌 O157：H7 食物中毒，由于小学生午餐中的白萝卜被大肠杆菌 O157：H7 污染，导致 9 451 人中毒，12 人死亡。

1. 病原

大肠杆菌 O157：H7 是致泻性大肠埃希氏菌（*Escherichia coli*）中肠出血性大肠杆菌（emterohaemorrhagic，*E. coli*）的一种最常见的血清型。在人或动物肠壁上产生类志贺样毒素和肠溶血毒素。我国在 1987 年从腹泻病人粪便中分离出该菌菌株。该菌为革兰氏阴性杆菌，是食品中常见的腐生菌，在自然界中可存活时间较长；不耐高温，加热至60℃，15～20min 即可杀灭；耐酸不耐碱；对含氯消毒剂较敏感。

2. 中毒机理及表现

该菌黏附在小肠黏膜上皮细胞表面，产生的肠毒素会导致出血性结肠炎，造成肠道出血，部分可发展为溶血性尿毒综合征。该菌对肠黏膜细胞破坏极大，主要侵犯小肠远端和结肠，侵入黏膜固有层从而引起炎性浸润或形成溃疡，还可引起肾、脾和大脑的病变。

大肠杆菌 O157：H7 食物中毒起病急骤，潜伏期一般在 2～9d，短的只有 5h。中毒表现主要是突发性腹痛、腹泻，黄绿色水样便后转为脓血样便，低热或不发热，有的伴有呼吸道症状。严重者可造成溶血性尿毒综合征、血栓性血小板减少性紫癜，还会引起脾、脑等损伤危及生命。病程 7～10d，预后良好。

3. 流行特点

大肠杆菌 O157：H7 食物中毒的流行与饮食习惯有关，流行地区以欧美及日本等发达国家为主。流行强度以暴发流行较多。流行季节以夏秋季为主，特别是 6 月至 9 月。人类普遍易感该菌，最易感人群为老人和儿童，其中 5～9 岁及 50～59 岁年龄组感染率最高。大肠杆菌 O157：H7 属于粪—口传播的细菌，主要是通过粪便传播，受粪便污染的蔬菜、水源、人手均可造成食品的污染。由于该菌主要在人体肠道内寄生产毒，因此很少有菌体进入体内即可造成中毒。

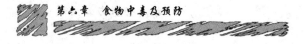

4. 案例

2006 年 11 月至 12 月，81 人分别在美国明尼苏达州和爱荷华州的某快餐连锁店就餐后，感染了 O157：H7 型大肠杆菌。美国食品和药物管理局在一份声明中说，联邦和地方卫生检查人员调查发现，这些人可能是因为吃了被污染的生菜而中毒的，导致中毒的大肠杆菌类型与在加州中部谷地生菜产地获取的大肠杆菌样本类型一致。在该快餐连锁店发生大肠杆菌感染事件的同时，美国的另一快餐连锁店有 71 人感染了大肠杆菌。卫生部门的调查表明，该快餐连锁店食客中毒也可能是由被污染的生菜引起的。

5. 预防措施

（1）防止食品被大肠杆菌污染。不吃生的或加热不彻底的肉、奶等食品，严格执行生熟食品分开。夏季生食蔬菜、水果应洗净消毒。剩饭菜彻底加热后食用。食品生产、加工过程严格保证食品安全。

（2）养成良好的个人卫生习惯。注意饭前、便后洗手，特别是烹饪食品时应保持手的卫生。

（六）其他细菌性食物中毒

1. 蜡样芽孢杆菌食物中毒

蜡样芽孢杆菌（*Bacillus cereus*）是一种常见致病菌，为需氧或兼性厌氧芽孢杆菌，革兰氏阳性菌，生长温度范围为 10℃ ~ 48℃，在食品中对数生长期内会产生肠毒素，产毒最适温度为 28℃ ~ 37℃，其繁殖体不耐热，环境不适时形成的芽孢耐热性强，120℃下 15 ~ 20min 才能杀灭芽孢。

蜡样芽孢杆菌食物中毒是由活菌和肠毒素共同作用的结果，其肠毒素有致腹泻型和致呕吐型两种。腹泻型胃肠炎多由蛋白质类食物和水果汁引起，潜伏期一般为 10 ~ 12h，主要由肠毒素引起，症状以腹泻、腹痛为主，一般体温不高，欧美等国家多见此型。呕吐型胃肠炎多由含糖较高的食物，如剩米饭等引起，致病主要因素是肠毒素中毒，细菌感染是次要的，潜伏期为 0.5 ~ 2h，主要症状为剧烈呕吐，伴有腹痉挛性疼痛，此型在我国较多见。

蜡样芽孢杆菌广泛存在于土壤、尘埃、水和食物中，食物被其芽孢污染后，在高温下放置则芽孢发芽形成繁殖体，产生肠毒素，当食用前未充分加热，则引起食物中毒。因此，熟食品应在 10℃ 以下环境中放置保存，食用前彻底加热，食品在加工、贮存和销售等环节避免环境污染是预防该菌食物中毒的主要措施。

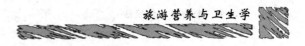

2. 产气荚膜梭菌食物中毒

产气荚膜梭菌（*Bacillus aerogenes capsulalus*）为厌氧性梭状芽孢杆菌属，环境不适时生成梭形芽孢，革兰氏阳性菌，有五种血清型，引起食物中毒的是可分泌肠毒素的 A 血清型菌和引起坏死性肠炎的 C 血清型，最适宜的生长温度为 43~47℃，不耐热菌株 100℃数分钟可杀灭，而食品中较多的为 A 型耐热菌株，产生的外毒素 100℃即可被破坏。

该食物中毒有两种类型。急性胃肠炎型最为常见，由 A 型菌株产生的外毒素引起，主要表现为腹痛、腹泻，水样便偶混黏液或血液，病程多为 1~2d，预后良好。坏死性肠炎型大多认为是由 C 型菌株毒素引起，除胃肠炎表现外，还出现发热 38~39℃，肠道出血或坏死等坏死性肠炎症状，还常有抽搐、虚脱、昏迷等症状出现，一般病死率为 35%~40%。

产气荚膜梭菌主要存在于粪便、土壤、污水、灰尘中，健康人粪便检出率为 2.2%~22%，中毒病人粪便检出率为 38.8%~100%。该菌引起的食物中毒主要发生在夏秋季，引起中毒的食物主要是畜禽肉等高蛋白食物，由于该菌污染食品不产生感官上的变化，易被人忽略，夏季这类食物应低温贮存，彻底加热，烹调时生、熟严格分开，可防止产生荚膜梭菌的食物中毒。

3. 变形杆菌食物中毒

变形杆菌属（*Proteus*）包括普通变形杆菌、奇异变形杆菌、莫根变形杆菌、雷极变形杆菌和无恒变形杆菌五种，前三种可引起人体食物中毒。该菌为革兰氏阴性无芽孢杆菌，需氧或兼性厌氧，有球形、丝状体等形态。该菌为嗜低温菌，对热的抵抗力较弱，55℃下 1h 或 1% 石碳酸中 30min 可被杀灭。

变形杆菌食物中毒的原因是该菌产生的肠毒素以及一些非毒素型变形杆菌在小肠中大量繁殖引起的肠道感染，主要为急性胃肠炎症状，此外还有莫根变形杆菌引起的过敏性组胺中毒，莫根变形杆菌可产生大量脱羧酶，催化食物中的组氨酸形成组胺。中毒发病较急，剧烈腹痛、腹泻，呈水样便、黏液便或血液便，伴有剧烈恶心、呕吐，体温可高至 38~39℃，有的病人有混合过敏性组胺中毒症状。

变形杆菌在自然界中主要存在于粪便、土壤、人和动物的肠道等，食物中毒主要流行于夏、秋季节，引起中毒的食品主要为鱼类，特别是组氨酸含量较高的青皮红肉的鱼类如鲐鱼、鲣鱼等，此外还有豆制品、剩饭菜等。主要预防措施是对鱼类食品、剩饭菜应低温保管，注意生、熟分开，食品操作人员应保持手和器具的卫生，加强灭鼠、灭虫等。

第三节　有毒动、植物引起的食物中毒

某些动、植物食品中天然含有一些代谢产物，对人体具有毒性，由此引起的食物中毒一般称为动、植物天然毒中毒。了解食物中含有的天然毒素的种类、化学性质、去毒方法，对于预防有毒动、植物引起的食物中毒十分重要。

一、河豚中毒

河豚为鲀形目的鱼类，有 200 多个品种，在我国有 70 多种。河豚是一种十分常见的毒鱼类，为近海底杂鱼类，在我国的沿海地区都有分布，有的品种每年 3 月至 5 月由海中游入江河产卵繁殖，因此在长江、珠江等江河入海口也有分布，渔业生产中全年都有不同品种河豚被捕捞。河豚身体体形浑圆，头部、腹部较大，身体有鲜艳的花纹，体表无鳞光滑。河豚味道鲜美，营养丰富，但未经去毒措施私自食用，会造成食物中毒，在中国、日本等一些国家的沿海地区，河豚食物中毒事件时有发生。

（一）毒素

1. 化学结构与化学性质

河豚的毒素为河豚毒素（tetrodotoxin），是一种神经毒，包括河豚素、河豚酸、河豚卵巢毒素和河豚肝脏毒素，其中河豚卵巢毒素为毒性最强的非蛋白质类神经毒素，分子量 319，分子式为 $C_{11}H_{17}N_3O_8$，其毒性极大，为河豚酸的 2 倍，河豚肝脏毒素的 4 倍。该毒素为无色棱柱状体，微溶于水，易溶于稀醋酸中，不溶于有机溶剂，碱性条件下不稳定，4% NaOH 处理 20min 可去除毒素；毒素对热稳定，220℃以上才可分解为褐色物，沸水煮鱼卵 8h、煮鱼皮 1h 仍不能去除毒素；盐腌、日照也不能使其破坏。

2. 毒素分布

河豚毒素在鱼体内的分布十分复杂，与河豚的品种、季节、雄雌及生长水域有关。在品种上，以星点东方鲀、虫纹东方鲀、紫纹东方鲀毒性较强。一般毒素在鱼体内的分布数量从多到少依次为卵巢、肝、脾、肾、血、眼、鳃、脑、皮肤及肌肉。有的河豚品种如双斑圆鲀肌肉也含有毒素，故不可食用，即

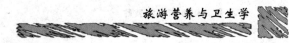

使肌肉无毒素的鱼死后，其他部位的毒素会渗入肌肉中，故放置时间较久也不可食。河豚毒素的数量也受季节的影响，每年2月至5月为卵巢发育期，雌鱼毒性最强，6月至7月产卵后卵巢萎缩，毒性减弱；皮肤和肌肉在秋季9月至次年2月毒性最强。生长水域对毒素的影响主要是在淡水中孵化成长的河豚幼鱼，在当年未出海以前一般无毒，而在海水中孵化成长的河豚幼鱼，毒力与成年鱼相似，鱼体的大小与毒性无关。

（二）致毒机理及临床表现

1. 致毒机理

河豚毒素主要致毒机理包括两方面：一是对消化道黏膜有局部的刺激作用，引起急性胃肠炎症状；二是毒素极易被吸收，从口腔黏膜即可被吸收，吸收后作用于神经末梢和神经中枢，阻碍钠离子对细胞膜的通透性，使神经的电信号传导发生障碍，导致神经处于麻痹状态，包括感觉神经、运动神经麻痹，严重者可导致脑干神经的麻痹，引起呼吸中枢麻痹，造成呼吸循环衰竭导致死亡。河豚毒素为剧毒毒素，0.5 mg 毒素即可导致一个体重70 kg的人死亡，致死剂量约为 7 μg/kg 体重。

2. 临床表现

河豚中毒的潜伏期一般为食后 0.5～3h，中毒致死时间最快 1.5h，最慢8～9h。主要症状首先为指尖、口唇、舌尖麻木或有刺痛感，后出现胃肠不适、恶心、呕吐、腹痛、腹泻、四肢无力，进而共济失调、全身软瘫、眼睑下垂、腱反射减弱或消失、瞳孔先缩小后扩散等现象。严重者出现发绀、血压下降、呼吸困难，最后常因呼吸衰竭而死亡。由于目前没有河豚毒素中毒的特效药，所以死亡率极高。

（三）预防措施

1. 广泛宣传河豚的毒性、危害

特别在沿海地区和长江中下游地区应使广大群众了解河豚的特征，学会鉴别河豚，防止误食的发生。

2. 渔业捕捞单位应剔除河豚

水产部门必须严格执行《水产品卫生管理办法》，不出售河豚鲜鱼，加工成干制品必须严格执行规定的操作程序。

3. 餐饮业不得擅自加工河豚出售

餐饮企业必须经当地卫生行政部门的许可后才可加工河豚。加工过程应严

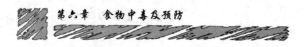

格落实去毒措施。

二、鱼类引起的组胺中毒

有些鱼类不新鲜或腐败时，鱼体中的游离组氨酸脱羧产生组胺，人食用过多组胺会引起过敏性中毒。

（一）中毒原因

一些海产鱼如鲐鱼、鲣鱼、金枪鱼、沙丁鱼、秋刀鱼、竹荚鱼等，皮下肌肉的血管系统发达，血红蛋白含量较高，具有青皮红肉的特征，体内游离组氨酸的含量较高。当鱼类死亡后，组氨酸脱羧在细菌的作用下产生大量组胺（histamine）。主要细菌为富含组氨酸脱羧酶的菌种如莫氏变形杆菌、奇异变形杆菌、链球菌、沙门氏菌、大肠埃希氏杆菌、假单胞菌及微球菌等。鱼类存放时，在 15 ~ 20℃温度下，组氨酸脱羧酶的活性最强，最易产生组胺，鱼体含盐在 3% ~ 5% 时易产生组胺。

组胺能够刺激心血管系统和神经系统，促进毛细血管扩张充血、通透性增加，使血浆大量进入组织，引起血降下降、心率反射性加快，刺激平滑肌使之发生痉挛。组胺还会引起支气管收缩。一个成年人一次摄取组胺 100 mg 即可引起过敏性中毒。

（二）中毒表现

高组胺鱼类引起的食物中毒潜伏期较短，一般为 1 ~ 3h，主要表现为头剧痛、面部潮红、血压下降、心率过快，重者出现口舌及四肢麻痹、呕吐、腹泻、全身乏力等症状。有的病人出现皮疹、哮喘、头晕等症状，过敏性体质的人较容易中毒。患者常在 1 ~ 2d 内恢复，病死率低，一般预后良好。

（三）预防措施

1. 防止鱼类腐败

应将鱼置于冷冻条件下保藏，特别是青皮红肉鱼类，应特别注意鱼体保鲜，防止组胺生成。

2. 不食用腐败的鱼

尽量不食用死亡时间较长的水产品，如死甲鱼、死河蟹、死鳗鱼等。特别是体弱或有哮喘等过敏性疾病的人不应食用青皮红肉的鱼类。

3. 烹调时采取去组胺的措施

烹调青皮红肉的鱼，可先用水浸泡 4 ~ 6h，这可使组胺含量下降 44%，再

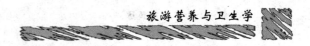

用30%食盐水腌制1h后烹调，组胺含量下降54%；烹调时加入醋或山楂，组胺含量下降65%；对于这类鱼不宜油炸或油煎食用。

三、毒蕈中毒

毒蕈即有毒的蘑菇，为大型真菌，大多数属于担子菌纲伞菌目，少数属于子囊菌纲。毒蕈种类较多，我国目前已鉴定的蕈类中，可食用的有300多种，毒蕈有105种，能致人死亡的至少有20种。毒蕈中毒在全国都有发生，常发生在高温多雨的夏秋季节，以家庭散发为主，主要是误采、误食毒蕈造成的。

（一）毒素及中毒表现

毒蕈的毒素成分较为复杂，往往一种毒蕈含有几种毒素。不同的毒素引发的临床表现也不相同，不种毒素成分同时存在，还会有相互拮抗、相互协同等不同作用，中毒表现常以某种系统症状为主，兼有其他症状。根据毒蕈所含有毒成分及其对人体器官的损害，一般分为以下五种类型。

1. 胃肠炎型

胃肠炎型毒蕈中毒多是由红菇属、乳菇属、粉褶蕈属、黑伞蕈属、白菇属和牛肝蕈属等约30个品种毒蕈引起的。毒素为类树脂物质或酚、甲酚类化合物。毒素对胃肠道有刺激作用，潜伏期为0.5～6h，中毒表现为恶心、呕吐和剧烈腹泻，伴有以脐区或上腹部为中心的阵发性疼痛。腹泻为水样便，带有黏液和血液，吐泻严重时可因失水而引起电解质紊乱、脱水甚至休克。该型中毒病程较短，一般为2～3d，预后良好，病死率低。

2. 神经精神型

神经精神型毒蕈中毒的毒素目前已知的有四种：毒蝇碱（muscarin），主要存在于丝盖伞属和杯伞属蕈类，皮下注射3～5mg或口投0.5mg即可致人死亡；异噁唑衍生物，包括毒蝇母（muscimol）、白蘑酸（tricholomic acid）等，作用于中枢神经系统，使人产生幻觉和色觉紊乱；色胺类化合物，包括蟾蜍素（bufotenine）和光盖伞素（psilocybin），可使人体产生幻觉或听觉、味觉紊乱；致幻素也可使人产生意识障碍。

神经精神型毒蕈中毒的潜伏期短，一般为2～4h，少数人潜伏期短为10min或长达24h以上。临床症状非常复杂，初起时常有胃肠炎表现，继而出现精神兴奋或抑郁，特别是典型的"小人国幻觉"，还可出现严重的恐怖幻觉，导致病人异常紧张。毒素作用于副交感神经会出现腺体分泌亢进、流涎、

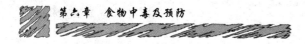

流泪、瞳孔缩小、血压下降等症状，若作用于交感神经会引起心跳加快、血压上升等症状。一般病程 1～2d，病死率低。

3. 肝肾损害型

肝肾损害型中毒的主要毒素为毒伞肽（amanitoxins）和毒肽（phallotoxins）两种，都是环肽化合物，具有极毒，毒力与吲哚环上的硫代酰胺键有关，化学性质稳定，耐高温，耐干燥，烹调时不易将其破坏。毒伞肽毒性大于毒肽，其致死剂量低于 0.1 mg/kg 体重，主要作用于肝细胞核或肾、脑等器官，作用速度较慢；毒肽作用于肝细胞的内质网，作用速度快。

潜伏期一般为 6～72h，70% 以上的患者潜伏期为 24h。一般开始出现胃肠炎症状，大多剧烈呕吐或腹泻，伴有腹痛，呕吐腹泻严重时会出现血压下降、脱水、全身青紫等症状。

胃肠炎症状消失后进入假愈期，病人无任何临床表现，持续 1～3d，此时毒素进入脏器与靶细胞结合，侵害脏器实质组织。

假愈期过后病人出现肝、肾、心、脑等器官的损伤，主要症状为肝脏肿大、黄疸，甚至发生急性肝坏死、肝昏迷，同时肾脏受损，出现尿中带有大量蛋白、红细胞，甚至出现尿毒症和肾功能衰竭，还会出现血压下降、烦躁、嗜睡，常因肝昏迷、肾功能衰竭、消化道大出血或中毒性心肌炎而死亡。病死率为 60%～80%。一般病人经积极治疗，在 2～3 周后进入恢复期，各种临床表现消失。

4. 溶血型

溶血型主要毒素为鹿花蕈素，这是一种甲基联氨化合物，可引起红细胞大量破坏，出现急性溶血现象，该毒素具有挥发性，烹调或干制过程可部分去除。溶血型中毒的潜伏期为 1～2d，症状为上腹部疼痛，恶心呕吐，继而出现急性贫血、黄疸、尿毒症、肝和脾的肿大等溶血症状，可由于肝脏损伤和心力衰竭死亡，病死率较低。可进行肾上腺皮质激素疗法，病程为 2～6d，若引起急性肾功能衰竭可能会预后不良。

5. 日光性皮炎型

食用胶陀螺（猪嘴菇）可引起日光性皮炎，一般潜伏期为 1d 左右，起始时面部肌肉震颤，然后手指和脚趾疼痛，手臂和面部出现皮疹，与日光接触的暴露部位出现肿胀，指甲根部出血、剧痛，另外，患者唇部肿胀外翻是此类毒蕈中毒的典型症状。

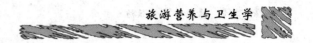

（二）预防措施

1. 广泛宣传毒蕈的危害

特别是毒蕈生长的地区，应教育群众学会辨别有毒蕈类，不采不食不认识的蕈类，防止误食的发生。

2. 防止毒蕈混入可食用蕈类中进行销售

食用蕈供销部门要加强野生蕈类的检验工作，确认无毒蕈混入后才可销售或加工。

3. 注意食用方法

对于干燥后可食的蕈类，应洗净后煮沸 5～7min，弃汤汁后方可食用，不宜急火快炒，进食量也不宜过多。

四、豆类中毒

豆类的品种繁多，有些豆类中含有一些对人体有毒的成分，主要包括植物红细胞血凝素、抗胰蛋白酶、皂素等。若加工烹调时未将这些有毒成分去除，会引起人体食物中毒的发生。主要引起豆类中毒的是生豆浆和四季豆。

（一）生豆浆中毒

1. 生豆浆中毒原因

豆浆是我国人民最常食用的豆制品之一，是一种以大豆制成的营养均衡的健康食品。豆浆中的有毒物质主要是抗胰蛋白酶、皂甙等。若豆浆加热不充分，未能去除这些物质，即可引起食物中毒。豆科植物中的抗胰蛋白酶在小肠中抑制胰蛋白酶的活性，从而降低了蛋白质的水解率，导致蛋白质消化不良的症状；此外抗胰蛋白酶还可促进胰腺分泌，使内源性蛋白质的损失增加。皂甙是一种配糖体，对消化道黏膜具有强烈的刺激作用，可引起黏膜的局部充血、肿胀及出血性炎症；皂甙还可破坏人体的红细胞，具有溶血作用。

2. 中毒表现

豆浆中毒的潜伏期一般为 0.5～1h，主要表现为喉部发痒、恶心、呕吐、腹泻、腹痛、腹胀等胃肠炎症状，有的伴有乏力、头晕、呼吸麻痹等较轻的神经症状。

3. 预防措施

豆浆中含有的抗胰蛋白酶和皂甙受热膨胀，豆浆加热至 80℃ 即可出现大量泡沫，称为"假沸"，容易给人已充分加热的错觉，造成豆浆加热不彻底，

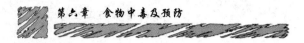

未能去除有毒物质。应将豆浆加热至泡沫消失，这表明抗胰蛋白酶和皂甙等物质已被破坏，再加热 5~10min 后方可安全食用。

（二）四季豆中毒

1. 四季豆中毒原因

四季豆又名菜豆、芸豆、刀豆、扁豆等，其中含有皂甙、抗胰蛋白酶和植物红细胞血凝素等有毒物质。四季豆中毒与品种、季节和烹调加热时间有一定的关系。烹调未熟时有毒素残留即被食用是四季豆中毒的主要原因。植物红细胞血凝素具有溶解和凝聚红细胞的作用，实验证明，从豆类中提纯的植物红细胞血凝素加热 85℃数小时，仍可与牛红细胞发生凝集作用；皂甙对胃肠黏膜有刺激作用，也具有溶血性。

2. 中毒表现

四季豆中毒潜伏期为 0.5~5h。主要症状为胃部不适，出现恶心、呕吐、腹胀、腹泻水样便，还会出现头晕、头痛、四肢麻木、乏力等神经症状。一般预后良好。

3. 预防措施

四季豆须彻底加热熟透后才可食用，凉拌食用应加热至失去原有青绿色。

五、其他有毒动植物引起的中毒

（一）麻痹性贝类中毒

1. 中毒原因

贝类本身不具有毒性，有的贝类由于摄食了有毒的藻类而带有毒素，人食用了这种贝类后会出现麻痹症状，故称麻痹性贝类中毒。这种贝类在我国常见的有贻贝、织纹螺、牡蛎、香螺等。毒贝由于摄食的藻类不同，毒素种类和含量也不同，有毒成分非常复杂，一般通称贝类麻痹毒（paralytie shellfish poison，PSP）。提纯的毒素为白色，易溶于水，耐热性好，116℃下仅能破坏一半以下毒性，耐酸，对碱不稳定，毒理作用主要是阻碍钠离子进入细胞膜的通透性，从而阻断了神经与肌肉细胞间的电信号传导。人经口致死剂量为 0.54~0.9mg。

2. 中毒表现

潜伏期一般为 0.5~3h，长者 4h，病初患者感觉唇、舌和指尖麻痹及刺痛，继而肢体麻痹无力、头晕、头痛、嗜睡，还会出现恶心、呕吐、腹痛、腹泻等

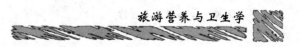

胃肠道症状，严重者出现呼吸困难、昏迷，最终可因呼吸麻痹而死亡，死亡率为 5% ~18% 。目前无解毒特效药物，若患者发病 24h 仍能存活，则预后良好。

3. 预防措施

（1）加强贝类的检验鉴定工作。了解 PSP 毒素的监测情况，一些国家对冷鲜贝肉石房蛤毒素的限量为不超过 80μg/100g。不合格贝类不得食用。严禁销售加工可疑贝类。

（2）贝类食用前应采取去毒措施。去毒措施如清洗漂养，除去肝脏及胰脏。捞肉弃汤的烹调方法也有助于去除部分毒素。

（二）胆毒鱼类中毒

1. 中毒原因

淡水鱼中的鲤鱼、草鱼、鲢鱼、鳙鱼、鳊鱼等，其胆汁中含有毒素，称为胆汁毒素（ichthyogalltoxin），该毒素对热稳定，被人吸收后在肝脏、肾脏浓度较高，可使肝、肾毛细血管通透性增加，导致肾小管的急性坏死、集合管阻塞和肝脏及肾脏功能衰竭，还会损伤脑细胞和心肌，造成神经系统和心血管系统的病变。胆汁中还含有胆汁酸、鹅去氧胆酸、鹅牛磺胆酸等成分，具有溶血作用。

一般烹调鱼类时会去除鱼胆而不会发生中毒，发生胆汁中毒的主要原因是为治疗眼病、高血压和慢性支气管炎等疾病而服用鱼胆。一般服用 1 ~3 个鱼胆即可引起中毒。

2. 中毒表现

潜伏期一般为 5 ~12h，主要症状为：胃肠炎症状，呕吐、腹痛及水样便腹泻；肝病症状，出现肝肿大、谷丙转氨酶增高、黄疸等；肾脏症状，病后 5d 左右出现尿少、尿闭、血尿或肾功能衰竭等；心肌症状，出现心律紊乱、心力衰竭等；神经症状，唇、舌、肢端麻痹、嗜睡、抽搐、昏迷等；眼部症状，怕光流泪、角膜混浊、视力减退等。

3. 预防措施

预防鱼胆中毒的主要措施是不滥用鱼胆治病，需使用时应遵医嘱，严格控制使用剂量。

（三）肝毒鱼类中毒

1. 中毒原因

肝毒鱼类主要有蓝点马鲛、鲨鱼、鳕鱼等，这些鱼类的肝脏被人食用后引起中毒。中毒的毒素一般认为是肝脏中过量的维生素 A。当维生素 A 大量被人体食用后，其代谢产物如视黄酸等在体内大量积累引起中毒。也有人认为是鱼肝内大量高级不饱和脂肪酸与外界的异物结合产生的鱼油毒素引起的中毒。

2. 中毒表现

潜伏期为 1~8h，发生恶心、呕吐、腹痛、腹泻、发热、乏力、视力减退等症状，有的鱼肝还引起口渴、剥脱性皮炎，重症还有毛发脱落等。病程 1 周到 1 个月。

3. 预防措施

水产部门不出售鲨鱼、鳕鱼、旗鱼等的肝脏，教育群众不食用肝毒鱼类的肝脏。

（四）动物腺体中毒

由于一些动物的腺体含有较多的耐热性激素，且烹调加热时无法将这些激素去除，这会造成人体正常代谢功能紊乱而中毒，主要是牲畜的甲状腺和肾上腺引起的中毒。

1. 甲状腺

牲畜甲状腺在其颈部左右各有一个小叶，一般在牲畜宰杀时已将其去除，若未加摘除被人食用可导致摄入过量的甲状腺素。甲状腺素理化性质稳定，加热至 600℃ 才开始破坏，一般烹调不能将其去除。中毒机理为甲状腺素促进人体的新陈代谢，增高组织细胞的氧化速率，进而造成代谢紊乱。人食用后死亡率为 0.16%。据报道，1/6 的猪甲状腺或 1/10 的牛甲状腺可使人出现甲状腺机能亢进的表现。

食用者多数 12~24h 出现症状，主要为头晕、头痛、呕吐、腹泻、乏力、心慌、手指震颤、脱皮、脱发、失眠等。病程较长，一般 2 周至 3 周内痊愈。

2. 肾上腺

肾上腺为肾脏上部的腺体，俗称"小腰子"，其可分泌多种类固醇激素，能促进体内非糖化合物或葡萄糖代谢，维持钠、钾离子的平衡。若牲畜宰杀时未摘除肾上腺而被人食用，会引起中毒。

一般食用后 15~30min 出现呕吐、腹泻、心窝部疼痛、头晕、心动过速等现象，有的还出现瞳孔散大、恶寒等症状。

3. 预防措施

牲畜屠宰时应严格摘除甲状腺和肾上腺，预防中毒的发生。

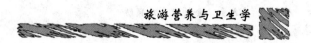

（五）含氰甙类植物中毒

1. 中毒原因

苦杏仁、桃仁、苹果仁、枇杷仁、亚麻仁等植物组织中含有苦杏仁甙（a-mygdalin），木薯中含有亚麻苦甙（linamarin），这些都是常见的含氰甙类植物。这些氰甙物质被人食用后，在胃肠中经水解产生剧毒物质氢氰酸，吸收进入血液后能与细胞色素氧化酶结合，使细胞呼吸链中断，导致组织缺氧，乳酸和二氧化碳含量增高，使肌体出现内窒息状态。由于中枢神经对缺氧较敏感，中毒表现常以损伤呼吸中枢及运动中枢，产生呼吸衰竭、肌肉麻痹而造成死亡。对于氢氰酸，人口服致死剂量为0.06mg，小儿吃苦杏仁6粒，成人吃10粒即可引起中毒。

2. 中毒表现

苦杏仁中毒潜伏期为1～2h，初期有黏膜刺激症状，继而出现头晕、头痛、恶心、呕吐、心慌、四肢无力、呼吸困难等，有的患者口中有苦杏仁的味道。严重时意识不清、呼吸微弱、昏迷、意识丧失、瞳孔散大、全身阵发性痉挛，食用量较大或年幼体弱者中毒严重，会因呼吸麻痹而死亡。

3. 预防措施

（1）广泛宣传食用苦杏仁的危害。广泛宣传不食用生的苦杏仁、苦桃仁等带有苦味的果仁，熟制的苦果仁也不可多食。

（2）食用杏仁应有去毒措施。常用去毒措施如用水浸泡、充分煮熟后再食用；木薯不可生吃，食用前应将木薯去皮（氢氰酸90%左右在皮中）、水浸、蒸煮等，食用木薯不宜空腹，也不宜食用太多。煮杏仁和木薯的水不可饮用或饲喂牲畜。

（六）鲜黄花菜中毒

1. 中毒原因

黄花菜又名金针菜、萱草，是深受人们喜爱的美味佳肴。黄花菜干制品是无毒的，鲜黄花菜中含有秋水仙碱，当其被人体摄入后会在胃肠中被氧化为二秋水仙碱，后者是一种剧毒物质，对组织有强刺激作用，特别是对消化道、呼吸道和泌尿系统的黏膜刺激明显。成年人一次摄入0.1～0.2mg秋水仙碱即可引起中毒，若摄入3～20mg可致人死亡。

2. 中毒表现

鲜黄花菜中毒潜伏期一般为0.5～4h，以胃肠症状为主，表现为恶心、呕

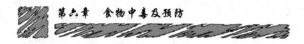

吐、咽喉不适、腹痛、腹泻、头痛、头昏、口渴等，甚至会出现血尿、血便、昏迷等严重症状。

3. 预防措施

预防鲜黄花菜食物中毒的主要措施就是将其蒸、煮、晒干，这些加工过程使秋水仙碱受到破坏，食用干制黄花菜是安全的。如果需要食用鲜黄花菜，须在清水中浸泡，使秋水仙碱溶于水中再弃汤汁食用，也可将其水煮熟透后食用。

（七）发芽马铃薯中毒

1. 中毒原因

马铃薯中含有龙葵素（solanine），成熟马铃薯含龙葵素只有 2 ~ 10（mg/100g），不会引起人体中毒，未成熟的绿色马铃薯或马铃薯的发芽部位，龙葵素含量较一般成熟马铃薯高 5 ~ 6 倍，甚至达到 500mg/100g，食用后会引起食物中毒。龙葵素易溶于水，遇醋酸易分解，高热也可将其破坏。主要中毒机理：一是龙葵素对消化道黏膜具有刺激性；二是对运动中枢和呼吸中枢具有麻痹作用；三是具有溶血性；四是可引起脑水肿，还会造成肺、胃肠道、肝、心脏和肾脏皮质的水肿。

2. 中毒表现

发芽马铃薯中毒的潜伏期为 0.5 ~ 3h，症状为腹痛、腹泻、咽喉刺激、头晕、头痛，严重者出现中枢神经症状，如瞳孔散大、呼吸麻痹、心脏衰竭甚至死亡。

3. 预防措施

马铃薯应贮藏于干燥阴凉处，以防止其发芽。对已发芽马铃薯食用前应削皮，不但去除芽部，还应去除芽周围组织，切片后在水中浸泡去除龙葵素。烹调时加醋也有利于破坏龙葵素。

第四节　化学性食物中毒

化学性食物中毒是指食品中污染的或人为添加的有毒金属、非金属及其化合物引起的食物中毒。其特点是有毒物质种类多、来源广、发病快、中毒程度严重、病死率较高。食品中的化学性污染物主要来源包括：

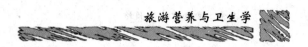

1. 人为因素

人为加入有毒化学物质进行食品掺假，或使用不符合卫生标准的食品添加剂及超量使用食品添加剂，或者食品生产加工过程误将有害化学物质当作食品原料，发生的误食事件。

2. 环境污染

主要是农药和"工业三废"的污染。"工业三废"即工业的废水、废气、废渣，其中带有的有害化学物质通过环境污染进入食品或直接污染食品原料。

3. 食品容器具的污染

食品加工、贮存、运输等过程中使用的容器、工具、机械等带有的有害化学物污染食品。

一、砷化物中毒

（一）中毒原因

元素砷（As）本身毒性很小，而砷的化合物如氧化物、盐类及有机化合物都具有一定毒性。较为常见的含砷化合物是三氧化二砷（As_2O_3），俗称砒霜，毒性最强烈，人的中毒剂量为 5～50mg，半数致死剂量为 20mg/kg。砷化物中毒的机理是其与细胞内酶蛋白的巯基结合，抑制了酶的活性，影响新陈代谢过程，也可引起神经细胞代谢障碍，造成神经病变；三氧化二砷对消化道黏膜具有强刺激作用，出现炎症；砷化物在血液中可引起血管运动中枢麻痹，作用于毛细血管，使腹腔的微血管麻痹、扩张并严重充血；同时，砷化物还可引起一些脏器的实质性病变，如肝、肾、心、脑的病变等。

砷进入人体的原因主要是：

1. 环境污染

由于砷化物广泛应用于工农业，作为杀虫剂、灭鼠剂、药物、染料等使用，砷化物会通过各种途径污染环境，如水、土壤等，进一步污染食品，特别是食品原料，食品加工使用的原料或添加剂含有过量的砷，会引起砷中毒。

2. 农药污染

含砷农药污染粮食、蔬菜，农药残留量过大，被人食用后引起中毒。

3. 误食

由于三氧化二砷外观与碱面等食用品相似，被当作碱面、食盐等食品原料误食造成的中毒事故。

（二）中毒表现

一般砷中毒的潜伏期较短，多在食用后 1~2h 出现中毒表现，临床症状主要是口腔、咽喉、食道的烧灼感，口中有金属味，继而出现消化道症状，即剧烈呕吐、频繁腹泻、腹部绞痛，腹泻及呕吐物中常杂有血液和黏液；泌尿系统的症状包括尿少或尿闭、尿毒症、血尿等；神经系统症状主要是头晕、头痛、意识混乱、四肢麻痹，甚至出现昏迷、惊厥，因呼吸麻痹而死亡；心血管系统的症状表现为血压下降、心力衰竭、心肌损害、红细胞数量增加等；此外，还有一些上皮组织的症状，如胸背部红疹、皮肤剥脱、色素沉着、牙龈出血和糜烂等。

（三）预防措施

1. 严格执行国家食品卫生标准

不滥用含砷食品添加剂，不使用砷含量超标的食品原料。不符合卫生标准的加工用具、容器和包括材料不得用于食品。食品卫生部门应加强监管，防止砷含量超标的食品流入市场。

2. 对含砷农药的管理

对含砷农药等砷化物应有专人管理，三氧化二砷应与食品原料分开存放，以防误食。水果蔬菜在采收前半个月停止使用含砷农药，以防果蔬中砷的残留量超标。

二、亚硝酸盐中毒

亚硝酸盐食物中毒又称肠源性青紫症，是一种常见的食物中毒现象。

（一）食物中亚硝酸盐的来源

亚硝酸盐在食物中广泛存在，其主要来源包括以下几方面。

1. 食品的腐烂变质

蔬菜等食品中天然含有硝酸盐，食品在存放过程中被微生物污染，大肠杆菌、普通变形杆菌等微生物可将硝酸盐还原为亚硝酸盐，这类微生物称为亚硝基化微生物。一般存放时间越长，蔬菜中微生物数量越多，亚硝酸盐含量也越高，特别是蔬菜腐烂部位含量更高。此外，新鲜的叶菜中亚硝酸盐的含量高于根、茎类蔬菜，儿童或年老体弱者食用大量叶菜也易中毒。

2. 食品腌制加工

食品腌制过程由于亚硝基化微生物的作用也会产生大量亚硝酸盐，特别是蔬菜腌制的最初几天，会出现一个亚硝酸盐含量的高峰（亚硝峰），然后随时

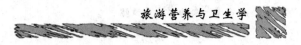

间延长，亚硝酸盐不断分解，含量下降，食用安全性提高。

3. 水中含有亚硝酸盐

苦井水、蒸锅的锅底水以及火锅汤汁中都含有较多亚硝酸盐，不可饮用或烹调使用。

4. 食品添加剂

硝酸钠或亚硝酸钠作为肉制品的发色剂，使用过量会引起食物中毒。此外，由于亚硝酸盐与食盐外观相似，将其当作食盐、白糖误食也是引起中毒的重要原因。

（二）亚硝酸盐的毒性

亚硝酸盐的毒性主要表现为急性中毒和致癌性。

1. 急性中毒

亚硝酸盐可使血液中的血红蛋白氧化成高铁血红蛋白，使血红蛋白失去携带氧气功能的同时，阻碍正常血红蛋白在组织中释放氧气，造成组织缺氧的内窒息现象。一般人体高铁血红蛋白占总体血红蛋白30%以下时，不会出现缺氧现象，而超过60%则有明显缺氧表现，超过70%可能会造成死亡。

2. 致癌性

亚硝酸盐是一种间接致癌物，其在胃酸的作用下会转化为亚硝胺。亚硝胺在体内运转到一定组织和器官，经酶激活为终末致癌物引起癌症。所有受试动物没有一种对亚硝胺致癌有抵抗性。亚硝酸盐转化为亚硝胺是在酸性环境，如胃中或微生物发酵过程中进行的，可引起胃以外的肿瘤。1968年日本的胃癌发病率男、女分别为美国的8倍，主要与进食过多的咸海鱼和腌菜有关。

（三）中毒表现

亚硝酸盐中毒一般潜伏期1~3h，有的长达20h。亚硝酸盐中毒的主要特征是组织缺氧造成的发绀现象，特别是口唇、指甲青紫，重者面部、四肢及全身皮肤全部青紫，故将亚硝酸盐食物中毒称为肠源性青紫症。除发绀外，患者一般还具有胃肠症状，如呕吐、腹泻、腹痛等。由于中枢神经系统对缺氧较敏感，因此患者常有头晕、头痛、乏力、烦躁、血压下降、呼吸困难等症状，重者还会发生循环衰竭和肺水肿，最后常因呼吸肌麻痹窒息死亡。

（四）预防措施

1. 提高烹饪原料卫生质量

不食用腐烂变质的蔬菜，特别是叶菜类，蔬菜初加工时应将腐烂部分充分

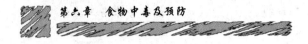

去除。

2. 控制食品加工过程亚硝酸盐的产生

腌制食品应控制腌制时间、腌制温度和食盐含量，避免亚硝酸积累。涮制的火锅汤汁中由于食物中亚硝酸盐的溶解和浓缩，含量也较多，不宜多饮火锅汤汁。苦井水和蒸锅底水中也含有较多亚硝酸盐，不宜食用。

3. 应用维生素 C

维生素 C 可以在胃中阻断亚硝酸盐合成亚硝胺的过程，因此具有防癌作用。我国生产的肉罐头中，一般添加 200mg/kg 的维生素 C。维生素 C 的加入对食品发色无影响。

4. 合理使用食品添加剂

使用亚硝酸盐作为食品发色剂时，一定要遵守国家卫生标准规定的使用剂量和使用范围。

5. 防止误食

妥善保管好亚硝酸盐，防止与食盐、食用碱等放置一处，以防发生误食。

第五节　真菌毒素食物中毒

真菌为具有真细胞核的微生物，与食品安全相关的主要是霉菌。霉菌（mould）是一种丝状真菌，在自然界分布十分广泛，适宜在富含有机质和水分、温度条件适宜的食品上生长繁殖，产生丝状菌毛，只有部分菌株可以分泌毒素，称为霉菌毒素（mycotoxin）。

霉菌毒素种类繁多，目前已知的有 200 种左右，但在食品中天然存在的霉菌毒素只有 10 多种。一般霉菌毒素化学性质稳定，耐高温，可引起食物中毒，其靶器官通常为肝、肾、大脑、神经和造血系统等。霉菌产毒受菌种、菌株、菌相、气候、营养条件等多种因素影响，因此霉菌毒素中毒有一定的地区性和季节性。

一、黄曲霉毒素中毒

（一）黄曲霉毒素的毒性及临床表现

黄曲霉毒素（aflatoxin，AF）是黄曲霉和寄生曲霉中产毒菌株的代谢产

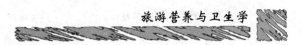

物。1960 年英国苏格兰发生了火鸡大量死亡事件，最终从火鸡饲料中的发霉花生粉中分离出黄曲霉毒素，后动物实验证实了黄曲霉毒素可诱发大鼠肝癌，确定为致癌物。后几十年中，黄曲霉毒素引起的食物中毒事件时有报道。

黄曲霉毒素为一系列二呋喃香豆素的衍生物，分为 B 系和 G 系两大类，共有 20 多种，其中黄曲霉毒素 B_1 毒性最强。黄曲霉毒素不溶于水、乙醚、石油醚等，但溶于氯仿、甲醇、乙醇等。在紫外线照射下产生蓝紫色（黄曲霉毒素 B_1、黄曲霉毒素 B_2）或黄绿色荧光（黄曲霉毒素 G_1、黄曲霉毒素 G_2）。毒素耐热性强，裂解温度为 280℃，一般烹饪温度不易将其破坏。

黄曲霉毒素对人体的毒性和临床表现主要为以下几个方面：

1. 急性中毒

黄曲霉毒素属于剧毒物质，毒性比氰化钾大 10 倍，靶器官为肝脏，主要是抑制肝细胞核酸物质和蛋白质的合成，含 1mg/L 黄曲霉毒素的组织培养液可使人胚胎的肝细胞 RNA 和 DNA 合成数量减少。口服中毒剂量后可引起肝脏急性损伤，如肝实质细胞变性坏死、胆管上皮增生、肝出血等，还会出现肾脏和肾上腺急性病变、呕吐、发热，甚至死亡。

2. 慢性中毒

长期低剂量摄入黄曲霉毒素可引起慢性中毒，造成肝脏的亚急性或慢性损伤。主要表现为肝功能改变，血中转氨酶、碱性磷酸酶等酶类及球蛋白活力升高，白蛋白、非蛋白、肝糖原和视黄醇含量降低。肝脏实质细胞坏死、肝胆管上皮广泛增生、肝纤维细胞增生，严重者出现肝硬化等慢性损伤。此外，动物实验还有生长缓慢、体重减轻等表现。从某种程度上说，慢性中毒比急性中毒危害性更大。

3. 致癌性

流行病学调查资料显示，食品中黄曲霉毒素污染较为严重的地区，肝癌的发生率也较高。菲律宾某些地区的玉米和花生酱受黄曲霉污染较为严重，肝癌的发生率比一般地区高 7 倍。猴、大鼠等动物实验证明黄曲霉毒素小剂量反复摄入或一次大剂量摄入均可诱发肝癌，且为目前已知的最强的化学致癌物之一。实验还证实了黄曲霉毒素与胃腺瘤、肾癌、直肠癌、乳腺癌及卵巢癌等的发生有一定相关性。

（二）黄曲霉毒素的来源

黄曲霉毒素在食品中广泛存在，主要污染粮油及其制品，较为严重的有花生、玉米、花生油、大米、小麦、棉籽油等，豆类一般较少，还可污染其他食

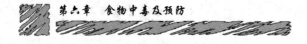

品如薯干、干果等，也有动物性食品受黄曲霉毒素污染的报道，如奶、干咸鱼等。黄曲霉适宜在高温高湿环境中生长，因此在我国污染最严重的是华中、华南地区，华东、西南地区次之，北方地区污染程度较轻。

（三）预防措施

1. 防止食品霉变

防止食品中的霉菌在适宜的温度、湿度、通气条件下生长和产毒，须将粮食、油料作物收割后迅速干燥，并置于低温、低湿环境下贮藏，粮库应有通风设备。一般粮食入库时水分含量应低于 13%，玉米低于 12.5%，花生仁在 8% 以下。有的食品应以石灰或焦亚硫酸钠等作为吸湿剂，或进行充气包装也可减少黄曲霉毒素的产生。

2. 采取去毒措施

在食品加工前，拣出霉变的玉米、花生颗粒，可减少黄曲霉毒素的污染；加入碱性物质如 NaOH 处理粮油制品，可破坏黄曲霉毒素的内酯环，形成香豆素的钠盐，再经水洗可将其去除；使用白陶土或活性炭作为吸附剂或使用紫外线照射可去除植物油中的黄曲霉毒素；粮谷类原料经精加工也有利于去除毒素。

3. 不食用发生霉变的食品

若发现粮油制品发生霉变，则不可食用。粮油食品须达到国家食品卫生标准，才能销售食用。我国食品卫生标准中有关黄曲霉毒素 B_1 在几种食品中的剂量要求见表 6-1。

表 6-1　我国有关几种食品中黄曲霉毒素的允许量标准

单位：$\mu g/kg$

食　品	允许量标准
玉米、花生仁、花生油	≤20
玉米及花生仁制品（按原料折算）	≤20
大米、其他食用油	≤10
其他粮食、豆类、发酵食品	≤5
婴儿代乳品	不得检出

注：其他食品可参照以上标准执行

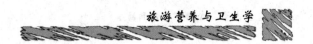

二、黄变米或黄粒米中的霉菌毒素中毒

（一）中毒原因

从 1940 年起，日本发现因霉变而使大米的颜色呈淡黄至黄褐色，称为"黄变米"。黄变米是由多种霉菌共同造成的，现已从黄变米中分离出 15 种以上霉菌，主要是黄绿青霉、橘青霉、岛青霉、皱褶青霉和缓生青霉等，还有黄曲霉、烟曲霉等，这些霉菌产生的代谢产物为黄绿青霉素、橘青霉素、岛青霉素、黄天精、环氯素等霉菌毒素。这些毒素不但会损害人体的肝、肾、心血管系统及神经系统，动物实验证明有的还会诱发动物产生肝硬化、肝细胞癌变及网织内皮瘤等。

在我国，黄变米主要分布于南方高温、高湿地区，主要是因为稻米未及时脱粒且保藏方法不良，导致了霉菌的生长。

（二）中毒表现

黄绿青霉毒素可导致中枢神经麻痹，进而心脏及全身麻痹，最后因呼吸肌麻痹、循环衰竭而死亡。橘青霉毒素为一种肾毒素，可导致实验动物肾脏肿大，肾小管扩张和上皮细胞变性坏死。岛青霉产生的毒素，包括黄天精、环氯素、岛青霉素等，急性中毒可造成动物发生肝萎缩现象，慢性中毒发生肝纤维化、肝小叶坏死、肝硬化或肝肿瘤，可导致实验动物大白鼠肝癌。

（三）预防措施

1. 防止粮食霉变

稻米收获后应及时脱粒、晒干，应存放于阴凉、干燥处。

2. 不食用霉变粮食

食用稻米时应去除变黄的米粒，黄变严重的稻米不可食用。

三、霉变甘薯中毒

（一）中毒原因

霉变甘薯中毒是甘薯贮藏于温度和湿度较高的环境条件下，霉菌生长繁殖并产生毒素，被人食用后引起的霉菌性食物中毒。霉变甘薯表面产生黑褐色硬质斑块，有苦味，称为甘薯黑斑病，从霉变部位分离出的主要毒素有甘薯宁、甘薯醇、甘薯酮、4 -甘薯醇、1 -甘薯醇、β -呋喃酸等，主要毒性为肝脏损伤及导致肺水肿等。这些毒素中性条件下对热很稳定，酸、碱条件下不稳定，可将其去除。

（二）中毒表现

霉变甘薯中毒的潜伏期较长，一般在食后 24h 发病，有的连续食用数十天才发病。轻者有头痛、头晕、恶心、呕吐、食欲减退等，严重中毒者有剧烈呕吐，并有发热、肌肉颤抖、心悸、四肢麻痹及瘫软、瞳孔扩大，甚至可有休克、呼吸困难甚至死亡。长期食用发霉甘薯造成的慢性病变主要是肝脏和肺的损伤，还可造成肾脏坏死。

（三）预防措施

1. 防止甘薯霉变

做好甘薯的贮藏工作，在收获、运输过程中防止薯体受伤，在贮存过程中要保持较低的温度和湿度。

2. 不食用霉变甘薯

要会识别并且不食用霉变甘薯，对于贮藏的甘薯有褐色或黑色斑点，应及时剔除，防止病菌扩散。轻微霉变的甘薯可去硬斑处的皮和肉，浸泡煮熟后少量食用。严重黑斑病的甘薯不能食用，也不可作为家畜饲料，只可作为工业酒精的原料。

四、霉变甘蔗中毒

（一）中毒原因

霉变甘蔗中毒较多发生在我国北方的初春季节。因为生长于南方的甘蔗未成熟时即被采收，在北方存放时因堆放而温度较高，易被霉菌污染并产生毒素，造成食用者中毒。霉变的甘蔗表皮无光泽，出现霉斑，质地变软，皮下部分颜色变为浅黄色至深褐色，有酒味和酸霉味，程度轻的未有异味。从霉变部位可分离出节菱孢霉，其产生的毒素为 3 -硝基丙酸，是一种神经毒素，可引起中枢神经系统损伤。

（二）中毒表现

食用霉变甘蔗中毒的潜伏期短则 10min，长则 3d。最初症状为呕吐、头晕、头痛、视力模糊，进而出现眼球偏侧凝视、复视、阵发性抽搐、四肢强直并屈曲内旋、手呈鸡爪样，严重者会出现昏迷、呼吸衰竭甚至死亡。目前，这类疾病没有特效治疗措施，重症患者常常会留下类似小儿麻痹的后遗症，造成终身残疾。病死率及出现后遗症概率达 50%。

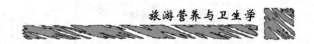

（三）预防措施

1. 防止甘蔗霉变

甘蔗需成熟后再收割，长期保存应有防霉措施，避免受冻，防止高温存放，并对堆放的甘蔗定期检查，霉变的甘蔗不可出售。

2. 不食用霉变甘蔗

消费者在购买、食用甘蔗时一定要注意辨别。劣质甘蔗纤维粗硬，纵剖后，剖面呈灰色、棕黄色或浅黄色，纤维中可见杂有粗细不一的红褐色条纹，有酸霉味、酒糟味。霉变的甘蔗不可食用。

第六节　食物中毒的抢救及调查处理

一、食物中毒的抢救

发生食物中毒事件后，要及早对中毒者进行救治，防止毒素对其身体的侵害，减少死亡。食物中毒紧急救治的措施主要是排出体内毒素、对症治疗和特殊治疗。

（一）排出体内毒素

在急救中毒病人时，应首先考虑立即排出消化道中未被消化吸收的毒素，减少毒素的吸收，以保护胃肠道黏膜。主要方法是催吐、洗胃、导泻和灌肠等。如果进食时间在 1~2h 内可用催吐的方法，若为砷化物等在胃内停留时间长且不易排空的毒素，则无论中毒时间长短，均应催吐、洗胃。如果进食超过 2~3h，且病人精神状态较好，则可服用导泻药或使用灌肠的方法促进中毒食物尽快排出体外。如果是铅、汞等重金属中毒，可饮用豆浆、牛奶、蛋清等高蛋白食物以使重金属沉淀，减少毒物的吸收，并能促进酸碱中和，保护胃黏膜。

（二）对症治疗

食物中毒治疗时应针对中毒者出现的临床症状进行对症治疗，防止出现严重的临床症状，危及生命。剧烈呕吐、腹痛、腹泻不止者可用硫酸阿托品注射；有脱水征兆者应及时补充体液，可饮用加入少许食盐、糖的饮品，或静脉输液；出现组织缺氧和发绀时应给病人吸氧；有肝脏损伤的应进行保肝治疗等。护理病人，应尽量避免其精神紧张，注意休息，防止受凉，同时补充足量的淡盐水。

（三）解毒治疗

细菌性食物中毒通常不需要使用抗菌药物，一般对症治疗可使病人痊愈，症状较为严重考虑为感染性食物中毒或侵袭性腹泻者，可选用适宜抗菌素，如丙氟哌酸、呋喃唑酮、氯霉素、土霉素、庆大霉素等。肉毒杆菌食物中毒者应速送医院急救，给予抗肉毒素血清等。有的食物中毒有其特效解毒药物，如砷化物中毒可使用巯基类药物如二巯丙醇、二巯丙磺酸钠等；亚硝酸盐食物中毒临床上使用氧化型亚甲蓝（美蓝）、抗坏血酸和葡萄糖三者合用解毒；鱼类组胺中毒使用抗组胺药物等。

二、食物中毒的现场调查和处理原则

《中华人民共和国食品卫生法》第七章第三十八条规定：发生食物中毒的单位和接收病人的治疗单位，除采取抢救措施外，应当根据国家有关规定，及时向所在地卫生行政部门报告。县级以上地方人民政府卫生行政部门接到报告后，应当及时进行调查处理，并采取控制措施。

（一）食物中毒的现场调查

医生通过询问病史和体检，初步确定是否为食物中毒，可能由何种食物引起，并将情况及时向卫生防疫站报告，通知有关食堂、餐馆暂时封存可疑食物，保护好现场。食物中毒事件发生后，应及时进行现场调查，了解引起中毒的食物、毒素等情况，以便于为病人的治疗、中毒食品的处理、中毒现场处理等提供科学依据，为预防类似事件的发生提出相关措施和改进意见。

1. 中毒情况调查

当地卫生防疫站和有关部门接到报案后立即组织人员到现场进行调查，进一步了解发病经过，主要临床表现，发生中毒的地点、单位、时间、中毒人数，重病人数及死亡人数，可疑食物，进食范围及发病趋势，诊断和抢救治疗情况，已采取的措施和待解决的问题等。

2. 中毒食物调查

详细了解中毒病人发病前48h以内的进餐食谱，以及特殊情况下的72h以内的可疑进餐食谱和同餐人员发病情况；找出可疑食物。进一步了解可疑食物的来源、运输、贮存情况、制作过程及出售中有无污染的可能。

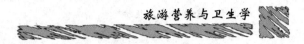

进行采样检验，主要是对食剩的可疑食物、餐具及用具涂抹物、病人排泄物（粪便、呕吐物、洗胃水、血液等）、厨房炊事用洗涤水、炊事人员的手部等进行采样检验，必要时可做动物试验，确定中毒的食品，查明病原。对食物中毒进行调查时，其采样数量不受常规采样数量限制，并实行无偿采样。

3. 中毒原因调查

中毒原因调查是指调查可疑中毒食物可能的来源及造成中毒的条件等，主要调查生产经营场所及生产经营过程的卫生情况、从业人员健康状况等。一般以发生中毒的单位为起点，从可疑中毒食品的来源途径进行追溯，检查食品运输、加工、贮存、销售的各个环节的卫生条件和操作过程。调查现场一般卫生情况，如了解餐具、炊具、用具、设备是否符合卫生要求，炊事人员和餐饮服务人员的个人卫生状况和健康状况，用膳制度等。通过调查，分析可能引起中毒的原因和条件。

4. 填写食物中毒调查登记表

食物中毒的调查应制作调查笔录，笔录应由食品卫生监督员和被调查者签字。食物中毒调查后，调查人员应及时对调查材料、检验结果及其他证据材料进行整理分析，并写出调查报告，做好食物中毒的资料整理与总结工作。

（二）食物中毒的处理原则

1. 技术处理

（1）明确诊断和抢救病人。出现食物中毒事件，应立即停止食用有毒食品，及时就地抢救中毒病人，重点是老人、儿童和重症患者。对已摄入可疑食物而无症状者也应严密观察。采集病人的标本，以备送检。

（2）中毒食品和中毒场所的处理。确定食物的中毒类型后，应针对原因立即对中毒食品和中毒场所进行处理，以防止事件扩大蔓延。《中华人民共和国食品卫生法》第七章第三十七条规定："县级以上地方人民政府卫生行政部门对已造成食物中毒事故或者有证据证明可能导致食物中毒事故的，可以对该食物生产经营者采取下列临时控制措施：（一）封存造成食物中毒或者可能导致食物中毒的食品及其原料；（二）封存被污染的食品工具及用具，并责令进行清洗消毒。经检验，属于被污染的食品，予以销毁；未被污染的食品，予以解封。"针对污染原因及时督促改进；有传染病的炊事人员应暂时调离饮食服务工作；制定和完善卫生管理制度；指导现场清洁、消毒。

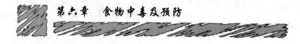

2. 行政处理

食物中毒的行政处理主要依据《中华人民共和国食品卫生法》和卫生部发布《食物中毒事故处理办法》。

卫生行政部门应认真审查食物中毒的全部证据材料，认为证据不足的，及时补齐或补正；事实清楚、证据确凿充分的，依照《食品卫生法》及有关规定予以处理。

《中华人民共和国食品卫生法》第八章第三十九条规定："生产经营不符合卫生标准的食品，造成食物中毒事故或者其他食源性疾患的，责令停止生产经营，销毁导致食物中毒或者其他食源性疾患的食品，没收违法所得，并处以违法所得一倍以上五倍以下的罚款，没有违法所得的，处以一千元以上五万元以下的罚款。"

"生产经营不符合卫生标准的食品，造成严重食物中毒事故或者其他严重食源性疾患，对人体健康造成严重危害的，或者在生产经营的食品中掺入有毒、有害的非食品原料的，依法追究刑事责任。具有本条所列行为的，吊销卫生许可证。"

小　结

本章主要论述食物中毒的基础知识，以及细菌和细菌毒素、食物中天然毒素、化学毒素和霉菌毒素引起的食物中毒，分析了各种食物中毒的流行特点、毒素来源、致病机理、临床表现、预防措施等。最后论述了食物中毒的抢救和调查方法、处理原则。

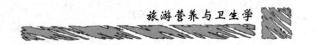

第七章　常见食源性传染病和寄生虫病及其预防

第一节　传染病流行过程的基本规律

民以食为天，人的一生中不仅需要摄入包括畜禽类、水产类的动物性食物，还要摄入蔬菜及水果等植物性食物，才能保证自身的营养需求。但是动物性食物在生活过程中经常容易感染疫病，致使肉、奶、蛋及其制品中带有可使人类感染疾病的某些病原生物。被污染的水源及粪便又会污染蔬菜和水果等植物性食品。历史上的许多瘟疫多与此类疾病有关。

一、传染病的流行过程及其基本规律

传染病在人群中的发生、传播和终止的过程称为传染病的流行过程。传染病的流行必须具备传染源、传播途径和人群易感性等三个基本环节。三个环节同时存在，方能构成传染病流行，缺少其中的任何一个环节，新的传染不会发生，不可能形成传染病流行。

1. 传染病流行的基本环节

（1）传染源（infection sources）是指体内带有病原体，并不断向体外排出病原体的人和动物。传染源包括病人、病原携带者、带病或带病原体的动物。病人是重要传染源，处于不同病期的病人，传染性的强弱有所不同，处于发病期的病人传染性最强。病原携带者包括病后病原携带和无症状病原携带，其病原携带不易发现，具有重要流行病学意义。动物作为传染源传播的疾病，称为动物性传染病，如狂犬病、布鲁氏菌病等；野生动物为传染源的传染病，称为自然疫源性传染病，如鼠疫、钩端螺旋体病、流行性出血热等病。

（2）传播途径（route of transmisson）是病原体从传染源排出体外，经过

一定的传播方式，到达与侵入新的易感者的过程。分为四种传播方式：① 水与食物传播。病原体借粪便排出体外，污染水和食物，易感者通过污染的水和食物受染，如菌痢、伤寒、霍乱、甲型毒性肝炎等。② 空气飞沫传播。病原体由传染源通过咳嗽、喷嚏、谈话排出的分泌物和飞沫，使易感者吸入受染，如流脑、猩红热、百日咳、流感、麻疹等。③ 虫媒传播。病原体在昆虫体内繁殖，完成其生活周期，通过不同的侵入方式使病原体进入易感者体内。蚊、蚤、蜱、恙虫、蝇等昆虫为重要的传播媒介。④ 接触传播。有直接接触与间接接触两种传播方式，皮肤炭疽、狂犬病等均为直接接触而受染；多种肠道传染病通过污染的手传染，谓之间接传播。

（3）易感人群（susceptible population） 是指人群对某种传染病病原体的易感程度或免疫水平。人群的易感性取决于该人群的免疫能力，人群免疫能力低，易感性就高，该人群即为易感人群。为了提高人群免疫力，降低易感性，在疫区或进入疫区前必须接种相关疫苗。

2. 传染病流行特征

（1）强度特征。传染病流行过程中可呈散发、暴发、流行及大流行。

（2）地区特征。某些传染病和寄生虫病只限于一定地区和范围内发生，自然疫源性传染病也只限于一定地区内发生，均称地方性传染病。

（3）季节特征。是指传染病的发病率随季节的变化而升降，季节性的发病率升高。与温度、湿度、传播媒介、人群流动有关。

（4）职业特征。某些传染病与所从事职业有关，如炭疽、布鲁氏菌病等。

（5）年龄特征。某些传染病，尤其是呼吸道传染病，儿童发生率高。

食源性传染病与细菌性食物中毒流行特征的区别见表7-1。

表7-1　食源性传染病与细菌性食物中毒流行特征的区别

类别	食源性传染病	细菌性食物中毒
病原体	病毒、细菌	细菌
致病原因	少量病原体	大量活菌或其毒素
传播途径	饮水、食物、餐具、日常用具或手等	食物
临床症状	潜伏期比较长，一般呈烈性经过，有隐性感染	潜伏期较短，呈中毒表现，多见于急性胃肠炎症状，无隐性感染

类别	食源性传染病	细菌性食物中毒
流行特点	可发生接触感染，人与人之间能传染，在发病流行曲线上有余波	无接触感染，病人与健康人之间不直接传染，当停食有毒食物，流行很快中止

3. 食源性传染病的法治管理

我国历来重视对传染病的法制管理，颁布了《中华人民共和国传染病防治法》《中华人民共和国动物防疫法》《国家突发公共卫生事件应急预案》《重大动物疫情应急条例》以及进出口动植物检疫、生猪屠宰管理条例、肉品卫生检验规程等相关法律法规。我国法律规定餐饮人员上岗前，必须先取得健康证，凡患有痢疾、伤寒、病毒性肝炎等消化道传染病、活动性肺结核、化脓性或者渗出性皮肤病等，不得参加接触直接入口食品的工作。

二、细菌性传染病及其控制

（一）炭疽

1. 病菌特点

炭疽（anthrax）是炭疽杆菌（*Bacillus anthracis*）引起的人畜共患的急性传染病。该菌主要从皮肤侵入引起皮肤坏死、形成焦痂、溃疡、脓肿和毒血症，也可引起肺和肠的病变。主要表现为皮肤炭疽（cutaneous anthrax）、肺炭疽（pulmonary anthrax）、肠炭疽（intestinal anthrax）和炭疽杆菌脑膜炎（anthrax bacillus meningitis），病死率较高。

炭疽杆菌属于需氧芽孢杆菌属，繁殖体抵抗力不强，易被一般消毒剂杀灭；菌体在氧气充足，温度适宜（25℃~30℃）的条件下易形成芽孢，其芽孢抵抗力强，在干燥的室温环境中可存活20年以上。

2. 病原对食品的污染

可能患病的动物有牛、马、羊、猪、犬等，以食草动物见多。接触病畜的肉、血液、皮、毛、畜舍周围空气等均可感染。食入带菌的畜肉、奶或被污染的其他食品，可引起发病，轻者有急性肠炎、腹泻、呕吐、腹痛及水样便，重者形成类炭疽（与家畜病况相似），并有生命危险。

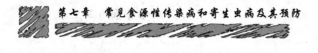

3. 病原控制

动物炭疽的防治要重点抓好以下三点。

（1）综合性防治。一旦确定发生本病，应立即按照《炭疽防治技术规范》的有关要求封锁疫区，隔离病畜，消毒圈舍、用具和周围环境。对炭疽病畜应严格按照国家有关规定进行不放血扑杀，其口、鼻、肛门、阴门等腔道开口均应用含氯消毒剂浸泡过的棉花或纱布塞紧，尸体用消毒剂浸泡的床单包裹，安全运输至指定地点进行无害化处理，对场地进行严格消毒和监控。如就地焚烧，应挖坑垫起尸体，用油或木柴焚烧，焚烧要彻底，以免留下后患。

（2）疫苗免疫接种。草食家畜，尤其是炭疽常发地区的家畜每年应定期接种炭疽疫苗。

（3）对病死动物要坚决做到"四不准、一处理"。不准宰杀、不准食用、不准出售、不准转运，按规定进行无害化处理。

（二）结核病

1. 病菌特点

结核分枝杆菌（*M. tuberculosis*），俗称结核杆菌，是一种很细小的分枝状杆菌。由结核杆菌引起的人畜共患的慢性传染病称为结核病。结核病至今仍为重要的传染病。据 WHO 报道，每年约有 800 万新病例产生，至少有 300 万人死于该病。结核杆菌可通过呼吸道、消化道或皮肤损伤侵入易感机体，引起多种组织器官的结核病，其中以通过呼吸道引起肺结核为最多，占 90%。

结核分枝杆菌不产生内、外毒素，其致病性可能与细菌在组织细胞内大量繁殖引起的炎症，菌体成分和代谢物质的毒性以及机体对菌体成分产生的免疫损伤有关。

2. 病原对食品的污染

病菌可由飞沫或痰液通过空气经呼吸道传播疾病，还可通过病人用过的餐具、用具及与病人共餐、进食被病菌污染的食物而感染。人也可通过食用未经消毒的结核病病牛的肉或奶而感染。

3. 病原控制

国际组织提出控制结核病的主要方法有：

（1）发现和治疗痰菌阳性者。

（2）新生儿接种卡介苗，约 80% 获得保护力。

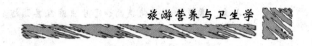

（三）布氏菌病

1. 病菌特点

由布氏菌（*Brucella*）所引起的疾病又叫波浪热，是以长期发热、关节疼痛、肝脾肿大为特征的慢性人畜共患传染病。这种传染病广泛流行于世界许多国家，高发地区为地中海地区、亚洲、中南美洲等。全世界每年新发病例约 50 万。

2. 病原对食品的污染

人多因食用病畜的生奶、奶制品或生的、半生的病畜肉类而感染发病。

3. 病原控制

应采取以家畜预防接种为中心的综合措施。

（1）控制传染源。对家畜可采取"定期检疫""屠宰病畜""病健畜分群放牧""菌苗免疫"等方法。

（2）切断传播途径。对家畜的流产物应深埋，污染的场地应严格消毒；乳类应采用巴氏杀菌后食用；肉类要彻底煮熟后食用；家畜粪便要经无害化处理后用做肥料及燃料；接触病畜时，应着防护装备。

（3）提高人群免疫力。可接种布氏菌疫苗。

（4）加强宣传教育。

（四）李斯特菌病

1. 病菌特点

单核细胞增多性李斯特菌（*Listeria monocytogenes*）会引起的急性传染病。患者多在免疫功能低下时感染发病，主要见于新生儿、老人、孕妇及免疫缺陷患者，多见于新生儿及免疫缺陷儿童。李斯特菌的特点有：①分布广，可广泛存在于土壤、各类水域、植物和动物中；②适应能力强，能在冰箱冷藏室等较低温度下及酸、碱环境下生长繁殖。

在各类易感人群中孕妇尤其容易感染李斯特菌病，这给腹中正在成长的宝宝带来严重的伤害。中国准妈妈人群中李斯特菌感染比较少见，但美国疾病控制中心报告表明，美国被报道的病例中，近 1/3 的感染者是孕妇。

2. 病原对食品的污染

带菌较高的食品有牛奶和乳制品、肉类（特别是牛肉）、蔬菜、沙拉、海产品及冰淇淋等。

3. 病原控制

（1）肉类、禽类、鱼类等食物，要完全煮熟后才能食用。

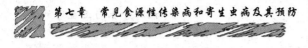

（2）不要直接吃熟食，吃之前，一定要加热到冒出热气才行。

（3）剩菜要充分加热后再吃。

（4）不要食用未经高温消毒的牛奶或奶制品。

（5）水果及蔬菜要彻底清洗干净或削皮后再吃。

（6）生、熟分开，将生肉与蔬菜以及煮熟的食品分开搁置、存放。

（五）痢疾

1. 病菌特点

痢疾是由志贺菌（*Shigella dysenteriae*）引起的一种常见肠道传染病。痢疾为一古老传染病，主要随食物和水等经口感染而引起。人类对志贺氏菌较易感，主要表现为畏寒高热、腹痛、腹泻、排脓血便及里急后重等。痢疾主要分为两种，急性菌痢，数日即可治愈；慢性菌痢，反复发作或迁延不愈达2个月以上。

2. 病原对食品的污染

传染源是病人和带菌者，传播途径主要为粪—口，若带有痢疾志贺菌的食品制作者上厕所后没有洗手而直接接触食物，会污染食物，从而引起事故；也可由苍蝇等害虫将细菌从感染着的排泄物传播到食品上。

3. 病原控制

（1）将食物冷冻储藏，食用前应加热。

（2）从业人员应遵守卫生规章制度。

（3）扑杀苍蝇、蟑螂等害虫。

（六）霍乱

1. 病菌特点

霍乱是由霍乱弧菌（*Vibrio cholerae*）引起的烈性肠道传染病。霍乱发病急、传播快，是亚洲、非洲大部分地区腹泻的重要原因，属国际检疫传染病。典型患者由于剧烈的腹泻和呕吐，可引起脱水、肌肉痉挛，严重者导致外周循环衰竭和急性肾衰竭。

2. 病原对食品的污染

通常由污染的水传播，也可由食物传播，如鲜鱼、鲜贝以及水果蔬菜等。苍蝇是主要的传播媒介。

3. 病原控制

（1）注射疫苗。前往流行霍乱的国家的所有旅行者须注射霍乱疫苗。

（2）控制传染源。及时发现患者和疑似患者，进行隔离治疗，并做好疫源检索。

（3）切断传播途径。加强饮水消毒和食品管理，确保用水及食品安全，降低霍乱传播的危险性。

三、病毒性传染病及其控制

呼吸道病毒及肠道病毒、虫媒病毒及出血热病毒、狂犬病病毒与逆转录病毒、肝炎病毒、疱疹病毒和其他病毒。

（一）肝炎病毒

肝炎病毒（hepatitis viruses，HV）是指以侵害肝脏为主引起病毒性肝炎的一组病原体，目前公认的人类肝炎病毒至少有五种类型，包括甲型肝炎病毒、乙型肝炎病毒、丙型肝炎病毒、丁型肝炎病毒及戊型肝炎病毒。其中对人类健康危害最大的是甲型和乙型肝炎病毒。

1. 病毒特点

（1）甲型肝炎病毒。甲型肝炎是由甲型肝炎病毒（*Hapatitis A virus*，HAV）经肠道引起的最常见的急性传染病。甲型肝炎病毒主要通过粪—口途径传播，HAV 经口进入体内后，经肠道进入血流，引起病毒血症，约过一周后到达肝脏，随后通过胆汁排入肠道并出现在粪便中。甲型肝炎的潜伏期为 15～45 天，病毒常在患者转氨酸升高前的 5～6 天就存在于患者的血液和粪便中。发病 2～3 周后，随着血清中特异性抗体的产生，血液和粪便的传染性也逐渐消失。长期携带病毒者极罕见。

HAV 对 60℃加热 1h 及低酸的作用均有相对的抵抗力（在 4℃可存活数月），但 100℃加热 5min 或用甲醛溶液、氯等处理，可使之灭活。非离子型去垢剂不破坏病毒的传染性。

（2）乙型肝炎病毒。乙型肝炎的病原体为乙型肝炎病毒（*Hapatitis B virus*，HBV）。HBV 对外界的抵抗力较强，对低温、干燥、紫外线和一般化学消毒剂均耐受。在-20℃环境下可保存 20 年，100℃加热 10min 可使 HBV 失去传染性，但仍可保持表面抗原活性。HBV 对 0.5%过氧乙酸、5%氯酸钠和 3%漂白粉敏感，可用它们来消毒。

病人和病毒携带者是乙型肝炎的传染源。乙型肝炎病毒可经血液和日常生活密切接触等传播，还可通过污染的食品经口传播。

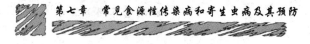

2. 病原对食品的污染

病毒随患者粪便排出体外，通过污染水源、食物、海产品、食具等进行传播，可造成散发性流行或大流行。餐饮业餐具共用，不履行消毒程序，病人与健康人进餐时，未实行分餐制，勺筷混用等会导致病原污染食品。接触由病人使用过的物品后，手未消毒而直接手抓食品，也可导致媒介中病原污染食品。

3. 病原控制

（1）科学管理，控制传播。食品生产、加工人员要定期进行体检，做到早发现、早诊断和早隔离。须对病人的排泄物、血液、食具、物品、床单、衣物等进行严格消毒。

（2）切断传播途径。加强对饮用水的管理，保护水源，严防饮用水被粪便污染，有条件时可对饮用水进行消毒处理。要严格执行餐具消毒制度。餐饮从业人员应遵守卫生规章制度。

（3）做好防疫工作。可在人群中，尤其是儿童、青少年中注射两种球蛋白，可起到被动免疫作用。

（二）脊髓灰质炎

1. 病毒特点

脊髓灰质炎是由脊髓灰质炎病毒（*Poliovirus*）引起、传播广泛且对儿童健康危害很大的急性传染病。脊髓灰质炎也叫小儿麻痹症，患者会出现不规则、不对称、无感觉障碍及无大小便失禁的弛缓性瘫痪，此时，腱反射减弱或消失。本病遍及世界各地，尤其是在贫困国家发病率较高。我国由于预防得力，当前病例主要为偶发性，以 6～9 月的夏、秋季发病最多。

传染源为本病的瘫痪型、非瘫痪型患者，隐性感染者和健康的带病毒者亦可传播。病毒主要从粪便及鼻咽部分泌物中排出，其传播途径主要为经污染饮食、脏手及各种用具等直接通过消化道或由空气飞沫经呼吸道而发生传染。

脊髓灰质炎病毒的生活力很强，耐寒冷、耐干燥。病毒在水和牛奶中可生存百余天；在粪便中可生存 3～6 周或更久。紫外线照射、煮沸或使用含氯石灰（漂白粉）及高锰酸钾等均能迅速将其杀死。

2. 病原对食品的污染

主要污染的食物如用被脊髓灰质炎病毒污染的污水灌溉的蔬菜，进食时没有彻底地清洗或煮制；生活在被污染的水中的贝壳类（牡蛎、贻贝、蛤等）由于进食而导致污染，贝壳类在煮制过程中不易煮透，而有病毒残留。

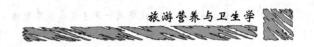

3. 病原控制

1953 年 1 月 26 日，美国索尔克博士宣布制成小儿麻痹症免疫新疫苗，通过口服脊髓灰质炎糖丸，可起到预防作用。

（三）禽流感

自从 1997 年在香港发现人类也会感染禽流感之后，此病症引起全世界卫生组织的高度关注。

1. 病毒特点

禽流感，全名为鸟禽类流行性感冒，是由甲型流感病毒的一种亚型（也称禽流感病毒）引起的一种急性传染病，通常只感染鸟类，也能感染人类。其被国际兽疫局定为甲类传染病，又称真性鸡瘟或欧洲鸡瘟。

流感病毒有三个不同的抗原型，即 A、B、C 三型。其中 B、C 两型仅能对人致病，A 型对人、猪、马和禽有致病性。禽流感病毒具有 A 型抗原，属于 A 型流感病毒，其表面有两种糖蛋白，一种为血凝素（H），另一种为神经氨酸酶（N），由于这两种糖蛋白经常发生变异，因此，根据糖蛋白变异的情况，H 可分为 H1～H16 十六个不同的型别，N 可分为 N1～N9 九个不同的型别。

人感染禽流感后的症状主要表现为高热、咳嗽、流涕、肌痛等，多数伴有严重的肺炎，严重者心、肾等多种脏器衰竭进而导致死亡，病死率很高，通常人感染禽流感死亡率约为 33%。此病可通过消化道、呼吸道、皮肤损伤和眼结膜等多种途径传播，区域间的人员和车辆往来是传播本病的重要途径。

禽流感病毒对热比较敏感，65°C 加热 30min 或煮沸（100°C）2min 以上可灭活。病毒在阳光直射下 40～48h 即可灭活，如果用紫外线直接照射，可迅速破坏其传染性。

2. 病原对食品的污染

病禽、带毒禽是主要的传染源，候鸟是禽流感病毒的重要转播者。高致病性禽流感在禽群之间的传播主要依靠水平传播，如空气、粪便、饲料和饮水等；病毒可以随病禽的呼吸道、眼鼻分泌物、粪便排出，禽类通过消化道和呼吸道途径感染发病。被病禽粪便、分泌物污染的任何物体，如饲料、禽舍、笼具、饲养管理用具、饮水、空气、运输车辆、人、昆虫等都可能传播病毒。

3. 病原控制

（1）注意饮食卫生。禽肉要煮熟、煮透，食用鸡蛋时蛋壳先用流水清洗，

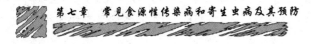

烹调加热充分，不吃生的或半生的鸡蛋。生、熟肉避免混放，防止交叉污染。

（2）严格检疫，防止病毒由疫区传入。禁止带毒的禽类食品在市场流通，一旦发现可疑病例，应及时封锁、隔离、消毒，严格处理病禽死禽。

（3）增强免疫力。注意加强锻炼、预防流感侵袭；接种人用禽流感疫苗。

（四）口蹄疫

1. 疾病特点

口蹄疫是由口蹄疫病毒（foot and mouth disease virus，FMDV）引起的猪、牛、羊等主要家畜和其他家养、野生偶蹄动物共患的一种急性、热性、高度接触性传染病。人类可能通过接触受感染动物而罹患口蹄疫，但这种情况很罕见，因为口蹄疫病毒对胃酸敏感，所以人类通常不会通过食用肉类感染口蹄疫病毒。对于人类，值得注意的是，该症状与另外一种病毒疾病（手足口病）的症状类似。

人一旦感染口蹄疫病毒，经过 2~18 天的潜伏期后突然发病，表现为发烧，口腔干热，唇、齿龈、舌边、颊部、咽部潮红，出现水疱（手指尖、手掌、脚趾）。

该病毒对外界环境的抵抗力很强，在冰冻情况下，血液及粪便中的病毒可存活 120~170 天。阳光直射下 60 分钟即可杀死；85℃加温 15 分钟或煮沸 3 分钟即可死亡。该病毒对酸碱之作用敏感，故 1%~2% 的氢氧化钠、30% 的热草木灰、1%~2% 的甲醛等都是良好的消毒液。

2. 病原对食品的污染

人可经食肉引起感染。

3. 病原控制

我国对口蹄疫的防治、预防主要通过注射接种疫苗，发生口蹄疫的则采取捕杀、销毁、消毒或封锁隔离等措施。

（五）疯牛病

1996 年 3 月 20 日，英国政府宣布，英国 20 余名克-雅氏病患者与疯牛病传染有关，震惊世界。

1. 疾病特点

疯牛病（"mad cow" disease）学名为"牛海绵状脑病"（bovine spongiform encephalopathy，BSE），是一种发生在牛身上的渐进性、致死性的中枢神经系统病变，是由一种非常规的病毒——朊病毒引起的一种亚急性海绵状脑

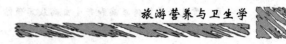

病，这类病还包括人的克-雅氏病（Creutzfeldt-Jakob syndrome，CJD）以及最近发现的致死性家庭性失眠症等。共同特征是：生物体的认知和运动功能严重衰退直至死亡。其中，人的克-雅氏病是一种罕见的主要发生在 50~70 岁之间的可传播的脑病，其产生的危害极大。

此病具有很大的危险性，潜伏期长，从两年到几十年。因无自觉症状，难以早期诊断，待发生痴呆时，脑内的进行性淀粉样病变已经形成，难以逆转，死亡率几乎为 100%。

2. 病原对食品的污染

患者都是因与病牛、羊接触或食用病牛、羊肉及其制品而发病。特别是一些国家的牛饲料加工工艺中允许使用牛、羊等动物的内脏和肉作为饲料，致使此病迅速蔓延。

3. 病原控制

加强检疫，切断传染源，防止一切可能感染 BSE 的食品进入人类食物链。

（六）狂犬病

1. 疾病特点

狂犬病是由狂犬病毒（*Rabies virus*）引起的一种人畜共患的中枢神经系统急性传染病。因狂犬病患者有害怕喝水的突出临床表现，所以本病亦曾叫作"恐水病"，但患病动物没有这种特点。

潜伏期长短不一为本病的特点之一。大多数在 3 个月以内发病，超过半年者占 4%~10%，超过 1 年以上者约 1%，文献记载最长一例潜伏期达 10 年。狂犬病是所有传染病中最凶险的病毒性疾病，一旦发病，预后极差，迄今尚无特效治疗。主要临床表现为特有的狂躁、恐惧不安、怕风怕水、流涎和咽肌痉挛，最终发生瘫痪而危及生命。

2. 病原控制

（1）做好动物管理，控制传染源。若发现患有狂犬病的动物，应扑杀、消毒、深埋或焚毁。

（2）人被患病动物咬伤后应对局部伤口进行处理。应尽力挤压出血，并用 20% 肥皂水或 0.1% 苯扎溴铵及清水冲洗，用 5% 碘酊反复烧灼伤口。

（3）预防接种。被犬、猫、狼等动物咬、抓伤或舔后，为保证安全，都应注射狂犬病疫苗。

第二节 常见食源性寄生虫及其预防

目前，由寄生虫引起的多种传染病仍严重威胁人类的健康。食源性寄生虫病是指进食生鲜的或未经彻底加热的含有寄生虫虫卵或幼虫的食品而感染的一类疾病的总称。

人类离不开动物性食品，但很多肉类、水产品等食物携带有寄生虫病原体。不良的饮食习惯，会使病原体进入人体，从而引起食源性寄生虫病。最近，卫生部一项调查显示，近年来，食源性寄生虫病已成为新的"富贵病"，我国城镇居民特别是沿海经济发达地区的感染人数呈上升趋势。与食品安全性关系密切的以蠕虫中的寄生虫最为常见，如绦虫、线虫、吸虫等。

一、绦虫的危害及其控制

绦虫，是一种巨大的肠道寄生虫，普通成虫的体长可以达到 72 英尺（21.9456 米）。绦虫的发育经历卵、蚴、成虫 3 个阶段。成虫体背腹扁平、左右对称、大多分节，长如带状，无口和消化道，缺体腔，除极少数外，均为雌雄同体。绦虫全部营寄生生活，成虫寄生于脊椎动物，幼虫主要寄生于无脊椎动物或以脊椎动物为中间宿主。

1. 疾病特点

带绦虫属人畜共患的寄生虫，主要有两种：无钩绦虫，多见于牛；有钩绦虫，多见于猪。其幼虫又称囊尾蚴，主要寄生在猪、牛的骨骼肌中，其次是心肌和大脑。在猪肌肉中的囊尾蚴呈米粒大小，在有些地区习惯称这类猪肉为"米猪肉""豆猪肉"或"珠仔肉"。

人是猪带绦虫的终末宿主，中间宿主除猪以外，还有犬、猫和人。人误食猪带绦虫虫卵后会被感染，囊尾蚴进入胃后，其囊壁很快被消化，到达小肠时固着与肠壁，发育为绦虫；成虫也可转移到肌肉、皮下、脑、眼等部位育成囊尾蚴。成虫寄生于人的肠道，会引起消化不良、腹痛、腹泻或者便秘等症状。如果囊尾蚴寄生于人体，会引起癫痫、呼吸紊乱、肌肉酸痛或麻木、失明等症状，其危害性比成虫大得多，严重者可导致死亡。

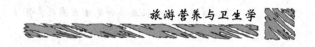
2. 带虫食物

（1）经口误食被虫卵污染的食物、水及蔬菜等。如部分地区人喜食生干牛肉或未煮熟猪肉；用带虫卵的粪便作为肥料，污染水源和蔬菜。

（2）生、熟菜共用同一砧板和餐具。

3. 预防控制

（1）做好原料肉的检疫检验工作。生猪肉必须经国家指定卫生部门检疫后方可进入市场，严禁"米猪肉"上市买卖。

（2）搞好畜肉的冷藏工作。囊尾蚴可在-10℃储存72h死亡。

（3）肉类彻底煮熟。改变不良的生食、半生食猪肉的饮食习惯，严格执行生、熟炊具分开，注意个人卫生。

（4）改变养猪方法。提倡圈养，不让其有接触人类而感染的机会。

二、线虫的危害及其控制

线虫是动物界中数量最丰者之一，主营寄生或自由生活，其中只有极少部分寄生于人体并导致疾病。此类线虫在中国已发现35种。目前流行的线虫有蛔虫、鞭虫、蛲虫、钩虫、旋毛虫和类粪圆线虫。

线虫属两侧对称，体长，通常两端尖，并具透明隔腔（消化道与体壁间充满液体的体腔）。多数为雌雄异体，有些则为雌雄同体。线虫有卵生和胎生两种繁殖方式，卵生有卵、幼虫、成虫三个环节，胎生只有幼虫、成虫两个环节。

（一）旋毛形线虫病

1. 疾病特点

旋毛虫病是由旋毛虫寄生于人体骨骼肌所致的一种人畜共患病。有肌肉剧烈疼痛、乏力、发热等症状。

当人或动物宿主食入了含活旋毛虫幼虫囊包的肉类后，在胃液和肠液的作用下，数小时内，幼虫在十二指肠及空肠上段自囊包中逸出，在感染后的48小时内，幼虫经4次蜕皮后，即可发育为成虫。每条成虫又可产幼虫200～500条。寄生人体的线虫中，旋毛虫的发育过程具有其特殊性，成虫和幼虫同寄生于一个宿主内：成虫寄生于小肠，主要在十二指肠和空肠上段；幼虫则寄生在横纹肌细胞内。在整个发育过程中，无外界的自由生活阶段，但完成生活史则必须要更换宿主。许多种哺乳动物，如猪、犬、鼠、猫及熊、野猪、狼、狐等野生动物，均可作为本虫的宿主。

2. 带虫食品

旋毛虫幼虫囊包对外界的抵抗力较强，晾干、腌制、笋烤及涮食等方法常不能将幼虫杀死。猪肉中囊包里的幼虫在−15℃时须贮存20d才死亡，但在70℃时多可被杀死。生食或半生食受染的猪肉是人群感染旋毛虫的主要方式，占发病人数的90%以上。

在我国的一些地区，居民有食"杀片""生皮""剁生"的习俗，这极易引起本病的暴发流行。此外，切生肉的刀或砧板若被旋毛虫囊包污染了，也可能成为传播因素。

3. 预防控制

加强卫生教育，改变食肉的方式，不吃生的或未熟透的猪肉及野生动物肉；认真执行肉类检疫制度，未经宰后检疫的猪肉不准上市；遵守食品卫生管理法规，发现感染有旋毛虫病的肉要坚决焚毁；扑杀鼠类、野犬等保虫宿主。

（二）蛔虫

1. 疾病特点

蛔虫是人体肠道内最常见，也是最大的寄生线虫，其感染率可达70%以上，农村高于城市，儿童高于成人。

蛔虫发育不需要中间宿主，各种蛔虫的生活史基本相同，成虫寄生于宿主的小肠内，虫卵随粪便排出，卵分受精卵和非受精卵两种，只有受精卵才能卵裂、发育成感染性虫。虫卵一旦与食品、水、尘埃等一起经口被摄入人体，卵壳被消化，幼虫在肠内逸出，然后穿过肠壁，进入淋巴腺和肠系膜静脉，经肝、右心、肺，穿过毛细血管到达肺泡，再经气管、喉头的会厌、口腔、食道、胃，回到小肠，整个过程为25~29天，脱3次皮，再经1月余就发育为成虫。成虫在小肠中能够生存1~2年，有的可长达4年以上。

人感染蛔虫后，会出现不同程度的发热、咳嗽、食欲不振或善饥、脐周阵发性疼痛、营养不良、失眠、磨牙等症状，有时还可引起严重的并发症。后期危害主要是蛔虫进入小肠可导致蛔虫性肠梗阻，钻入胆道形成胆道蛔虫病，进入阑尾造成阑尾蛔虫病和肠穿等，对人体危害很大。

2. 带虫食品

我国农村多以人畜粪便作为肥料，蔬菜大多染有蛔虫卵，生吃蔬菜或进食未洗净的蔬菜都可能因食入虫卵而致病。

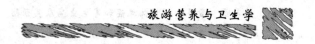

3. 预防控制

杜绝感染来源；搞好粪便管理；讲究个人卫生，防止虫卵进入人口。

三、吸虫的危害及其控制

吸虫的特点是均营寄生生活，少数营外寄生，多数营内寄生生活。由于吸虫类适应寄生生活，其形态结构和生理相应地发生了一系列变化，如虫体不分节，有口和消化管，多数为雌雄同体，具有肌肉发达的吸盘和小钩等。

吸虫绝大多数是各类脊椎动物的寄生虫病的病原，软体动物等因被幼虫期的吸虫所寄生亦受损害。因此，人及各类经济动物均会受到不同程度的危害。

（一）中华分枝睾吸虫病

1. 疾病特点

中华分枝睾吸虫（*Clonorchis sinensis*）简称华支睾吸虫，又称肝吸虫（liver fluke）。成虫寄生于人体的肝胆管内，表现为慢性消化机能紊乱，肝肿大，上腹隐痛，疲乏及精神不振等；严重者可导致胆管炎、胆结石以致肝硬化等症。

华支睾吸虫生活史为典型的复殖吸虫生活史，包括成虫、虫卵、毛蚴、胞蚴、雷蚴、尾蚴、囊蚴及后尾蚴等阶段。终宿主为人及肉食哺乳动物（狗、猫等）；第一中间宿主为淡水螺类，如豆螺、沼螺、涵螺等；第二中间宿主为淡水鱼、虾。成虫寄生于人和肉食类哺乳动物的肝胆管内，虫多时可移居至大的胆管、胆总管或胆囊内，也偶见于胰腺管内。成虫可在人体内生存20～30年。

2. 带虫食品

在厚度约1mm的鱼肉片内的囊蚴，90℃加热1秒即能死亡，75℃时3秒内死亡，60℃时15秒内全部死亡。囊蚴在醋（含醋酸浓度3.36%）中可活2个小时，在酱油中（含NaCl 19.3%）可活5小时。烧、烤、烫或蒸全鱼时，会由于温度不够、时间不足或鱼肉过厚等原因而不能杀死全部囊蚴。

成人感染中华分枝睾吸虫病的方式以食鱼生为多见，如在广东珠江三角洲、香港、台湾等地人群主要通过吃"鱼生""鱼生粥"或烫鱼片而感染；抓鱼后不洗手或用口叼鱼、使用切过生鱼的刀及砧板切熟食等也有使人感染的可能。

3. 预防控制

改变不良的饮食习惯，不吃生鱼、生虾、生螺及未煮熟的鱼虾类；生、熟食具要分开。

（二）姜片吸虫

1. 疾病特点

是由布氏姜片吸虫（Fasciolopsis busti）引起，属肠道寄生大型吸虫，主要寄生于小肠。猪是主要的保虫宿主。姜片吸虫成虫的致病作用包括：机械性损伤，姜片吸虫吸盘发达、吸附能力强，可使被吸附的黏膜坏死、脱落，可使肠黏膜发生炎症、点状出血、水肿以至形成溃疡或脓肿；或虫体产生的有毒代谢产物被宿主吸收从而引起腹痛、脸部浮肿、肝肿大、恶心、呕吐，重者死亡。

2. 带虫食品

姜片吸虫的中间宿主为扁卷螺。尾蚴在各类当作食品或饲料的水生植物，如植物茭白、荸荠和菱角等中发育为囊蚴。生食水生食物而感染。

3. 预防控制

不生食水生植物；粪便做无害化处理。

四、原虫的危害及其控制

原虫的特点是虫体由单一细胞组成，为单细胞真核动物，体积微小，但能够独立完成生命活动的全部生理功能。原虫在自然界分布广泛，种类繁多，迄今已发现 65000 余种，多数营自生或腐生生活。约有近万种为寄生性原虫，生活在动物体内或体表。重要的致病原虫有：疟原虫、阿米巴原虫、杜氏利什曼原虫、弓形虫。下面主要介绍弓形体病。

1. 疾病特点

弓形体病（toxoplasmosis）是由弓形体（*Toxoplasma gondii*）引起的人畜共患性寄生虫病。本病为全身性疾病，呈世界性分布，人群普遍易感，但多为隐性感染，发病者的症状因弓形体寄生部位及机体反应性的不同而有所不同。

猫为弓形体的终末宿主，弓形体在终末宿主内可进行有性繁殖，形成裂殖体、配子体、卵囊等。卵囊可随猫粪排出体外，猫一次性排粪可排出数百万个卵囊，连续排 1～2 周。卵囊可在潮湿环境、水或土壤中生存数月，可通过人的口、眼、鼻、咽、呼吸道、肠道、皮肤、伤口、胎盘等途径侵入机体而造成感染。

人感染弓形体后，常以无症状为常见，但妊娠期妇女若感染弓形体，会导

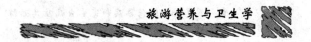

致流产、早产、先天性畸胎、婴儿肝脾肿大等。

2. 带虫食品

人食用含有弓形体包囊的肉制品会引起感染；食用被蟑螂、苍蝇作为传播途径而将卵囊传播污染的食物也会引起感染。

3. 预防控制

搞好食品卫生，不进食未熟肉类、乳、蛋，不玩弄猫犬等动物，防止其粪便污染器物、果蔬、食物及饮水，加强宣传教育。

小　　结

本章介绍了传染病的流行过程及其基本规律，并详细阐述了细菌性和病毒性传染病及其控制方法。最后介绍了绦虫、线虫、吸虫、原虫等常见食源性寄生虫及其预防措施。

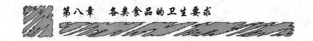
第八章　各类食品的卫生要求

第一节　食品的市场准入制度

一、市场准入制度的概念

市场准入也叫市场准入管制，是指为了防止资源配置低效或过度竞争，确保规模经济效益、范围经济效益和提高经济效率，政府职能部门通过批准和注册，对企业的市场准入进行管理。市场准入制度是关于市场主体和交易对象进入市场的有关准则和法规，是政府对市场管理和经济发展的一种制度安排，具体通过政府有关部门对市场主体的登记，发放许可证、执照等方式来体现。对于产品的市场准入，一般的理解是，允许市场的主体（产品的生产者与销售者）和客体（产品）进入市场的程度。

食品市场准入制度也称食品质量安全市场准入制度，是指为保证食品的质量安全，具备规定条件的生产者才允许进行生产经营活动，具备规定条件的食品才允许生产销售的监管制度。因此，实行食品市场准入制度是一种政府行为，是一项行政许可制度。

二、食品市场准入制度的内容

根据 2003 年 7 月 18 日公布施行的《食品生产加工企业质量安全监督管理办法》（国家质检总局局长令第 52 号），食品市场准入制度的核心内容主要包括以下三个方面。

（一）对食品生产加工企业实行生产许可证制度

实行生产许可证管理是指对食品生产加工企业的环境条件、生产设备、加

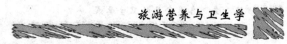

工工艺、原材料、执行产品标准、人员资质、储运条件、检测能力、质量管理制度和包装要求等项目进行审查，并对其产品进行抽样检验。对符合条件且产品经全部项目检验合格的企业，颁发食品生产许可证，允许其从事食品生产加工。已获得出入境检验检疫机构颁发的"出口食品厂卫生注册证"的企业，其生产加工的食品在国内销售的，及获得HACCP认证的企业，在申办食品生产许可证时可简化或免于工厂生产必备条件审查。

（二）对食品出厂实行强制检验制度

对食品出厂实行强制检验制度的具体要求有两个方面：一是那些取得食品生产许可证并经质量技术监督部门核准，具有产品出厂检验能力的企业，可以实施自行检验其出厂的食品。实行自行检验的企业，应当定期将样品送到指定的法定检验机构进行定期检验。二是已经取得食品生产许可证，但不具备产品出厂检验能力的企业，按照就近就便的原则，委托指定的法定检验机构进行食品出厂检验。

（三）对实施食品生产许可制度的产品实行市场准入标志制度

获得食品生产许可证的企业，其生产加工的食品经出厂检验合格，在出厂销售之前，必须在最小销售单元的食品包装上标注由国家统一制定的食品生产许可证编号并加印或加贴食品质量安全市场准入标志。没有加贴QS标志的食品不准进入市场。国家质检总局统一制定食品质量安全市场准入标志的式样（图8-1）和使用办法。

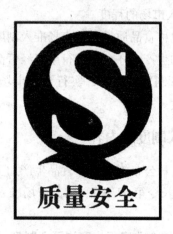

图8-1 食品质量安全市场准入标志

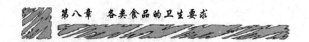
食品质量安全市场准入标志由"质量安全"英文（Quality Safety）字头"QS"和"质量安全"中文字样组成。标志主色调为蓝色，"质量安全"四个中文字样与字母"Q"为蓝色，字母"S"为白色。该标志的式样、尺寸及颜色都有具体的制作要求。加贴（印）有"QS"标志的食品，即意味着该食品符合质量安全的基本要求。

三、食品市场准入制度的条件

（一）环境条件

食品生产加工企业必须具备保证产品质量的环境条件，主要包括食品生产企业周围不得有有害气体、放射性物质和扩散性污染源，不得有昆虫大量滋生的潜在场所；生产车间、库房等各项设施应根据生产工艺卫生要求和原材料储存特点，设置相应的防鼠、防蚊蝇和防昆虫侵入、隐藏及滋生的有效措施，避免危及食品质量安全。

（二）生产设备条件

食品生产加工企业必须具备保证产品质量的生产设备、工艺装备和相关辅助设备，具有与保证产品质量相适应的原材料处理、加工、贮存等厂房和场所。

（三）原材料要求

食品生产加工企业必须具备保证产品质量的原材料要求。所用的原材料、添加剂等均应无毒、无害，符合相应的强制性国家标准、行业标准及有关规定。如制作食品用水必须符合国家规定的城乡生活饮用水卫生标准，使用的添加剂、洗涤剂、消毒剂必须符合国家有关法律法规的规定和标准的要求。食品生产企业不得使用过期、失效、变质、污秽不洁或者非食用的原材料生产加工食品。

（四）加工工艺及过程要求

食品加工工艺流程设置应科学、合理。生产加工过程应严格、规范，应采取必要的措施防止生食品与熟食品、原料与半成品和成品的交叉污染。

（五）产品标准要求

食品生产加工企业必须按照合法有效的产品标准组织生产，不得无标生产。食品质量必须符合相应的强制性标准以及企业明示采用的标准和各项质量要求。特别指出的是，对于强制性国家标准，企业必须执行，企业采用的企业

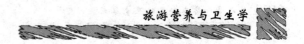

标准不允许低于强制性国家标准的要求，且应在质量技术监督部门进行备案，否则，该企业的标准无效。

（六）人员要求

在食品生产加工企业中，因各类人员工作岗位不同，所负责任不同，所以对其基本要求也有所不同。企业法定代表人和主要管理人员必须了解与食品质量安全相关的法律知识，明确应负的责任和义务；企业的生产技术人员必须具有与食品生产相适应的专业技术知识；生产操作人员上岗前应经过技术（技能）培训，并持证上岗；质量检验人员，应当参加培训，经考核合格取得规定的资格，才能上岗工作。从事食品生产加工的人员，特别是生产操作人员必须身体健康，无传染性疾病，保持良好的个人卫生。

（七）产品储运要求

企业应采取必要措施以保证产品在贮存、运输的过程中不发生劣变。成品必须存放在专用成品库房内。用于储存、运输和装卸食品的容器、包装、工具、设备等必须无毒、无害，符合相关的卫生要求，保持清洁，防止食品污染。不得同车运输成品与污染物。

（八）检验能力

食品生产加工企业应具有与所生产产品相适应的质量检验和计量检测手段。对不具备出厂检验能力的企业，必须委托符合法定资格的检验机构进行产品出厂检验。企业的计量器具、检验和检测仪器属于强制检定范围的，必须经法定计量检定技术机构检定合格并在有效期内方可使用。

（九）质量管理要求

食品生产加工企业应建立健全产品质量管理制度，明确规定对质量有影响的部门、人员的质量职责和权限以及相互关系，规定检验部门、检验人员能独立行使的职权。企业制定的产品质量管理制度中应有考核办法，并严格实施。企业应实施从原材料的进货验收到产品出厂的检验把关的全过程质量管理，严格实施岗位质量规范、质量责任以及相应的考核办法，不符合要求的原材料不准使用，不合格的产品严禁出厂，实行质量否决权。

（十）产品包装标识要求

一是不同的产品其包装要求虽不尽相同，但必须清洁、无毒、无害，符合国家法律法规的规定及相应的强制性标准要求。二是食品标签内容必须真实，符合国家法律法规的规定和相应产品（标签）标准的要求，标明产品名称、

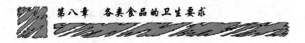

厂名、厂址、配料表、净含量、生产日期或保质期、产品标准代号和顺序号等。裸装食品在其出厂的大包装上使用的标签，也应符合上述规定。三是出厂的食品必须在最小销售单元的食品包装上标注食品生产许可证编号，并加印（贴）食品质量安全市场准入标志。

四、部分违规处罚规定

第五十五条　食品生产加工或者销售企业有下列情况之一的，由质量技术监督部门责令其停止生产、销售，限期取得食品生产许可证；并处违法生产销售产品（包括已出售和未出售的食品）货值金额 15%～20% 的罚款；有违法所得的，没收违法所得；造成损失的，依法追究责任。（一）未获得食品生产许可证而擅自生产的；（二）委托无证企业生产加工食品的；（三）食品生产许可证超过有效期而继续生产的；（四）超出许可范围擅自生产的；（五）销售无证产品的。

第五十六条　取得食品生产许可证的企业，未按规定在食品包装上标明生产许可证编号和加印（贴）QS 标志的，责令整改；情节严重的，可处 3 万元以下罚款，吊销食品生产许可证。

第六十条　食品生产企业不具备产品出厂检验能力且未按规定进行委托出厂检验而擅自出厂销售的，或者食品生产企业具备产品出厂检验能力而未按规定实施产品出厂检验的，由质量技术监督部门责令限期改正；逾期不改的或者情节严重的，处 3 万元以下罚款；情节严重的，吊销食品生产许可证。

第六十二条　食品质量安全不符合强制性标准要求的，按照《中华人民共和国产品质量法》第四十九条的规定处罚；情节严重的，吊销食品生产许可证。

第二节　植物性食品的卫生要求

食品在生产、运输、储存、销售等环节中，均可能受到生物性、化学性和物理性有毒有害物质污染，出现卫生问题，威胁人体健康，因此需要了解各类食品的卫生问题及要求，采取适当措施，确保食用安全。

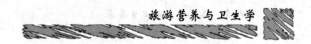

一、粮豆类

（一）主要卫生问题

1. 真菌和真菌毒素污染

粮豆类在农田生长期、收获及贮藏过程中的各个环节均可能受到真菌污染。当环境湿度较大、温度增高时，真菌易在粮豆中生长繁殖并使粮豆发生霉变，这不仅会改变粮豆的感官性状，降低和失去营养价值，而且还可能产生相应的真菌毒素，对人体健康造成危害。常见污染粮豆的真菌有曲霉、青霉、毛霉、根霉和镰刀菌等。

2. 农药残留

粮豆中农药残留来自防治病虫害和除草时直接施用的农药和水、空气、土壤中的农药残留物。我国目前使用的农药80%～90%为有机磷农药，1993年我国曾报道谷类中残留的敌敌畏和甲胺磷分别占最大残留限量标准的7.87%和39.15%。

3. 有毒有害物质的污染

用未经处理或处理不彻底的工业废水和生活污水对农田、菜地进行灌溉会造成汞、镉、砷、铅、铬、酚和氰化物等污染。一般情况下，污水中的有害有机成分经过生物、物理及化学方法处理后可减少甚至消除，但以金属毒物为主的无机有害成分或中间产物难以去除。

4. 仓储害虫

我国常见的仓储害虫有甲虫（大谷盗、米象、谷蠹和黑粉虫等）、螨虫（粉螨）及蛾类（螟蛾）等50余种。仓库温度在18～21℃，相对湿度在65%以上时，适于虫卵孵化及害虫繁殖；仓库温度在10℃以下时，害虫活动减少。仓储害虫在原粮、半成品粮豆上都能生长并使其降低或失去食用价值。

5. 其他污染

包括无机夹杂物和有毒种子的污染，其中泥土、砂石和金属是粮豆中的主要无机夹杂物，可来自田园、晒场、农具和加工机械等，这些夹杂物不但影响粮豆的感官性状，而且可能损伤牙齿和胃肠道组织。麦角、毒麦、麦仙翁籽、槐籽、毛果洋茉莉籽、曼陀罗籽、苍耳籽等均是粮豆在农田生长期和收割时可能混杂的有毒植物种。

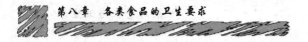
6. 粮食掺伪

掺伪粮食的掺伪有以下几种：

（1）为了掩盖霉变，在大米中掺入霉变米、陈米。将陈小米洗后染色冒充新小米；煮食这类粮食有苦辣味或霉味。

（2）为了增白而掺入有毒物质，如在米粉和粉丝中加入有毒的荧光增白剂；在面粉中掺入滑石粉、太白粉、石膏；在面制品中掺入禁用的吊白块等。

（3）以次充好，如在粮食中掺入砂石、糯米中掺入大米、藕粉中掺入薯干淀粉等。还有的从面粉中抽出面筋后，其剩余部分还冒充面粉或混入好面粉中出售。

（二）卫生要求

不同品种的粮豆都具有固有的色泽及气味，有异味时应慎食，霉变的不能食用，尤其是成品粮。为了保证食用安全，我国对粮豆类食品已制定了许多卫生标准，如各类指标（表8-1），原粮有害物质容许量的规定（表8-2）等。

表8-1 粮豆类食品卫生的四类指标

指标类型	要　求
感官指标	色泽、气味、质地等
物理指标	水分含量、折光度等
化学指标	农药、重金属等
微生物学指标	霉、虫、黄曲霉毒素等

表8-2 原粮有害物质容许量　　　　　单位：mg/kg

项　目	容许量
马拉硫磷	≤8
氰化物（以 HCN 计）	≤5
氯化苦	≤2
二硫化碳	≤10
砷（以 As 计）	≤0.7
汞：粮食（加工粮）	≤0.02

（续表）

项　目	容许量
汞：薯类（土豆、白薯）	≤0.01
六六六	≤0.3
DDT	≤0.2
黄曲霉毒素	—

　　豆制品含水量高，营养成分丰富，若被微生物污染，极易腐败变质。而目前不少豆制品生产以手工加工为主，卫生条件比较差，生产器具、管道和操作人员等多种因素，只要其中有一环没有按卫生标准做好清洁工作，就会成为污染源头。另外，产品的保存方式也很重要，豆制品成品能够新鲜存放的时间很短，特别是夏季，如果豆制品成品不及时冷藏很快就会变质。因此，要注意豆腐、豆浆等豆制品的卫生管理。通常豆制品在销售和贮藏时最好用小包装。豆制品中使用的添加剂也要按照有关规定，作为凝固剂的葡萄糖酸内酯的最大使用量为 3.0mg/kg；消泡剂硅酮树脂最大使用量为 50mg/kg；防腐剂有双乙酸钠、山梨醇、丙酸钙，最大使用量分别为 1.0g/kg、1.0g/kg 和 2.5g/kg。

　　豆制品感官上的变化能清楚地反映出豆制品的新鲜程度。新鲜的豆腐块形整齐、软硬适宜、质地细嫩、有弹性，随着鲜度下降，产品颜色开始发暗、质地溃散并有黄色液体析出，产品发黏、变酸并产生异味。

二、蔬菜和水果

（一）主要卫生问题

1. 微生物和寄生虫卵污染

　　蔬菜可因在栽培中利用人畜的粪、尿作为肥料，而被肠道致病菌和寄生虫卵所污染。国内外每年都有许多因生吃蔬菜而引起肠道传染病和肠寄生虫病的报道。蔬菜、水果在收获、运输和销售过程中若卫生管理不当，也会被肠道致病菌和寄生虫卵所污染，一般表皮破损严重的水果大肠菌检出率高。所以，水果与肠道传染病的传播有密切关系。

2. 工业废水和生活污水污染

　　用工业废水和生活污水灌溉菜田可增加肥源和水源，提高蔬菜产量；还可使污水在灌溉循环中得到净化，减少对大自然水体的污染。但用未经无害化处

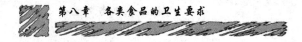

理的工业废水和生活污水灌溉，可使蔬菜受到其中有害物质的污染。工业废水中的某些有害物质还影响蔬菜的生长。

3. 农药残留

使用过农药的蔬菜和水果在收获后，常会有一定量农药残留，如果残留量大将对人体产生一定危害。绿叶蔬菜尤其应该注意这个问题。我国常有生长期短的绿叶蔬菜在刚喷洒过农药就上市，结果造成多人农药中毒的报道。

4. 腐败变质与亚硝酸盐含量

蔬菜和水果因为含有大量的水分，组织脆弱，若储藏条件稍有不适，极易腐败变质。蔬菜和水果的腐败变质，除了本身酵解的酶起作用外，主要与微生物的大量生长繁殖有关。

肥料和土壤中的氨氮，除大部分参与了植物体内的蛋白质合成外，还有一小部分通过硝化及亚硝化作用形成硝酸盐及亚硝酸盐。正常生长情况下，蔬菜和水果中硝酸盐与亚硝酸盐的含量是很少的，但生长时若碰到干旱，收获后存放在不恰当的环境或腌制方式不当等，都会使硝酸盐与亚硝酸盐的含量有所增加。过量的硝酸盐与亚硝酸盐，会引起作物的凋谢枯萎，若人畜食用还会引起中毒。减少蔬菜和水果中硝酸盐与亚硝酸盐含量的办法，主要是合理的田间管理和低温储藏。

（二）卫生要求

1. 保持新鲜

为了避免腐败和亚硝酸盐含量过多，新鲜的蔬菜和水果最好不要长期保藏，采收后及时食用不但营养价值高，而且新鲜、适口。如果一定要贮藏的话，应剔除有外伤的蔬菜和水果并保持其外形完整，以小包装形式进行低温保藏。

2. 清洗消毒

为了安全食用蔬菜，既要杀灭肠道致病菌和寄生虫卵，又要防止营养素的流失，最好的方法是先在流水中清洗，然后在沸水中进行极短时间的热烫。食用水果前也应彻底洗净，最好用沸水烫或消毒水浸泡后削皮再吃。为了防止二次污染，严禁将水果削皮切开出售。

常用的药物消毒方式有：

（1）漂白粉溶液浸泡。

（2）用5%乳酸浸泡5分钟，但乳酸价格昂贵，不易推广。

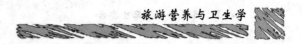
（3）高锰酸钾溶液浸泡法及其他低毒高效消毒液等，均可按标识规定方法对蔬菜和水果进行消毒浸泡，应注意的是浸泡消毒后要及时用清水冲洗干净。

3. 蔬菜、水果卫生标准

我国食品卫生标准规定：蔬菜、水果中汞的含量不得超过 0.01mg/kg；六六六不得超过 0.2mg/kg；DDT 不得超过 0.1mg/kg。

第三节　动物性食品的卫生要求

一、畜禽肉

（一）主要卫生问题

1. 腐败变质

肉类在加工和保藏过程中，如果卫生管理不当，往往会发生腐败变质。健康的畜肉的 pH 值较低（pH 5.6～6.2），具有一定的抑菌能力；而病畜肉 pH 值较高（pH 6.8～7.0），且在宰杀前即有细菌侵入机体，由于细菌的生长繁殖，宰杀后的病畜肉迅速分解，引起腐败变质。

2. 人畜共患传染病

对人有传染性的牲畜疾病，称为人畜共患传染病，如炭疽、布氏杆菌病和口蹄疫等。有些牲畜疾病如猪瘟、猪出血性败血症虽然不感染人，但当牲畜患病后，可以继发沙门菌感染，同样可以引起人的食物中毒。

（1）炭疽：是对人畜危害最大的传染病，病原体是炭疽杆菌。炭疽杆菌在未形成芽孢前，对外界环境的抵抗力很弱，在 55℃ 环境中 10～15 分钟即可死亡；但形成芽孢以后，抵抗力增强，须经 140℃ 干热 3 分钟或 100℃ 蒸汽 5 分钟才能杀灭。

炭疽主要是牛、羊和马等牲畜的传染病，主要症状为眼、耳、鼻及口腔出血，血液凝固不全，呈暗黑色沥青样。猪一般患局部炭疽，宰前一般无症状，主要病变为颌下淋巴结、咽喉淋巴结与肠系膜淋巴结剖面呈砖红色，肿胀变硬。炭疽杆菌在空气中经 6 小时即可形成芽孢，因此发现炭疽后，必须在 6 小时内立即采取措施，进行隔离消毒。发现炭疽的饲养及屠宰场所及其设备必须用含20%有效氯的漂白粉澄清液进行消毒，亦可用5%甲醛消毒。病畜就地用氢氧化钠或5%甲醛消毒，不放血焚烧或在2米以下深坑加生石灰掩埋。同群牲畜应立即用炭疽杆菌芽孢菌苗和免疫血清预防注射，并进行隔离观察。患病个体表现为全身出血、脾脏肿大。牲畜、人感染炭疽的主要方式是皮肤接触或空气吸入，被污染的食品也可使人感染胃肠型炭疽。屠宰人员应进行青霉素预防注射，并用2%来苏尔液对手、衣服进行消毒。工具可煮沸消毒。

（2）鼻疽：是马、骡、驴比较多发的一种烈性传染病，病原体为鼻疽杆菌，可经消化道、呼吸道及损伤的皮肤和结膜感染。患鼻疽病的牲畜鼻腔、喉头和气管有粟粒状大小结节以及高低不平、边缘不齐的溃疡，肺、肝和脾有粟粒至豌豆大结节。病死牲畜的处理同炭疽病。

（3）口蹄疫：病原体为口蹄疫病毒，牛、羊、猪等偶蹄兽最易感染，是高度接触性人畜共患传染病。病畜的主要表现是口角流涎呈线状，口腔黏膜、齿龈、舌面和鼻翼边缘出现水泡，水泡破裂后形成烂斑；猪的蹄冠、蹄叉也会出现水泡。凡患口蹄疫的牲畜，应立即屠宰，同群牲畜也应全部屠宰。体温升高的病畜肉、内脏应高温处理；体温正常的牲畜在去骨肉及内脏后须经后熟处理方可食用。屠宰场所、工具和衣服应进行消毒。

（4）猪瘟：猪丹毒及猪出血性败血症是猪的常见传染病。猪丹毒可经皮肤接触传染给人；猪瘟和猪出血性败血症对人都不感染，但猪患上述病时，全身抵抗力下降，其肌肉和内脏往往伴有沙门菌继发感染，易引起人的食物中毒。

（5）囊虫病：病原体在牛为无钩绦虫，在猪为有钩囊虫。牛、猪是绦虫的中间宿主，幼虫在猪和牛的肌肉组织内形成囊尾蚴，并多寄生在舌肌、咬肌、臀肌、深腰肌和膈肌中。受感染的猪肉肉眼可见白色、绿豆大小、半透明的水泡状包囊，这种猪肉一般称为"米猪肉"。人食入含有囊尾蚴的病畜肉后，即会感染绦虫病，并成为绦虫的终末宿主。病畜肉凡在$40cm^2$肌肉上发现囊尾蚴少于3个的，可用冷冻或盐腌法处理后再食用；凡在$40cm^2$肌肉上发现4~5个的，应采用高温处理；如发现6个以上者，禁止食用，可销毁或做工业用。

（6）旋毛虫病：病原体是旋毛虫，多寄生在猪、狗、猫、鼠等体内，主要寄生在膈肌、舌肌和心肌，且以膈肌最为常见。人食入含有旋毛虫包囊的病

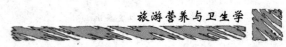

畜肉后，旋毛虫包囊 1 周左右就会在肠道内发育为成虫，并产生大量新幼虫，它们钻入肠壁经血液流向肌肉后移行到身体各部位，损害人体健康。患者逐渐出现恶心、呕吐、腹泻、高热、肌肉疼痛等症状。人患旋毛虫病在临床诊断和治疗上均比较困难，故必须加强肉类食品的卫生管理。取病畜两侧膈肌角各一块，约 20g 重，分剪成 24 个肉块，在低倍镜下观察，若 24 个检样中旋毛虫不超过 5 个，肉可以经高温处理后食用，若超过 5 个则销毁或做工业用，脂肪可炼食用油。

（7）结核：由结核杆菌引起，牛、羊、猪和家禽等均可感染，牛型和禽型结核杆菌会传染给人。患畜表现为全身消瘦、贫血、咳嗽、呼吸音粗糙；颌下、乳房及其他体表淋巴结肿大变硬；局部病灶有大小不一的结节，呈半透明或白色，也可呈干酪样钙化或化脓等，如结核杆菌侵犯淋巴结时，可见肿大化脓，切面呈干酪样；患全身性结核时，脏器及表面淋巴结可同时呈现病变。病畜肉的处理原则是，全身性结核且消瘦的病畜全部销毁；不消瘦者则病变部分切除销毁，其余部分经高温处理后食用；个别淋巴结或脏器有结核病变时，局部废弃，其他部位仍可食用。

3. 宰前死因不明

首先应检查肉尸是否放过血，如放过血就是活宰；如未放过血，则为死畜肉。死畜肉的特点是肉色暗红，肌肉间毛细血管瘀血，切开肌肉用刀背按压，可见暗紫色瘀血溢出。死畜肉可来自病死、中毒或外伤死亡牲畜。如为一般疾病或外伤死亡，又未发生腐败变质的，废弃内脏可经高温处理后可食用；如为人畜共患疾病，则不得任意食用；死因不明的畜肉，一律不准食用。

4. 药物残留

动物用药包括抗生素、抗寄生虫药、激素及生长促进剂等。常见的抗生素类有内酰胺类（青霉素、头孢菌素）、氨基糖苷类（庆大霉素、卡那霉素、链霉素、新霉素）、四环素类（土霉素、金霉素、四环素、多西环素）、大环内酯类（红霉素、螺旋霉素）、多肽类（黏菌素、杆菌肽）以及氯霉素、新生霉素等；合成的抗生素有磺胺类、喹啉类、呋喃唑酮、抗原虫药；天然型激素有雌二醇、黄体酮；抗寄生虫药有苯异咪唑类等。

畜禽的治疗一般用药量大、时间短，饲料中的添加用药量虽少，但持续时间长。两者都可能会在畜禽体中残留，或致中毒，或使病菌耐药性增强，危害人体健康。WHO 于 1969 年建议各国对动物性食品中抗生素残留量提出标准。

我国已相继制定出畜禽肉中土霉素、四环素、金霉素残留量标准和畜禽肉中己烯雌酚的测定方法。

5. 使用违禁饲料添加剂

常见的有往老牛身上注射番木瓜酶以促进肌纤维的软化，冒充小牛肉卖高价；给圈养的鸡饲以砷饲料，使鸡皮发黄而冒充放鸡卖高价；近年来还有人给畜肉注水，以加大重量等。

（二）卫生要求

我国食品卫生标准对鲜猪肉、鲜羊肉、鲜牛肉、鲜兔肉等各类肉制品均订有卫生标准。现仅摘录《鲜猪肉卫生标准》中的感官指标（表 8-3）和理化指标（表 8-4）

表 8-3　鲜猪肉卫生标准（感官指标）

项目	新鲜肉	次鲜肉	变质肉（不能食用）
色泽	肌肉有光泽，红色均匀，脂肪洁白	肉色稍暗，脂肪缺乏光泽	肌肉无光泽，脂肪灰绿色
黏度	外表微干或微湿润，不粘手	外表干燥或粘手，新切面湿润	外表极度干燥，新切面发黏
弹性	指压后的凹陷立即恢复	指压后的凹陷恢复慢或不能完全恢复	指压后的凹陷不能恢复，留有明显痕迹
气味	具有新鲜猪肉的正常气味	有氨味或酸味	有臭味
肉汤	透明澄清，脂肪团聚于表面，有香味	稍有浑浊，脂肪呈小滴浮于表面，无鲜味	浑浊，有黄色絮状物，脂肪极少浮于表面，有臭味

表 8-4　鲜猪肉卫生指标（理化指标）　　　单位：mg/kg

指标		标准
挥发性盐基氮	新鲜肉	<1.5
	次鲜肉	1.5～3.0
	变质肉	>3.0
汞		<0.05

（续表）

指标		标准
六六六	纯瘦肉（鲜重）	<0.5
	纯肥肉（脂肪）	<4
DDT	纯瘦肉（鲜重）	<0.5
	纯肥肉（脂肪）	<2

二、蛋类

（一）主要卫生问题

1. 微生物污染

微生物可通过不健康的母禽及附着在蛋壳上而污染禽蛋。患病母禽生殖器的杀菌能力减弱，当吃了含有病菌的饲料后，病原菌可通过血液循环侵入卵巢，对蛋黄造成污染。常见的致病菌是沙门菌，如鸡白痢沙门菌、鸡伤寒沙门菌等。鸡、鸭、鹅都易受到病菌感染，特别是鸭、鹅等水禽，其感染率更高。为了防止由细菌引起的食物中毒，一般不允许用水禽蛋作为糕点原料。水禽蛋煮沸 10 分钟以上方可食用。

附着在蛋壳上的微生物主要来自禽类的生殖腔、不洁的产蛋场所及储放容器等。被污染的微生物可从蛋壳上的气孔进入蛋体。常见细菌有假单胞菌属、无色杆菌属、变性杆菌属、沙门菌属等 16 种之多。受污染蛋壳表面的细菌可达 400 万~500 万个，污染严重者可高达 1 亿个以上。真菌可从蛋壳的裂纹或气孔进入蛋内。常见的有分支孢霉、黄霉、曲霉、毛霉、青霉、白霉等。

微生物的污染可使禽蛋发生变质、腐败。新鲜蛋清中含有溶菌酶，有抑菌作用，一旦作用丧失，腐败菌在适宜的条件下迅速繁殖。蛋白质在细菌蛋白水解酶的作用下，被逐渐分解，这使得蛋黄系带松弛和断裂，蛋黄移位，如果蛋黄贴在壳上则称为"贴壳蛋"；随后蛋黄膜分解，蛋黄散开，形成"散黄蛋"；如果条件继续恶化，则蛋清和蛋黄混为一体，形成"浑汤蛋"。这类变质、腐败蛋若进一步被细菌分解，蛋白质则变为蛋白胨、氨基酸、胺类和羧酸类等，某些氨基酸则分解形成硫化氢、氨和胺类化合物以及粪臭素等，这使禽蛋出现恶臭味。禽蛋受到真菌污染后，真菌在蛋壳内壁和蛋膜上生长繁殖，形成肉眼可见的大小暗色斑点，这样的蛋被称为"黑斑蛋"。

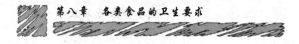

2. 化学性污染

鲜蛋的化学性污染物主要是汞，汞可由空气、水和饲料等进入母禽体内，这使其所产的蛋含汞量超标。此外，农药、激素、抗生素以及其他化学污染物均可通过禽饲料及饮水进入母禽体内，并残留于所产的蛋中。

3. 其他卫生问题

鲜蛋是一种有生命的个体，可不停地通过气孔进行呼吸，因此它具有吸收异味的特性。如果在收购、运输、储存鲜蛋过程中将其与农药、化肥、煤油等化学物品以及蒜、葱、鱼、香烟等有异味或腐烂变质的动植物放在一起，就会使鲜蛋产生异味，影响食用。

受精的禽蛋在 25～28℃ 条件下开始发育，在 35℃ 时胚胎发育较快。最初在胚胎周围产生鲜红的小血圈形成血圈蛋，以后逐步发育成血筋蛋、血环蛋，若鸡胚已形成则成为孵化蛋，若在发育过程中鸡胚死亡则形成死胚蛋。胚胎一经发育，则蛋的品质就会显著下降。

（二）卫生要求

1. 蛋类感官指标

蛋壳清洁完整，灯光透视时，整个蛋呈橘黄色至橙红色，蛋黄不见或略见阴影。打开后，蛋黄凸起、完整、有韧性，蛋白澄清、透明、稀稠分明。无异味。

2. 理化指标

汞（以 Hg 计）不超过 0.03mg/kg。

三、水产品

（一）主要卫生问题

1. 腐败变质

活鱼的肉一般是无菌的，但鱼的体表、鳃及肠道中均含有一定量细菌。当鱼体开始腐败时，体表层的黏液蛋白被细菌酶分解，浑浊并有臭味；表皮结缔组织被分解，会致使鱼鳞易于脱落；眼球周围组织被分解，会使眼球下陷、浑浊无光；鳃部则在细菌的作用下由鲜红变成暗褐色并带有臭味；肠内细菌大量繁殖产气，使腹部膨胀，肛门膨出；最后可导致肌肉与鱼骨脱离，发生严重的腐败变质。

2. 寄生虫病

食用被寄生虫感染的水产品可引起寄生虫病。我国主要有华支睾吸虫

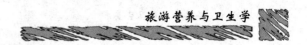

（肝吸虫）及卫氏并殖吸虫（肺吸虫）两种。预防华支睾吸虫应当采取治疗病人、管理粪便、不用新鲜粪便喂鱼，不吃"鱼生粥"等综合措施。预防卫氏并殖吸虫病最好的方法是加强宣传不吃"鱼生"（即生鱼片），不吃生蟹、生泥螺，石蟹或蜊蛄要彻底煮熟方可食用。

3. 工业废水污染

工业废水中的有害物质未经处理排入江河、湖泊，会污染水体进而污染水产品，食用后可引起中毒。选购时尽量避免来自严重污染地区的产品。近年来，国外有鱼类等水产品被放射性污染的报告，亦应引起重视。

二、卫生要求

我国食品卫生标准对各类水产食品均有规定。现以黄花鱼为例，摘录黄花鱼卫生标准（表8-5，表8-6，表8-7），其他鱼种与黄花鱼大同小异。

表8-5 黄花鱼卫生标准（感官指标）

部位	新鲜鱼	次鲜鱼
体表	金黄色，有光泽，鳞片完整，不易脱落	淡黄，淡苍黄或白色，光泽较差，鳞片不完整
腮	色鲜红或紫红（小黄鱼多为暗红），无易臭或稍有腥臭，腮丝清晰	色暗红、暗紫或带棕黄，灰红，有腥臭，但无腐败臭，腮丝粘连无异臭或稍有腥臭，腮丝清晰
眼	眼球饱满凸出，角膜透明	眼球平坦或稍凹陷，角膜稍浑浊
肌肉	坚实，有弹性	松弛，弹性差
黏膜	呈鲜红色	呈淡红色

表8-6 黄花鱼卫生标准（理化指标）　　　　　单位：mg/kg

项　　　目		指　　　标
挥发性盐基氮	新鲜鱼	<1.5
	次鲜鱼	<3.5
汞		<0.3

（续表）

项　目	指　标
六六六	<2
DDT	<1

表8-7　黄花鱼卫生标准（细菌指标）

项　目		指　标
细菌总数（每克中细菌数）	新鲜鱼	<10000
	次鲜鱼	<106

我国水产品卫生管理办法中对供食用的水产品还规定有以下内容。

（1）黄鳝、甲鱼、乌龟、河蟹、青蟹、小蟹、各种贝类等，已死亡者均不得鲜售和加工；

（2）含有自然毒素的水产品，如鲨鱼、鲅鱼、旗鱼必须除去肝脏，鳇鱼应去除肝、卵，河豚有剧毒，不得流入市场；

（3）凡青皮红肉的鱼类，如鲣鱼、参鱼、鲐鱼、金枪鱼、秋刀鱼、沙丁鱼等易分解产生大量组胺，出售时必须注意鲜度质量；

（4）凡因化学物质中毒致死的水产品均不得供食用。

咸鱼和鱼松的卫生要求：咸鱼的原辅料应为良质鱼，食盐不得含嗜盐沙门菌，氯化钠含量应在95%以上。盐腌场所和咸鱼体内不得含有干酪蝇及鲣节甲虫的幼虫。制作鱼松的原料鱼质量必须得到保证，先经冲洗清洁并干蒸后，用溶剂抽去脂肪再进行加工，其水分含量为12%～16%，色泽正常、无异味。

四、奶及奶制品

（一）主要卫生问题

奶类食品的主要卫生问题是微生物污染以及有毒有害物质污染等。

1. 奶中存在的微生物

一般情况下，刚挤出的奶中存在的微生物可能有细球菌、八联球菌、荧光杆菌、酵母菌和真菌；如果卫生条件不好，还会有枯草杆菌、链球菌、大肠杆菌、产气杆菌等。这些微生物主要来源于乳房、空气和水；所以即使在较理想的条件下挤奶也不会是完全无菌的。但刚挤出的奶中含有溶菌酶，有抑制细菌

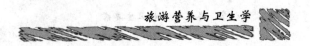

生长的作用，其抑菌作用保持的时间与奶中存在的菌量和放置温度有关，当奶中细菌数量少，放置环境温度低，抑菌作用保持时间就长，反之就短。一般生奶的抑菌作用在0℃时可保持48小时，5℃时可保持36小时，10℃时可保持24小时，25℃时可保持6小时，而在30℃时仅能保持3小时。因此，奶挤出以后应及时冷却，以免微生物大量繁殖而致使奶腐败变质。

2. 致病菌对奶的污染

（1）挤奶前的感染：主要是动物本身的致病菌，通过乳腺进入奶中。常见的致病菌有牛型结核杆菌、布氏杆菌、口蹄疫病毒、炭疽杆菌和能引起牛乳房炎的葡萄球菌、放线菌等。

（2）挤奶后的污染：包括挤奶时和奶挤出后至食用前的各个环节均可能受到的污染。致病菌主要来源于挤奶员的手、挤奶用具、容器、空气和水，以及畜体表面。致病菌有伤寒杆菌、副伤寒杆菌、痢疾杆菌、白喉杆菌及溶血性链球菌等。

3. 奶及奶制品的有毒有害物质残留

病牛应用抗生素，饲料中真菌的有毒代谢产物、农药残留、重金属和放射性核素等对奶的污染会使奶制品上残留有毒有害物质。

4. 掺伪

牛奶中除掺水以外，还有许多其他掺入物。

（1）电解质类：盐、明矾、石灰水等。这些掺伪物质，有的为了增加比重，有的为中和牛奶的酸度以掩盖牛奶变质。

（2）非电解质类：以真溶液形式存在于水中的小分子物质，如尿素；或因乳糖含量下降，而掺蔗糖等。

（3）胶体物质：一般为大分子液体，以胶体溶液、乳浊液等形式存在，如米汤、豆浆等。

（4）防腐剂：如甲醛、硼酸、苯甲酸、水杨酸等及少数人为掺入的青霉素等抗生素。

（5）其他杂质：掺水后为保持牛奶表面活性而掺入洗衣粉，也有掺入白广告色、白硅粉、白陶土的。更严重的是掺入污水和病牛奶。

（二）卫生要求

1. 消毒奶

消毒牛奶的卫生质量应达到《巴氏杀菌乳》（GB 5408.1－1999）的要求。

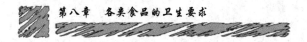

（1）感官指标：色泽为均匀一致的乳白或微黄色，具有乳固有的滋味和气味，无异味，无沉淀，无凝块，无黏稠物，液体均匀。

（2）理化指标：脂肪不低于3.1%，蛋白质不低于2.9%，非脂固体不低于8.1%，杂质度不超过2mg/kg，酸度（0T）不超过18.0。

（3）卫生检验：硝酸盐（以 $NaNO_3$ 计）不超过11.0mg/kg，亚硝酸盐（以 $NaNO_2$ 计）不超过0.2mg/kg，黄曲霉毒素 M1 不超过0.5μg/kg，菌落总数不超过30 000cfu/mL；大肠菌群 MPN 不超过90个/100mL；致病菌不得检出。

2. 奶制品

奶制品包括炼乳、各种奶粉、酸奶、复合奶、奶酪和含奶饮料等。各种奶制品均应符合相应的卫生标准，卫生质量才能得以保证。如乳和乳制品管理办法规定，不得在乳汁中掺水和加入其他任何物质；乳制品使用的添加剂应符合《食品添加剂使用卫生标准》，用作酸奶的菌种应纯良、无害；乳制品包装必须严密完整，乳品商标必须与内容相符，必须注明品名、厂名、生产日期、批量、保存期限及食用方法。

（1）全脂奶粉：感官性状应为浅黄色、具纯正的乳香味、干燥均匀的粉末，经搅拌可迅速溶于水中不结块。全脂乳粉卫生质量应达到《全脂乳粉、脱脂乳粉、全脂加糖乳粉和调味奶粉》（GB 5410 - 1999）的要求。凡有苦味、腐败味、霉味、化学药品和石油等气味时禁止食用，作废弃品处理。

（2）炼乳：为乳白色或微黄色、有光泽、具有牛乳的滋味、质地均匀、黏度适中的黏稠液体。酸度（0T）不超过48，铅不超过0.5mg/kg、铜不超过4mg/kg、锡不超过10mg/kg。其他理化及微生物指标应达到《全脂无糖炼乳和全脂加糖炼乳》（GB 5417 - 1999）的要求。凡具有苦味、腐败味、霉味、化学药品和石油等气味或胖听炼乳应作为废品处理。

（3）酸奶：是以牛奶为原料添加适量砂糖，经巴氏杀菌和冷却后加入纯乳酸菌发酵剂，经保温发酵而制成的产品。酸奶呈乳白色或略显微黄色，具有纯正的乳酸味，凝块均匀细腻，无气泡，允许少量乳清析出。制果味酸奶时允许加入各种果汁，加入的香料应符合食品添加剂使用卫生标准的规定。酸牛奶在出售前应贮存在 $2 \sim 8℃$ 的仓库或冰箱内，贮存时间不应超过72小时。当酸奶表面生霉、有气泡或有大量乳清析出时不得出售和食用。其他理化、微生物等指标详见国家卫生标准（GB 2746 - 1999）。

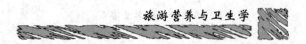

（4）奶油：正常奶油为均匀一致的乳白色或浅黄色，组织状态柔软、细腻、无孔隙和析水现象，具有奶油的纯香味。凡有霉斑、腐败、异味（苦味、金属味、鱼腥味等）的应作为废品处理。其他理化、微生物等指标应达到奶油的国家卫生标准（GB 5415－1999）的要求。

第四节　食用油脂的卫生要求

食用油脂根据来源可以分为植物性油脂和动物性油脂。常见的植物性油脂主要有大豆油、花生油、芝麻油、菜籽油、棉籽油（精炼）、茶籽油、葵花籽油等；常见的动物性油脂主要有猪油、牛油、羊油、鱼油等。

一、主要卫生问题

（一）霉菌毒素的污染

霉菌毒素主要是指霉菌在其所污染的食品中产生的有毒代谢产物。霉菌会污染食用油并产生毒素，人如果摄入了这类食品可能引起对人体健康的各种损害，称为霉菌毒素中毒。

它们可进入人和动物体内，引起人和动物的急性或慢性中毒，损害机体的肝脏、肾脏、神经组织、造血组织及皮肤组织等。

（二）多环芳烃类化合物的污染

油脂在生产和使用过程中，可能受到多环芳烃类化合物的污染，其污染来源包括五个方面。

1. 环境中多环芳烃的污染

环境中多环芳烃污染严重时，可使油料种子中多环芳烃含量较高，如上海的资料显示，工业区菜籽榨取的毛油中 BaP 含量比农业区的高 10 倍。

2. 油料种子直接用火烘干

采用未干、晒干、烟熏干的椰子生产的椰子油，其 BaP 的含量分别为 0.3mg/kg、3.3mg/kg 和 90.0mg/kg。

3. 浸出溶剂残留

用浸出法生产食用油，不纯的溶剂常含有苯和多环芳烃等有机化合物，以及加工时未严格执行工艺规程，使浸出溶剂的残留量过高，均对油脂造成

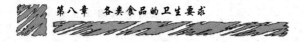

污染。

4. 压榨时润滑油的混入

润滑油中 BaP 的含量为 5250~9200mg/kg，若有少量混入即可对油脂产生严重的污染。有资料表明用这种润滑油作机油时，油脂中 BaP 含量为2.4~36mg/kg，比用花生油作机油要高出 3 倍。

5. 反复使用的油脂在高温下热聚合产生

这也是造成多环芳烃类化合物含量增高的一个原因。油脂经过高温加热后，营养价值降低。高温加热可使油脂中的维生素 A、胡萝卜素、维生素 E 等遭到破坏，因氧化必需脂肪酸也遭破坏，高温加热过的油脂能供给量只有生油脂的三分之一左右。高温加热会使油脂中不饱和脂肪酸产生各种聚合物，如二聚体、三聚体、丙烯醛等，这些物质具有毒性，可导致动物生长停滞，肝脏肿大，肝功能损伤，甚至还有致癌作用。尤其在食品企业油炸食物时，油脂长期反复高温加热使用，聚合物更多，对机体的危害更大。

（三）食用油脂中存在的天然有毒物质

1. 芥酸

芥酸是一种二十二碳单不饱和脂肪酸，在菜籽油中含量较高，约含 20%~50%。

2. 芥子甙

芥子甙在植物组织中葡萄糖硫苷酶的作用下可分解为硫氰酸酯、异硫氰酸酯和腈。硫氰化物具有致甲状腺肿大的作用，其机制为阻断甲状腺对碘的吸收，从而使甲状腺代偿性肿大。

3. 棉酚

棉酚是存在于棉籽色素腺体中的三种有毒物质，即游离棉酚、棉酚紫和棉粉绿，在棉籽油加工时可进入油中。

二、卫生要求

（一）油脂的卫生标准

（1）感官指标：色泽、混浊度、杂质、气味等。

（2）理化卫生指标：酸价、过氧化值、羰基价、砷、苯并芘、黄曲霉毒素 B_1 等。

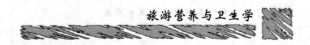

（二）防止油脂酸败的措施

（1）油脂的纯度要高，贮存条件要适宜。

（2）防止植物残渣的残留和尽量避免微生物的污染，是防止油脂在贮存过程中酸败的重要措施。

（3）水分是防止酶的活性和控制微生物生长繁殖的重要条件。水分也是加速油脂酸败的重要因素。我国规定油脂中的水分不得超过 0.2%。

（4）应用不透明的容器或绿色玻璃瓶装。阳光和空气能促进油脂氧化变质，但不同波长光线的作用不同。紫外线、紫色和蓝色光能加速油脂氧化，而绿色和棕色光则不会。油脂应放在不透明容器或绿色、棕色玻璃瓶内，并加盖密封，存于暗处，尽量避免阳光和空气。

（5）控制贮存库内温度。温度较高也能促进油脂氧化，故油脂仓库温度应较低。

（6）金属元素铁、锰、铬、铅等能起触媒作用，加速油脂酸败。因此，加工时的机械设备及贮存容器都应尽量避免有这些元素。

（7）为了防止油脂酸败，可添加抗氧化剂，但对抗氧化剂的使用应按国家规定的要求。

第五节　冷饮食品的卫生要求

一、主要卫生问题

冷饮食品包括冰棍（冰糕）、冰淇淋、汽水、人工配制的果味水和果味露、果子汁、酸梅汤、食用冰、散装低糖饮料、盐汽水、矿泉水、发酵饮料、可乐型饮料及其他类似的冷饮和冷食。大多数冷饮食品的主要原料为水、糖、有机酸或各种果汁，另外加有少量的甜味剂、香料、色素等食品添加剂。因此除少量奶、蛋、糖和天然果汁外，一般考虑的重点不是它的营养价值，而是其卫生质量和安全性。

冷饮食品的主要卫生问题是微生物和有害化学物质污染。被细菌污染的原料主要是适于细菌繁殖的原辅料。因此，冷饮食品一般在加热前污染较严重，虽经熬料后细菌显著减少；但在制作过程中，随着操作工序的增多，污染又会

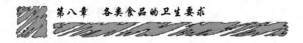

增加。细菌污染可来自空气中杂菌的自然降落；使用不清洁的用具和容器及制作者个人卫生较差和手的消毒不彻底等。此外，销售过程也是极易被污染的一个环节。

有害化学物质污染主要来自所使用的不合格食品添加剂，如食用色素、香料、食用酸味剂、人工甜味剂和防腐剂等。若这些添加剂质量不合格，就可能对冷饮食品造成污染。另外，含酸较高的冷饮食品有从模具或容器上溶出有害金属而造成化学性污染的可能。

二、冷饮食品的卫生要求

对冷饮食品的卫生管理，一是要管好原辅料，所使用的原辅料必须符合《食品卫生标准》《食品添加剂使用卫生标准》和《生活饮用水卫生标准》的要求；二是要管理好生产过程，这是减少细菌污染和保证产品卫生质量的关键；三是要管理好销售网点；四是要严格执行产品的检验制度。我国冷饮食品卫生标准如下：

（1）感官指标产品应该具有该物质的纯净色泽、滋味，不得有异味、异臭和杂物。

（2）理化指标见表 8 - 8。

表 8 - 8　冷饮食品理化指标　　　　　　　单位：mg/kg

项　　目	要　　求
铅（以 Pb 计）	≤1
砷（以 As 计）	≤0.5
铜（以 Cu 计）	≤10
食品添加剂	按 GB 2760 - 2014 规定

（3）细菌指标见表 8 - 9。

表 8 - 9　冷饮食品细菌指标

品　　种	细菌总数（个/mL）	大肠菌群（个/100mL）
瓶装汽水、果味汽水及果汁饮料	≤100	≤6
仅含淀粉和果类的冰冻、散装低糖饮料	≤3000	≤100

（续表）

品　种	细菌总数（个/mL）	大肠菌群（个/100mL）
含豆类冷冻食品，含乳、蛋 10% 以下的冷冻食品	≤10000	≤250
含乳、蛋 10% 以上的冷冻食品	≤30000	≤450

小　结

　　本章首先介绍了食品市场准入制度的概念、内容、条件以及部分违规处罚规定。然后介绍了粮豆类、蔬菜和水果等植物性食品的卫生要求，以及畜禽肉、蛋类、水产品、奶及奶制品的卫生要求。最后，介绍了食用油脂和冷饮食品的卫生要求。

第九章　旅游餐饮经营的卫生与安全

第一节　旅游餐饮从业人员的卫生素养

目前，食品安全问题已成为世界各国高度重视和优先考虑解决的重大问题。餐饮从业人员食品安全知识水平的高低、卫生行为的优劣与食品安全密切相关，直接影响着广大人民群众的健康与安全。要保障广大人民群众的食品安全，应加强对从业人员食品安全知识的培训，提高其食品安全的知识水平，培养其良好的食品安全习惯，规范其职业行为。

一、旅游餐饮从业人员的食品卫生安全相关知识情况

（一）不同文化程度人群对食品安全相关知识知晓率的差异

食品安全相关知识知晓率有随文化程度上升而增高的趋势，差异有统计学意义（趋势性检验 $\chi^2 = 34.37$，$P < 0.0001$），具体见表 9-1。

表 9-1　不同文化程度人群对食品安全相关知识知晓情况

文化程度	调查人数	总题数	答对数	正确率（%）
小学及以下	24	480	238	49.6
初　　中	250	5000	2960	59.2
高中/高职/中专	279	5580	3429	61.1
大专/本科	161	3220	2038	63.3
研究生及以上	6	120	84	68.3
合　　计	720	14400	8749	60.8

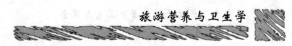

从不同文化程度餐饮从业人员调查情况发现，文化程度越高，食品安全相关知识掌握越多，小学及以下文化程度餐饮从业人员食品安全知识知晓率仅为49.6%。在全面加强餐饮从业人员食品安全知识培训的同时，要重点加强对低学历层专业人员的培训。专业培训在保证食品安全方面的意义重大，餐饮行业在招聘员工时，如果有条件，应尽可能招聘有相关专业知识背景的人员。

（二）从事食品行业工作年限不同的人群对食品安全相关知识知晓率的差异

从事食品行业工作年限不同，食品安全相关知识知晓情况有所不同，随着工作年限的增长，食品安全相关知识知晓率上升，差异有统计学意义（趋势性检验 $\chi^2 = 283.72$，$P<0.0001$），具体见表 9-2。

表 9-2　不同工作年限人群对食品安全相关知识知晓情况

工作年限	调查人数	总题数	答对数	正确率（%）
1 年以下	44	880	290	33.0
1~3 年	120	2400	1344	56.0
4~6 年	142	2840	1702	59.9
7~9 年	102	2040	1295	63.5
10 年及上	312	6240	4118	66.0
合　计	720	14400	8749	60.8

以上调查反映出，餐饮从业人员中，工作一年内的新员工对食品安全相关知识知晓率较低，仅为33.0%，工作年限越长对食品安全知识掌握程度越高，这与培训次数越多，食品安全相关知识知晓率越高的结果是吻合的。对新老员工的食品安全教育培训要有区别，对餐饮行业员工进行的定期或不定期的教育培训应常态化，对新进员工应进行全面的、强化的、更大力度的培训教育，加强考核的针对性，对考核不合格的人员不能上岗或延缓上岗，上岗后的新员工还要加强平时教育和抽查，随时纠正有违食品安全的行为。

（三）不同工作岗位人员对食品安全相关知识知晓率的差异

不同工作岗位人员对食品安全相关知识知晓率比较接近，为 58.8% ~ 61.1%，差异有统计学意义（$\chi^2 = 1.90$，$P>0.05$），具体见表 9-3。

表 9-3　不同工作岗位人群食品安全相关知识知晓情况

工作岗位	调查人数	总题数	答对数	正确率（%）
食品加工 （含厨师）	249	4980	3033	60.9
服务人员	84	1680	1008	60.0
管理人员	339	6780	4140	61.1
销售人员	11	220	133	60.5
其　　他	37	740	435	58.8
合　　计	720	14400	8749	60.8

二、旅游餐饮从业人员的卫生要求

对餐饮从作业人员的个人卫生要求，主要有以下三点。

（一）健康检查

《食品卫生法》第二十六条明确规定，食品生产经营人员每年必须进行健康检查；新参加工作和临时参加工作的食品生产经营人员必须进行健康检查，取得健康证明后方可参加工作。这样，通过检查可以及早发现疾病，便于及时治疗和早日恢复健康。一方面可以避免本人受疾病的折磨，另一方面可以避免把疾病传染给广大消费者和自己的亲属。

（二）食品卫生知识培训

食品从业人员每年都要接受《食品卫生法》和食品卫生知识培训以及职业道德教育，取得当地主管卫生行政部门签发的卫生培训合格证明后方可上岗。对新进人员及临时工应做到先培训后上岗。培训可以使食品从业人员懂得讲卫生的重要性，自觉遵守各项操作的卫生制度，防止食品污染，保障食品安全卫生。

（三）保持个人卫生

《食品卫生法》第八条明确规定，食品生产经营人员应保持个人卫生，生产、销售食品时，必须将手洗净，穿戴清洁的工作衣、帽；销售直接入口食品时，必须使用售货工具。

餐饮从业人员每天都与饭菜、酒水、餐具等接触，这直接关系着饭菜、酒水等的卫生质量，因此，餐饮从业人员应养成良好的个人卫生习惯，坚持

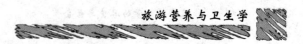

"四勤"，保持自己良好的仪表。

"四勤"指：

1. 勤洗手

保持手的清洁对餐饮从业人员非常重要，手在一天生活、工作中接触的东西最多。要做到工作前和便后用消毒肥皂洗手。

2. 勤剪指甲

可防止污秽和细菌在指甲中留存。

3. 勤洗澡和理发。

4. 勤洗换工作衣。

第二节　经营场所、设施、设备及工具卫生与安全

一、旅游餐饮经营场所

（一）选址

加工场所没有以下污染源：生物性污染源，包括粪坑、污水池、垃圾场（站）、旱厕等，餐饮单位距离生物性污染源应在 25 米以上；物理化学性污染源，包括粉尘、有害气体、放射性物质等，此类污染源具有扩散性，餐饮单位要设置在这些扩散性污染源的影响范围之外。

（二）场所设置与布局

1. 餐饮场所划分

（1）食品处理区：①清洁操作区，包括专间和备餐场所；②准清洁操作区，包括烹调场所和就餐用具保洁场所；③一般操作区，包括食品库房，粗加工、切配以及就餐用具清洗消毒场所。

（2）非食品处理区。

（3）就餐场所。

2. 场所布局

（1）避免交叉污染的布局设计方法：①加工操作工序按照由生至熟的单一流向设置；②成品通道、出口与原料通道、入口分开设置；③成品通道、出口与使用后的餐饮用具回收通道分开设置；④食品操作专间直接入口应设置在

成品通道、出口附近；⑤原料与成品加工的场所分开设置，有条件的均应设为独立的操作间；⑥有条件的单位，餐具和接触直接入口食品的用具的清洗消毒应设独立的操作间。

（2）如不能分开设置，应从运送时间（如原料、成品进出的时段分开）、方式（分别采用专用密闭式车辆运送原料或成品）等方面避免食品受到污染。

二、旅游餐饮场所的设施、设备的卫生与安全

（一）排水设施

粗加工、切配、就餐用具清洗消毒和烹调等场所地面应有坡度和排水系统。

排水沟：

（1）设可拆卸的盖板，沟内不应设其他管路。

（2）排水沟流向应由高到低，并有防止污水逆流的设计（如有一定坡度）。

（3）排水沟侧面和底面结合处宜有一定弧度，防止积垢和便于清洗。

（4）一般应为明沟，但专间不得设置明沟，地漏应能防止污水等回流污染专间。

（二）门窗

（1）与外部环境直接相通的门和可开启的窗均应设防蝇设施（如空气幕、纱窗等）。

（2）与外部环境直接相通的门、专间的门应能自动关闭，如采用自闭门形式。

（3）不宜设室内窗台或采用台面向内倾斜的形式。

（4）需经常冲洗、易潮湿场所和各类专间的门由于接触水的机会较多，应采用易清洗、不吸水的坚固材料（如塑钢、铝合金等）制作。不可采用未经油漆的木门。

（三）食品原料清洗水池

（1）粗加工场所内至少应分别设置动物性食品和植物性食品的清洗水池，水产品清洗水池宜独立设置。

（2）各类水池应以明显标识标明其用途。

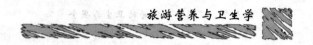

（四）洗手消毒设施

1. 设置的位置

（1）各食品加工区域。

（2）各专间入口处或二次更衣室内。

（3）就餐场所。

（4）应配有相应的清洗消毒用品和干手设施。

2. 材质和结构

（1）不透水材料（如不锈钢或陶瓷等），以便于清洗。

（2）水龙头宜采用脚踏式、肘动式或感应式等非手动式开关，防止清洗、消毒过的手被再次污染。

（3）冬季宜提供温水，以提高去污能力。

（4）洗手设施的排水要通畅，防止逆流和有害物侵入。

（五）清洗消毒和保洁设施

（1）应有固定的场所和专用水池，不应与其他水池混用。

（2）宜采用热力方法进行消毒。采用化学消毒的，至少设有三个专用水池，分别用于餐具和工具洗涤剂清洗、清水冲洗和浸泡消毒，并在水池上方标识。

（3）设置存放消毒后的餐具、工具的保洁场所（如餐具保洁间）或设施（如餐具保洁柜）。

（4）保洁设施结构应密闭并易于清洁。

三、餐饮用具的卫生与安全

（一）工具、设备的材料和形状

（1）工具和设备与食品接触的部分最好能够拆卸，以便于检查、清洗和消毒。

（2）与食品的接触面应平滑、无凹陷或裂缝，设备内部角落部位应避免有尖角，以避免食品碎屑、污垢等的聚积。

（3）食品接触面原则上不得使用木质材料（工艺要求必须使用除外），必须使用木质材料的工具，应保证不会对食品产生污染。

（二）盛器或工具避免交叉污染

（1）生、熟食品盛器明显区分。

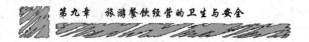
（2）配备足够数量的生、熟食品盛器，足够最大供应量时使用、周转和清洗。

（3）清洗生、熟食品盛器的水池和清洗后的存放地点应完全分开。

（4）经营场所的设施、设备及工具应及时护理与清洁。

地面：（每天完工或有需要时）①用扫帚扫地；②用拖把以清洁剂拖地；③用刷子刷去余下污物；④用水彻底冲净；⑤用干拖把拖干地面。

排水沟：（每天完工或有需要时）①用铲子铲去沟内大部分污物；②用水冲洗排水沟；③用刷子刷去沟内余下污物；④用清洁剂、消毒剂洗净排水沟。

墙壁、天花板（包括照明设施）及门窗：（每月一次或有需要时）应①用干布除去干的污物；②用湿布抹擦或用水冲刷；③用清洁剂清洗；④用湿布抹净或用水冲净；⑤风干。

冷库：（每周一次或有需要时）①清除食物残渣及污物；②用湿布抹擦或用水冲刷；③用清洁剂清洗；④用湿布抹净或用水冲净；⑤用清洁的抹布抹干/风干。

工作台及洗涤盆：（每次使用后）①清除食物残渣及污物；②用湿布抹擦或用水冲刷；③用清洁剂清洗；④用湿布抹净或用水冲净；⑤用消毒剂消毒；⑥风干。

工具及加工设备：（每次使用后）①清除食物残渣及污物；②用水冲刷；③用清洁剂清洗；④用水冲净；⑤用消毒剂消毒；⑥风干。

排烟设施表面：（每周一次，内部清洗每年不少于2次）①用清洁剂清洗；②用刷子、抹布去除油污；③用湿布抹净或用水冲净；④风干。

废弃物暂存容器：（每天完工或有需要时）①清除食物残渣及污物；②用水冲刷；③用清洁剂清洗；④用水冲净；⑤用消毒剂消毒；⑥风干。

第三节 烹饪加工卫生与安全

1997 年，世界卫生组织（WHO）在其发表的《加强国家级食品安全性计划指南》中把食品安全解释为"对食品按其原定用途进行制作和食用时不会使消费者身体受到伤害的一种担保"。合理烹饪的目标不仅是要保证食物加工后的色、香、味俱全，更重要的是要确保食物的营养价值和安全性。在烹饪过

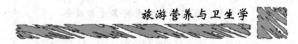

程中，某些环节产生有害物质的可能性很大，比如油温过高、使用香辛佐料及劣质调料、味素放法不当、熏或烤制食品。合理的烹饪加工可以有效控制或消除食品的不安全因素，而不科学的烹饪操作不仅不能降低食品的危害因素，甚至还会成为食品污染的途径，使食品中的有害物质增多，从而影响食品的安全质量。所以，倡导合理、健康的烹饪非常必要，符合现代人健康饮食的理念，对食品安全的发展具有重要的实践意义。

一、我国餐饮业食品安全状况

我国现阶段的食品安全问题仍然比较突出，体现在以下三个方面：

（一）违法生产经营行为仍然存在

少数不法分子违法使用食品添加剂和非食品原料生产加工食品，掺假制假，牟取暴利，甚至添加有毒有害的违禁物质，坑害消费者，危害严重，影响恶劣。例如，安徽阜阳发生的劣质奶粉事件造成 229 名婴儿营养不良，其中12 人死亡；2006 年 11 月闹得沸沸扬扬的红心鸭蛋中含有对人可能致癌的"苏丹红Ⅳ"；广东发生的非法利用甲醇勾兑、销售白酒事件造成 44 人中毒，11人死亡。2007 年国家工商行政管理总局组织对 41 种食品开展的质量监测结果显示，全国工商机关共监测食品等产品 15.12 万批次，平均合格率为80.19%，同 2006 年相比有新的提高。但回顾 2007 年，我们仍能轻易看到知名品牌产品上"黑榜"的新闻见诸报端："龙凤"与"思念"问题速冻食品深圳撤柜；上海星巴克售过期苹果汁；五粮液幸运星糖精超标；北京王致和豆腐乳被指保质期内发霉；味全食品旗下奶粉被查出致病菌；台湾婴儿配方奶粉检出致病菌；香港的 Godiva 朱古力遭停售；乐事薯片等 23 种进口食品抽查不合格；南昌统一方便面吃出烟头；浙江义乌多美滋奶粉中出现小蛆。2008 年初的日本"毒饺子"事件引发了中国的食品安全危机。人造"新鲜红枣"流入乌鲁木齐市场，人造"新鲜红枣"主要经过两道工序，着色和着味；铁锅里放进酱油，使青枣变成红色，并保持光泽，再次放进加入大量糖精钠和甜蜜素的水池中浸泡，使其口感泛甜。2008 年发生的三鹿牌婴幼儿奶粉事件，由于不法分子往原料奶中非法添加了非食品用的化学物质——三聚氰胺，导致二十多万名婴幼儿患上肾结石，然后发现国内多家知名乳粉生产企业的乳粉及部分液态乳中也含有三聚氰胺，社会影响极为恶劣，给乳制品行业造成了前所未有的危机。

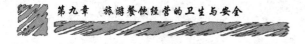
（二）食品安全监管工作存在一定问题

由于食品安全监管的链条比较长，包括从田地到餐桌的全过程，在分段监管的体制下，涉及卫生、农业、质监、工商、食品药品监管等多个监管部门。由于存在职能交叉、责任不清的问题，有的环节，多个部门争着去管，而有的环节却无人去管，成为监管的空白地带。三鹿牌婴幼儿奶粉事件的发生，就暴露出对奶制品生产中的重要环节——奶站的监管职责不清，没有部门负责监管，这导致含有三聚氰胺的原料奶可以顺利地进入生产加工环节，造成了巨大的社会危害。

（三）食品行业生产力水平较低

目前，我国食品行业整体生产条件和管理水平比较低，规模化、集约化的生产经营方式在整个食品行业中所占比重不高，农户分散经营，小作坊、小企业众多。据统计，全国目前有食品生产加工企业44.8万家，其中10人以下的小企业、小作坊约占总数的80％。在广大农村地区和城乡接合部，小型集贸市场、个体食品摊位仍是食品流通的主要方式，小餐馆、流动摊位在餐饮领域占有较大比重，有的成了假冒伪劣产品的生产窝点、集散地和食物中毒的高发地，给食品安全造成重大隐患。

二、现实烹饪中的隐患

中国的烹饪技术有着悠久的历史，是劳动人民创造的灿烂文化遗产的一部分。中国的烹饪技术在长期发展演变过程中，形成了一个涉及面较广的系统工程，在食品原料的选择、主副食品的搭配、烹调技法的运用上都很有讲究。在现实的烹饪过程中，经过某些烹饪方法加工而成的菜肴，风味会比较独特，例如腌腊、烟熏、油炸等，但是，过多食用这些食物会对人体造成不同程度的伤害。据有关资料显示，一块木炭烧烤的牛排含有的多环芳烃化合物相当于600支香烟中的含量。苯并芘主要存在于熏制食品和烧烤食品中，如熏鱼、烟熏肉、烤羊肉串等。熏制时产生的烟是进入食品的致癌性烃类的主要来源。另外，根据科学调查研究发现，高温烹调或油炸肉食中含有诱变剂。

在我国居民的饮食结构中，油炸食品的比例较高，食用油脂在煎炸食品的过程中，经高温加热发生热氧化反应、热分解反应及热聚合反应，产生包括油脂过氧化物在内的多种有害物质，这样不仅会降低食品的营养价值，而且会影响消费者的健康。由于传统观念和定性思维的影响，我国烹饪还存在许多误区，举例来说主要有：误区一，将肉用淀粉上浆后再用热油炒。其实，先上浆再热炒是不正确的，因为在高温下，肉中的氨基酸和淀粉会发生糖胺反应，生成焦糖色素，所以炒煳的饭菜往往呈褐色。随着焦糖色素的生成，还会产生一种有害成分——4-甲基咪唑。此外，还会产生一种致癌物——杂环胺，如果上浆的同时再加入味精，则更容易生成杂环胺。因此，在日常生活中应避免过高油温条件下用淀粉上浆炒肉，同时火不可过大，以免炒煳。误区二，炒青菜时，用油越多越好。炒青菜时，用油过多会使其他调味品难以渗入青菜而影响味道，更重要的是食物外部包裹的油脂太多，进入肠胃后会妨碍消化液与食物接触，不利于消化。另外，常吃过于油腻的菜，会促使胆汁和胰液大量分泌，易诱发胆囊炎和胰腺炎。误区三，炒完一道菜后不洗锅接着炒另一道菜。炒完一道菜后，锅内会产生一些含有苯并芘物质的黑色锅垢。苯并芘是当今公认的强致癌物，人体如果经常摄入这类物质，日积月累可诱发胃癌、血液肿瘤和肺癌。日常生活中像这样的烹饪误区不胜枚举，这些误区都会引发食品安全问题，若不加以重视并且纠正，长此以往必定会对人体造成伤害。

三、加强合理烹饪普及与发展的途径

第一，卫生部门等相关部门、行业协会组织应加大合理烹饪的宣传力度，提高烹饪工作者合理烹饪的意识，普及合理烹饪的相关知识。通过各种媒介，如电视、网络、报刊等推广合理烹饪的相关知识；在社区公告栏、商城等人群聚集密度较高的场所发布合理烹饪的最新信息，逐步纠正错误的烹饪观念，提倡科学、合理的烹饪方法。如烹饪用油时加热温度不要太高；适当使用味素；避免使用熏、烤的烹饪技法烹调食物，多选择生食、凉拌、蒸、炖、煨等方法烹饪未经污染的食物；使用添加剂时要严格按照国家标准。另外，随着科学技术和生物化学技术的深入发展，逐渐发现某些事物是不能搭配食用的，例如糯米鸡（糯米+鸡），糯米的主要功能是温补脾胃，所以一些脾胃亏虚的人食用后能起到很好的治疗效果，但与鸡肉同食会引起身体不适。

第二，初级农产品等原材料的安全是合理烹饪的物质保证，因此，食堂必须向具有生产许可证、营业执照、食品卫生许可证、食品检验合格报告等合法合规资质的正规供应商购买农产品等原材料并及时进行检验，保证烹饪前食品的安全。有条件的食堂尽可能选用无公害食品、绿色食品及有机食品，这三者都是倡导农产品的天然、安全、健康、无污染，因此，使用这些产品可以更加

安全和放心。另外，对存放过久的原材料必须严格检查，对已过期、已变质或不符合卫生条件的食品一律不烹调。

第三，加强食堂烹饪人员的卫生教育，开展卫生知识培训。食堂烹饪人员卫生状况是保证食品合格烹饪和食品安全的重要因素。因此，烹饪人员必须认真学习《食品安全法》和相关卫生知识，提高法制意识和食品卫生安全意识。烹饪人员必须持证上岗，具有健康检查合格证；要严格按卫生要求操作，养成良好卫生习惯，烹饪食品时不能对着饭菜咳嗽、打喷嚏，上厕所后要洗手；食品调味时要严格按烹调卫生要求进行，切忌用手指直接蘸汤品尝，不能用汤勺、锅铲盛汤汁放入口中品尝，等等。同时，要完善食堂烹饪卫生制度，在烹饪工具方面，生食、熟食食用工具要分开，按规定存放；抹布、锅盖、刀具等要保持清洁，分类使用；调味品要分类摆放，并及时加盖，防止污染；烹饪结束后，要及时清洁清理使用工具、灶台以及地面，保持干净、整洁。

总之，食堂的食品安全关系到人民的健康和安全，因此我们需要不断地探索学习合理的烹饪知识，不断研究创新科学、健康的烹饪方式，保障医护人员和病人的身体健康，进一步促进食堂的食品安全，推进社会和谐发展。

四、对策与建议

（一）应尽快明确监督与培训的职责与主体

2009 年 6 月 1 日，《中华人民共和国食品安全法》正式施行，将原属卫生局的餐饮单位卫生监督管理职责由食品药品监督管理局承担，同时也说明餐饮从业人员卫生知识培训工作也应转承。然而，在目前情况下，由于行政体制改革等诸多原因，食品卫生监督主体仍为原卫生局卫生监督人员，卫生监督职能和食品药品监督管理局职能的界限划分并不明确，尤其对监督工作的开展主体未做出统一规定。卫生监督体系分工不明、职责不清，监督工作中出现空白或推诿扯皮等现象，这一切造成多年的食品卫生监督成绩迅速下滑，尤以餐饮从业人员卫生知识培训工作最为严重。在资料与数据调查过程中发现，很多餐饮从业人员无健康和卫生知识培训合格证明，占调查总人数的 30%，给调查工作造成了许多障碍。

（二）加强个体、小型餐饮单位卫生监督管理工作

1. 加强个体、小型餐饮单位业主守法意识，加强法律法规的宣传

调查结果显示，南关区（长春市的辖区）餐饮从业人员卫生知识培训工

作中存在很多问题，如工作人员无"两证"上岗，法律知识贫乏，卫生法律意识淡漠，等等。造成以上结果的主要原因是餐饮单位的业主卫生法律观念淡薄。《中华人民共和国食品卫生法》从实施到现在已经有十四年的时间了，《食品安全法》第三十二条明确规定，食品生产经营企业应当建立健全本单位的食品安全管理制度，加强对职工食品安全知识的培训，配备专职或者兼职食品安全管理人员，做好对所生产经营食品的检验工作，依法从事食品生产经营活动；卫生部制定的《食品生产经营人员食品卫生知识培训管理办法》规定，食品从业人员必须经过卫生知识培训并取得培训合格证以后方可上岗工作，并且每两年还要接受一次复训，未经过卫生知识培训并取得培训合格证不得上岗。但是，我们在资料收集过程中发现，许多餐饮业业主为了实现经营效益，置以上法律、法规于不顾。所以，在宣传《中华人民共和国食品安全法》《食品生产经营人员食品卫生知识培训管理办法》等法律法规的同时，还应增强餐饮业主的法律意识，强化其法制观念，使食品生产经营者明白聘用无"两证"人员从事食品生产经营活动是一种应受到法律惩处的违法行为，使其懂法、守法、依法经营，保障消费者权益。另外，要充分利用现有餐饮从业人员"两证"公示制度，增大透明度，接受消费者监督，让消费者知情消费，促进食品生产经营人员的食品卫生知识培训工作良性发展。

2. 加大监督的力度与频度

中小型餐饮单位食品生产经营人员食品卫生知识培训历来是我们卫生监督工作的重点，同时也是工作中的薄弱环节，调研结果也证实了这一点。所以，卫生监督部门要加大对中小型餐饮单位从业人员食品卫生知识培训的监管力度，应实行定期不定期抽检。监督员要把询问从业人员掌握基本卫生知识、法律法规情况，实地查看从业人员具体操作情况列入日常监督内容中去，使培训工作在加大卫生监督力度的基础上得以巩固和提高。对食品生产经营人员无"两证"的餐饮企业，执行教育与处罚相结合的工作方针，对于只重利益雇用无证人员从事食品生产经营活动，危害消费者权益的要从严处罚。同时也应该利用报纸、电视等媒体将监督检查结果及时公布，这样一方面可以对餐饮单位起到督促和警示作用，促使其加强管理；另一方面对消费者起到提示和忠告作用，正确引导群众健康消费，从而使食品生产经营人员食品卫生知识培训工作真正落到实处。

3. 卫生监督与企业制度化相结合

为使食品卫生知识培训工作规范化、制度化，卫生监督机构应与餐饮单位

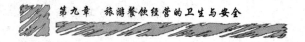
签订目标责任书；使各自在这项工作中的权利和义务得以明确，这样也会提高餐饮业业主与员工的自觉性和食品卫生监督机构的积极性。首先，目标责任书中应明确餐饮单位所有接触食品的从业人员都应持"两证"上岗工作，这是餐饮企业的义务，同时也应让其了解他们有要求卫生监督机构对其雇用人员进行相关卫生知识培训的权利，这也是卫生监督机构的义务，是转变监督行为服务性的良好措施；其次，责任书中也应明确卫生监督机构有处罚只重经济利益而雇用无"两证"人员从事食品生产经营活动的违法行为的权利。

（三）提高从业人员素质是确保食品安全的重要措施

1. 提高餐饮从业人员的卫生自律性

安全的食品不是监督和检验出来的而是生产出来的，那么对从业人员能力、意识的培训工作就相当重要。业主和从业人员对相关卫生知识知晓和卫生自律行为的形成，是提高食品卫生整体水平的根本。为此，将从业人员的卫生法规知识和现场卫生实践技能的培训作为常规重点工作来抓，将持有培训合格证列为卫生许可的前提。定期对从业人员进行考试，采用理论和实践相结合的教学方式，分行业有针对性地开展培训，改变其不良卫生习惯，使其掌握基本的食品卫生知识和正确的工作方法，意识到自身工作的重要性，自觉维护和创造良好的卫生秩序。

2. 健康教育对策

餐饮从业人员的卫生行为及健康状况通过食品直接影响着消费者的健康，而解决这一问题的办法是在疾病预防控制中心积极做好健康体检的同时，对餐饮从业人员进行行之有效的健康教育，以提高他们的卫生知识水平，促使其形成良好的卫生行为，从而保护从业人员自身及消费者的健康，防止"病从口入"，这就要求卫生监督与疾病预防控制机构配合工作。卫生知识普及的最终目的不仅是卫生知识的普及，而且要将卫生知识转变为对健康有益的卫生行为。食品从业人员的卫生行为习惯，关系着公众的健康；提高全民卫生知识水平，需要广大卫生工作者齐心协力，利用各种途径，反复进行健康教育，从而使餐饮从业人员自觉执行《中华人民共和国食品安全法》，促进食品卫生质量提高，由此带动全社会卫生素质的不断提高。

（四）餐饮从业人员卫生知识培训方法与形式的灵活运用

自2005年起，长春市就推广了层级式餐饮从业人员卫生知识培训方法，即由市卫生监督所培训基层（县、区级）骨干卫生监督员，由基层骨干卫生监督员培训基层管片监督员，再由基层管片监督员培训餐饮从业人员。此种方法一经推广便收到了很好的效果，应继续落实该方法。2002 年 4 月，食品卫生监督量化分级管理制度正式施行，7 年实践证明量化分级管理真正推动了企业的自身卫生管理，提高了全企业从业人员的卫生态度和行为，这从调查结果中有明显体现。

通过长期经常性的卫生知识培训，并结合经常性卫生监督，切实提高餐饮业从业人员的卫生知识水平，培养其良好的卫生习惯和行为，方可为饮食服务业创造一个卫生、健康、安全、文明的服务环境。

（五）提高食品卫生监督员业务素质和加强职业道德教育

餐饮从业人员卫生知识培训工作是卫生监督员工作中十分的重要内容，它可以起到维护人民群众饮食安全和健康的作用。所以，应不断加强卫生监督人员的职业道德教育，使其成为人民饮食安全与健康的忠诚卫士，使卫生监督员把维护人民的健康利益作为一种自觉意识；同时，提高他们的业务水平，能增强他们对餐饮从业人员各项从业行为技术指导的能力，从而提高餐饮从业人员的卫生知识水平。其次是要使这项工作不断的制度化和规范化，并且要严格执行。

第四节　餐饮服务卫生与安全

旅游安全是旅游者最基本的需求，也是旅游业发展的保障。饭店企业作为旅游业的支柱产业之一，其安全问题更为重要。旅游者旅游离不开食宿，因而离不开饭店的餐饮部。

饭店餐饮部的业务经营活动纷繁复杂，环节众多，但从总体上看其业务经营活动主要包括两个方面：一方面是为客人提供有形产品（如精美菜点、饮品和幽雅的环境）；另一方面是向客人提供无形的优质服务（员工素质、精神面貌、服务程序、食品饮料以及与此有关的其他学科知识）。因此，餐饮服务就是餐饮部员工为就餐客人提供实体产品和无形服务的一系列关系的总和。

一、餐饮服务现场安全卫生管理的意义

（一）能够控制餐饮服务现场事故的发生频率

消费者的饮食安全保障、餐饮工作人员的规范操作、消除相关设备设施的

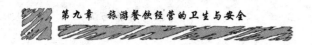

安全隐患以及服务者的服务安全意识等都是与服务现场安全息息相关的基本要素。任何一个服务细节的差错，都可能导致服务现场安全事故的发生。第一，消费者的饮食安全保障。我国对餐饮企业的卫生安全管理一直没有松懈，而与食物中毒类似的饮食安全事件却屡见不鲜，这就要求餐饮企业对其卫生服务要加以重视。第二，当消费者就餐时因为餐具的破损或残缺导致皮肤划伤的情形发生，则说明了服务人员在陈列餐具时没有进行细致的检查，即没有进行规范操作。第三，有的餐饮企业只在乎就餐空间的华丽程度与食物的味道，没有把安全隐患加入企业建设的规划范畴。火灾、爆炸等安全事故的防范，是现代餐饮企业须格外重视的环节。第四，就服务人员的安全意识的具备情况来说，消费者就餐时，经常会发生一些财物丢失的状况。据笔者了解，很多餐饮营业单位都没有承担财物保管的责任。其实，这一情况的发生，与服务工作者缺乏提醒和预警意识，缺乏积极制止责任意识等间接因素有关。

（二）能提高服务质量，提升企业竞争力

消费者的安全能否得到万无一失的保障，也是餐饮企业服务质量和管理水平的体现。餐饮企业的生存发展与其服务质量的评价是息息相关的。为了最大限度地降低餐饮现场安全事故的发生率，就要对服务人员的卫生、安全意识进行规范教导，并对其服务过程进行高效的管理和控制。全面提升服务质量，是提高餐饮企业市场竞争能力的有效途径。

（三）能提升员工素质，打造良好的企业形象

卫生安全意识和卫生安全防范意识是餐饮服务人员基本职业素养的重要表现。因此，培养餐饮服务人员的卫生安全意识，提高他们的卫生安全防范能力，成为切实提升餐饮服务人员基本职能素养的关键所在。除了上述管理方法中的安全意识培训以外，企业还要进行安全意识评比活动，让服务人员积极参与安全意识学习，从而满足消费者对卫生安全方面的基本需求，打造良好的企业形象，提升本企业的经济效益和社会效益。

二、餐饮服务现场的安全管理

为消费者提供餐饮产品和优质服务是餐饮服务企业的基本职责，所以，针对餐饮服务现场的安全管理就显得尤为重要。笔者认为，餐饮企业卫生安全管理的加强，要从以下几个方面入手。

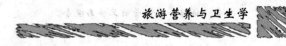

（一）食品和饮品的安全管理

当今饮食社会，自然和绿色是受到广大消费者欢迎和追捧的饮食发展潮流。食品及饮品的营养、味道和保健因素齐聚一身，让消费群体有安全、新鲜、无污染、纯天然的消费体验，是餐饮行业不懈追求的目标。上述几点是餐饮部门进行食材采购的基本要求。除此以外，餐饮部门要对食材采购和食品生产的过程进行严格的卫生监控和安全管理，保证消费者所品尝到的食品、饮品都是由新鲜并有质量保障的原材料制作而成。

（二）相关服务设施、设备的安全管理

服务设施和设备的安全管理，是餐饮企业实现其社会、经济效益的基本保障，所以，各企业相关部门要加强对餐饮服务设施设备的日常保养工作，贯彻落实餐饮部门对设施设备的保养维修规划，使设施设备在服务消费者时保持良好的"服务"状态。餐饮企业应保障基本设施例如餐桌、餐椅的牢固、安全，进餐空间电气设备的绝对安全等，杜绝安全事故的发生，彻底排除安全隐患的存在。

（三）服务进行状态的安全管理

餐饮服务人员在为消费者提供相应服务时，要时刻保持高度的职能安全责任感，服务动作和行为都要遵循相关的操作规程制度，只有这样，才能在保证消费者享受服务的同时，维护好自身安全。特别是一些带有汤与水的食品上桌时，要保持高度的精神集中，提醒消费者保持适宜的安全距离，以免意外事故发生。在服务过程中，应避免不必要的擦碰给消费者带来不便，或因擦碰而导致餐具用品的损坏以及损坏的餐具用品划伤顾客和服务人员等情况的发生。

三、餐饮服务现场的卫生管理

服务现场的质量是提升餐饮企业运营发展的重要因素之一，针对现代餐饮企业的发展概况，主要可以从以下几个方面来谈餐饮现场服务的卫生管理相关工作。

（一）就餐环境的卫生管理

就餐环境卫生主要内容包括地面清洁卫生、餐桌卫生以及与就餐相关事物的卫生指标达标等。餐厅应保证明亮宽敞且干燥的就餐环境，内部布置装潢典雅、美观并采用柔和色调；室内温度保持在22℃左右，相对湿度保持在56%

左右；室内始终保持通风、换气的状态；地面清洁卫生，无脏污渍残留；餐桌摆台始终保持清洁卫生的状态，且在无人就餐的情况下，餐具摆放整齐美观；服务工作台定期、定时打扫；就餐空间的防蝇防鼠工作要到位等，这都是就餐环境的卫生管理的内容。

（二）服务人员的个人卫生管理

餐饮行业的服务卫生管理，与参与相关服务的工作人员的个人卫生管理有着密切的联系，制定详细的卫生规范制度，能够帮助服务工作人员改善一些不良的卫生习惯，从而增进消费者对服务环境的满意程度。服务工作人员上岗之前要进行系统的服务培训，基本的职能介绍中就要将本企业的卫生服务管理制度加以明确，从工作场所的清洁卫生到工作人员个人的卫生管理，都要有较为严格的制度规定。比如服务过程中手部保持清洁卫生、收拾整理就餐完毕的餐桌要进行清洗、工作仪表整洁端庄等，这都是企业培训要加以强调的部分。

（三）食品及饮品的卫生管理

作为餐饮企业中最需要重视的两个部分，食品和饮品的卫生管理直接涉及顾客的消费质量和身体健康，是餐饮部门必须严格对待的卫生管理工作问题之一。食品和饮品的采购、验收入库、储存，再到出库提供给顾客，食品的生产、加工和销售等环节，都要认真贯彻相关卫生管理要求并将卫生管理工作落实到位。

四、从业人员食品安全知识培训制度

（1）餐饮人员必须在接受食品安全法律法规和食品安全知识培训并经考核合格后，方可从事餐饮服务工作。

（2）认真制定培训计划，在食品药品监督管理部门的指导下定期组织管理人员、从业人员进行食品安全知识、职业道德和法制教育的培训以及食品加工操作技能培训。

（3）餐饮服务食品人员的培训包括负责人、食品安全管理人员和食品从业人员，初次培训时间分别不少于20、50、15课时。

（4）新参加工作人员包括实习工、实习生，他们必须经过培训，考试合格后方可上岗。

（5）培训方式以集中讲授与自学相结合，定期考核，不合格者离岗学习

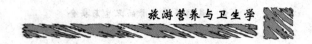

一周，待考试合格后再上岗。

（6）建立从业人员食品安全知识培训档案，将培训时间、培训内容、考核结果记录归档，以备查验。

小　结

旅游餐饮企业的卫生与安全是其经营过程中至关重要的部分，几乎决定了一家旅游餐饮企业的发展前景。所以，相关从业人员应当予以重视。

第十章 现代旅游餐饮卫生管理与安全控制

第一节 餐饮企业卫生管理的意义与组织

餐饮业良好的卫生管理不仅可以给消费者提供一个相对舒适、安全的就餐环境，还是提高餐饮企业市场竞争力的手段，因此良好的餐饮业卫生管理对顾客的身体健康、企业的发展都具有重要的意义。

一、餐饮业卫生管理的意义

"民以食为天"，食品的数量和质量都关系到人的生存与身体健康。随着我国经济实力的不断增强，人民生活质量的提升，人们在满足温饱的基础上，愈发关心食品的安全与质量问题。餐饮业的卫生管理与消费者的身体健康有着密切关系，只有在保证消费者身体健康的基础下，努力开拓餐饮市场，才能使企业有更广阔的发展前景。

食品卫生工作内容复杂、环节多，要保证食品安全、卫生，就得实行科学的卫生管理制度。而餐饮业食品的运营涉及面广，包括原料的采购、储存、初加工、烹调、保存、服务等多个环节，每一个环节都会涉及食品的卫生质量，因此餐饮业的卫生管理更复杂、更系统，且要求更高。餐饮业卫生管理与企业经济增长的关系如下：

（1）掌握好原材料的采购卫生管理。餐饮业采购食品要求原料新鲜、价格低廉。兼顾了两者，就能产生经济效益，切不可顾此失彼。

（2）掌握好食品的保藏卫生管理。合理地保藏食品可以降低企业的经济损失。

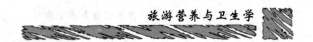

（3）掌握好烹调卫生管理。具有烹调卫生安全意识的员工，能够保证消费者的饮食安全，降低企业因消费者饮食不健康导致相应的疾病所给出的赔偿及罚款；能够降低烹调过程中因操作不当造成的人员受伤等安全事故，增加出勤率。

（4）掌握好环境卫生管理。就餐环境、厨房、餐具等的清洁卫生是餐饮业环境卫生工作的主要内容，良好的卫生管理不仅可以为消费者提供良好的就餐环境，还能降低企业的运营费用。

良好的卫生管理对于餐饮业是小投资大回报的事情。

二、卫生管理组织

我国《食品卫生法》第十八条规定："食品生产经营企业应当健全本单位的食品卫生管理制度，配备专职或者兼职食品卫生管理人员，加强对所生产经营食品的检验工作。"

餐饮业不论规模大小，都应建立相应的卫生管理组织机构，配备卫生管理员，制定卫生规章制度，对本单位食品卫生负全面管理职责。卫生管理是一项系统工程，具体包括对食品采购、储存、加工、销售全过程的食品卫生以及人员录用培训、体检等相关环节的全面卫生管理。

1. 卫生管理组织的要求

（1）餐饮业经营者和集体用餐配送单位的法定代表人或负责人是食品卫生安全的第一责任人，对本单位的食品卫生安全负全面责任。

（2）餐饮业经营者和集体用餐配送单位应设置专门的卫生管理部门，对本单位食品卫生负全面管理职责。

（3）餐饮业经营者和集体用餐配送单位应设置食品卫生管理员，集体用餐配送单位、加工经营场所面积在 1 500 平方米以上的餐馆、食堂及连锁经营的生产经营者应设专职食品卫生管理员，其他生产经营者的食品卫生管理员可为兼职，但不得由加工经营环节的工作人员兼职。

（4）集体用餐配送单位、加工经营场所面积在 3 000 平方米以上的餐馆、食堂及连锁经营的餐饮经营者应设置检验室，对食品原料、接触直接入口食品的餐用具和成品进行检验，并记录检验结果。

2. 卫生管理组织的职责

卫生管理组织具体的职责是：卫生管理的理念、策略和规章制度的制定，

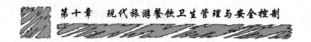

卫生管理措施落实的督促、协调和检查验证等。有关职责的具体划分应由餐饮单位的相关文件明确作出规定并予以公布，以便于操作执行和监督实施。

三、食品卫生管理员

我国要求卫生管理员应具备高中以上学历，有从事食品卫生管理工作的经验，参加过食品卫生管理员培训并经考核合格，身体健康并具有从业人员健康合格证明。卫生管理员的主要职责是：

（1）组织从业人员的卫生法律和卫生知识培训。

（2）拟定食品卫生管理制度及岗位责任制度，并对其执行情况进行日常督促检查。

（3）检查食品生产经营过程的卫生状况并记录，及时纠正不符合卫生规范的行为，并提出处理意见。

（4）每天抽查原料或成品索证情况，查验标签与货物是否相符，并提出是否需要进一步检验确证。

（5）对集体用餐及大中型餐饮业重要接待活动供应的食品的留样工作进行经常性检查。

（6）对食品及就餐用具卫生检验工作进行管理。

（7）组织从业人员进行健康检查，督促患有有碍食品卫生疾病者或其他病症者调离相关岗位。

（8）建立食品卫生管理档案，保存各种检查记录。

（9）接受和配合卫生监督员对本单位的食品卫生进行监督检查，提供有关食品卫生管理的情况，并督促落实卫生监督意见。

（10）与保证食品安全有关的其他食品卫生管理职责。

第二节　食品卫生法规与食品卫生标准

一、食品卫生法规

食品卫生法规是国家立法机关制定或批准的有关食品卫生的法令、条例、规程等法律性文件的总称。我国食品卫生法规体系是以宪法为母法，食品卫生法为主要法律，与其派生性法规所构成的法律法规体系。它既体现了国家法律的权威，又体现了具体执行的卫生规范标准。

《中华人民共和国食品卫生法》是为保证食品生产经营卫生，防止食品污染和有害因素对人体造成危害，保障人民身体健康，增强人民体质，而制定的法律。由第八届全国人民代表大会常务委员会第十六次会议修订通过，自1995年10月30日起施行。一共九章五十七条，它适用于一切食品，食品添加剂，食品容器，包装材料和食品用工具、设备、洗涤剂、消毒剂；也适用于食品的生产经营场所、设施和有关环境。

二、食品卫生标准

食品卫生标准是在食品卫生科学研究的基础上，由国务院卫生行政部门制订并发布的具有法律效应的技术规范的总称，是评价所经营食品是否合格的依据。根据我国《中华人民共和国标准化法》和《中华人民共和国食品卫生法》的有关规定，食品是属于关系到人体健康与安全的产品，因此食品卫生标准属于强制性标准。在我国，食品卫生标准由卫生部门统一制订，是对直接入口的食品所受微生物和化学物质的污染程度做定性或定量的限制，因此食品卫生标准必须规定感官指标、理化指标和微生物指标，以及相应的检验方法和食品卫生管理办法。

食品卫生标准的基本内容是针对人食用各类食品或其中的单项有害物质分别规定了各自的质量和容许量，称为食品卫生质量指标（indicator of food hygiene quality），主要包括：①感官指标，食品的色、香、形；②细菌及其他生物指标，有食品菌落总数、食品大肠菌群最近似数、各种致病菌；③毒理学指标，即各种化学污染物、食品添加剂、食品产生的有毒化学物质、食品中天然有毒成分、生物性毒素（如霉菌毒素、细菌毒素等）以及污染食品的放射性核素等在食品的容许量；④间接反映食品卫生质量可能发生变化的指标，如粮食、奶粉中的水分含量等；⑤商品规格质量指标。

《中华人民共和国标准化法》将标准划分为四个层次，即国家标准、行业标准、地方标准、企业标准。各层次之间有一定的依从关系和内在联系，形成一个覆盖全国又层次分明的标准体系。基础性的卫生标准一般都是国家标准，而产品标准多为行业标准。通常国家标准的代号在开头冠以"GB"，如GB 10146-2005《食用动物油脂卫生标准》；"GB/T"则为推荐性国家标准代号，

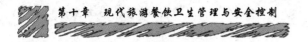

推荐性国标是指生产、交换、使用等方面，通过经济手段调节而自愿采用的一类标准，又称自愿标准，如 GB/T 5750《生活饮用水标准检测方法》；"GB/Z"为国家标准化指导性技术文件，是指生产、交换、使用等方面，由组织（企业）自愿采用的国家标准，不具有强制性，也不具有法律上的约束性，只是相关方约定参照的技术依据。还有其他标准，如地方标准采用 DB、农业标准采用 NY、企业标准采用 QB、商业标准采用 SB。

产品标准是企业标准化体系中的主体，是一定时期和一定范围内具有约束力的产品技术准则，是产品生产、质量检验、选购验收、使用维护和洽谈贸易的技术依据。

第三节　食品良好生产规范（GMP）

一、良好生产规范的产生和发展

良好生产规范（good manufacture practice，GMP）是美国首创的一种保障产品质量的管理方法。GMP 是一套强制性标准，要求企业从原料、人员、设施设备、生产过程、包装运输、质量控制等方面按国家有关法规达到卫生质量要求，形成一套可操作的作业规范，帮助企业改善企业卫生环境，及时发现生产过程中存在的问题，加以改善。1963 年美国食品与药物管理局（FDA）制定了药品的 GMP，并于 1964 年开始实施。1969 年世界卫生组织（WHO）要求各成员国家政府制定实施药品 GMP，以保证药品质量，同年，美国公布了《食品制造、加工、包装储存的现行良好生产规范》，简称 CGMP 或食品 FGMP 基本法。目前世界上许多国家相继采用了 GMP 对食品企业进行质量管理，取得了显著的社会效益和经济效益。

我国食品企业质量管理规范的制定工作起步于 20 世纪 80 年代中期，从 1988 年起，先后颁布了 19 个食品企业卫生规范，简称"卫生规范"。卫生规范制定的目的主要是针对当时我国大多数食品企业卫生条件和卫生管理比较落后的现状，重点规定厂房、设备、设施的卫生要求和企业的自身卫生管理等内容，借以促进我国食品企业卫生状况的改善。这些规范制定的指导思想与 GMP 的原则类似，将保证食品卫生质量的重点放在成品出厂前的整个生产过程的各个环节上，而不仅仅着眼于最终产品上，针对食品生产全过程提出相应的技术要求和质量控制措施，以确保最终产品卫生质量合格。自上述规范发布以来，我国食品企业的整体生产条件和管理水平有了较大幅度的提高，食品工业得到了长足发展。由于近年来一些营养型、保健型和特殊人群专用的食品的生产企业迅速增加，食品花色品种日益增多，单纯控制卫生质量的措施已不适应企业品质管理的需要。鉴于制定我国食品企业 GMP 的时机已经成熟，1998年卫生部发布了《保健食品良好生产规范》（GB 17405 - 1998）和《膨化食品良好生产规范》（GB 17404 - 1998），这是我国首批颁布的食品 GMP 标准，标志着我国食品企业管理在向高层次方向发展。

二、良好生产规范的原则

GMP 是对食品生产过程中的各个环节、各个方面实行严格监控而提出的具体要求和采取的必要的良好的质量监控措施，从而形成和完善质量保证体系。GMP 是将保证食品质量的重点放在成品出厂前的整个生产过程的各个环节上，而不仅仅是着眼于最终产品上，其目的是从全过程入手，在根本上保证食品质量。

GMP 制度是对生产企业及管理人员的长期保持和行为实行有效控制和制约的措施，它体现如下基本原则：

（1）食品生产企业必须有足够的资历，合格地生产食品，由相适应的技术人员承担食品生产和质量管理，并清楚地了解自己的职责。

（2）应对操作者进行培训，以便其正确地按照规程操作。

（3）按照规范化工艺规程进行生产。

（4）确保生产厂房、环境、生产设备符合卫生要求，并保持良好的生产状态。

（5）符合规定的物料、包装容器和标签。

（6）具备合适的储存、运输等设备条件。

（7）全生产过程严密并有有效的质检和管理。

（8）具备合格的质量检验人员、设备和实验室。

（9）应对生产加工的关键步骤和加工发生的重要变化进行验证。

（10）生产中使用手工或记录仪进行生产记录，以证明所有生产步骤是按确定的规程和指令要求进行的，产品达到预期的数量和质量要求，出现的任何

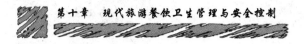

偏差都应记录并做好检查。

（11）保存生产记录及销售记录，以便根据这些记录追溯各批产品的全部历史。

（12）将产品储存和销售中影响质量的危险性降至最低限度。

（13）建立由销售和供应渠道收回任何一批产品的有效系统。

（14）了解市售产品的用户意见，调查出现质量问题的原因，提出处理意见。

三、我国良好生产规范的内容简介

GMP 根据 FDA 的法规，分为四个部分：总则、建筑物与设施、设备、生产和加工控制。GMP 是适用于所有食品企业的、常识性的生产卫生要求，GMP 基本上涉及的是与食品卫生质量有关的硬件设施的维护和人员卫生管理。符合 GMP 的要求是控制食品安全的第一步，其强调食品的生产和贮运过程应避免微生物、化学性和物理性污染。我国食品卫生生产规范是在 GMP 的基础上建立起来的，并以强制性国家标准规定来实行，该规范适用于食品生产、加工的企业或工厂，并作为制定各类食品厂的专业卫生规范的依据。

其基本内容主要有：

（1）人员的要求。人是生产中最重要的因素，包括对人员素质、学历、培训等方面的具体要求。

（2）企业设计和设施的要求。包括对企业选址环境、内部布局、空间、地面、屋顶、墙壁、门窗、排污、通风、给水、照明、设备、工具等的详细要求。

（3）质量管理要求。包括管理机构、职责、人员、程序及生产过程的质量管理。

（4）其他要求。包括对储存、运输、标识、卫生管理、售后处理、检查等的具体要求。

第四节 危害分析与关键点控制（HACCP）

近 30 年来，危害分析与关键点控制（hazard analysis and critical control point，HACCP）已经成为国际上共同认可和接受的食品安全保证体系，主要

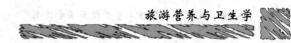

是对食品中微生物、化学和物理危害的安全进行控制。近年来政府及消费者对食品安全性的普遍关注和食品传染病的持续发生是 HACCP 体系得到广泛应用的动力。

一、HACCP 的产生与国外发展概况

1. 开始阶段

HACCP 系统是 20 世纪 60 年代由美国 Pillsbury 公司 H. Bauman 博士等与宇航局、美国陆军 Natick 研究所共同开发的，主要用于航天食品，并于 1971 年在美国低酸罐头食品的生产中开始采用 HACCP 管理。1972 年美国食品药物管理局（FDA）开始培训专门人员推广 HACCP。随后由美国农业部食品安全检验署（FSIS）、美国陆军 Natick 研究所、食品药物管理局（FDA）、美国海洋渔业局（NMFS）四家政府机关及大学和民间机构的专家组成的美国食品微生物学基准咨询委员会（NACMCF）于 1992 年采纳了食品生产的 HACCP 七个基本原则。1997 年 FAO/WHO 食品法典委员会颁发了新版法典指南《HACCP 体系及其应用准则》，该指南在国际上已被广泛接受并得到了普遍采纳，HACCP 概念已被认可为世界范围内生产安全食品的准则。

2. 应用阶段

近年来 HACCP 体系已在世界各国得到了广泛的应用和发展。联合国粮农组织（FAO）和世界卫生组织（WHO）在 20 世纪 80 年代后期就大力推荐，至今不懈。根据世界贸易组织（WTO）协议，FAO/WHO 食品法典委员会制定的法典规范或准则被视为衡量各国食品是否符合卫生、安全要求的标准。美国宣布自 1997 年 12 月 18 日起所有对美出口的水产品企业都必须建立 HACCP 体系，否则其产品不得进入美国市场。FDA 鼓励并最终要求所有食品工厂都实行 HACCP 体系。除此之外，加拿大、澳大利亚、英国、日本等国也都在推广和采纳 HACCP 体系，并分别颁布了相应的法规，针对不同种类的食品分别提出了 HACCP 模式。

开展 HACCP 体系的领域包括：饮用牛乳、奶油、发酵乳、乳酸菌饮料、奶酪、冰淇淋、生面条类、豆腐、鱼肉火腿、炸肉、蛋制品、沙拉类、脱水菜、调味品、蛋黄酱、盒饭、冻虾、罐头、牛肉食品、糕点类、清凉饮料、腊肠、机械分割肉、盐干肉、冻蔬菜、蜂蜜、高酸食品、肉禽类、水果汁、蔬菜汁、动物饲料等。

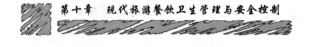

二、我国 HACCP 应用发展情况

中国食品和水产界较早关注和引进 HACCP 质量保证方法。1991 年农业部渔业局派遣专家参加了美国 FDA、NOAA、NFI 组织的 HACCP 研讨会，1993 年国家水产品质检中心在国内成功举办了首次水产品 HACCP 培训班，介绍了 HACCP 原则、水产品质量保证技术、水产品危害及监控措施等。1996 年农业部结合水产品出口贸易形势颁布了冻虾等五项水产品行业标准，并进行了宣讲贯彻，开始了较大规模的 HACCP 培训活动。目前国内有 500 多家水产品出口企业获得商检 HACCP 认证。2002 年 12 月中国认证机构国家认可委员会正式启动对 HACCP 体系认证机构的认可试点工作，开始受理 HACCP 认可试点申请。

三、HACCP 体系的基本原理

HACCP 是一种对生产过程各环节进行完整监控的安全保障体系，这种体系和传统上依靠对最终成品检验来控制食品安全有着本质的不同。

1. HACCP 的基本原理

（1）进行危害分析。这是 HACCP 系统方法的基本内容和关键步骤。应列出从原料、生产、加工、销售直到消费所有可能发生危害的工序，找出防止危害发生的所有预防措施。

（2）确定各关键控制点。关键控制点（CCP）是指能对一个或多个危害因素实施控制措施的环节，通过控制这些关键控制点来防止、排除食品生产过程中的潜在危害或使其减少到可接受的水平。

（3）制定关键限值。关键限制通常采用一些参数，如温度、时间、压力、流速、水分活度等，也可以采用感官指标，如外观和组织结构等。

（4）建立一个系统以监测关键控制点的控制情况。要确定控制措施是否符合控制标准或达到设定的预期控制效果，对控制措施的实施过程进行监测，建立从监测结果来判定控制效果的技术程序。常采用的方法有现场观察、半成品或成品的感官评价、物理学测定、化学检验以及微生物学检验等五种方法。检测结果须详细记录，作为进一步评价的基础。

（5）在监测结果表明某特定关键控制点失控时，确定应采取的纠正行动。如果监测结果表明生产加工失控或控制措施未达到标准时，则必须立即采取措施进行校正，这是 HACCP 的重要步骤。常采用的校正措施包括再加热或再加工、升高加热温度或延长加热时间、降低水分、提高 pH 值、延长加工时间、调整后期的加工等。

（6）建立认证程序以证实 HACCP 系统在有效地运行。用以确定 HACCP 体系是否正确运行。其中，审核的频率要足以监控 HACCP 体系的运转效果。审核内容要包括审核 HACCP 体系的文件和记录，审核出现的偏差及相关产品的处理，确认控制点是否在控制之内。

（7）建立有关以上原则和应用方面各项程序和记录的档案。保持有效和准确的记录对 HACCP 的实施是很重要的。

我国餐饮业卫生规范规定：集体用餐配送单位、加工经营场所面积在 2000 平方米以上的餐馆、就餐场所有 300 个座位以上或单餐供应 300 人以上的餐馆、食堂及连锁经营的餐饮业经营者宜建立和实施 HACCP 食品安全管理体系，制定 HACCP 计划和执行文件。

三、实施 HACCP 的基础和步骤

1. 组成 HACCP 小组

食品操作应确保有相应的产品专业知识和经验，以便制定有效的 HACCP 计划，最理想的情况是组成多种学科小组来完成该项工作。如现场缺乏这些知识和经验时，应从其他途径获得专家的意见。应明确 HACCP 计划的范围，该范围应描述涉及食品链各部门并说明危害的总体分类（如，是否包括所有危害分类或只是选择性的分类）。

HACCP 小组的主要职责是：①负责编写 HACCP 体系文件；②监督 HACCP 体系的实施；③从业人员培训；④执行和实施 HACCP 体系中的关键性工作。

HACCP 小组成员应具备以下工作能力：①确定潜在的不安全因素，进行危害分析；②提出监控方法、监督程序和补救措施；③在 HACCP 计划的信息不详的情况下提出解决办法。

2. 产品描述

应勾画出产品的全面描述，这包括相关的安全信息，如成分、物理/化学结构（包括 A_w、pH 等）、加工方式（如热处理、冷冻、盐渍、烟熏等）、包装、保质期、储存条件和销售方法等。

3. 识别和拟定用途

拟定用途应基于最终用户和消费者对产品的使用期望。在特定情况下，还

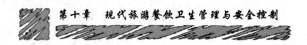

必须考虑易受伤害的消费人群，如团体进餐情况。由于不同食品的用途不同，其危害分析结果和危害控制方法也有差异。

4. 制作流程图

流程图由 HACCP 小组制作。该图应包括所有操作步骤，如加工流程图应从原料、辅料以及包装材料开始绘制，将食品加工步骤依次逐一全部列出，给 HACCP 小组和验证审核人员提供了视觉工具。

5. 流程图的现场确认

流程图精确与否对危害分析的正确性和完整性是非常关键的。在各个操作阶段、操作时间内，HACCP 小组应确定操作过程是否与流程一致。HACCP 小组还应考虑所有的加工工序及流程会因不同的生产班次和批次而存在差异性。

6. 进行危害分析，确定预防措施

HACCP 小组应列出每个步骤中可能产生的所有危害，这些步骤要涵盖从原料生产、加工制作、销售到消费的各环节。HACCP 小组下一步应对 HACCP 计划进行危害分析，鉴定哪些危害具有食品安全生产要求必须予以消除或降低至可接受水平的属性。

在进行危害分析时，应包括以下几个方面：①有可能产生的危害并影响健康的严重性；②定性和/或定量评价出现的危害；③相关微生物生存或增殖；④食品中毒素、化学或物理因素的存在和持久性；⑤导致上述原因的条件。

7. 确定关键控制点

可能有一个以上的关键控制点适用于控制同一危害。判断树——逻辑推理方法的应用有助于 HACCP 体系中 CCP 的确定。判断树的应用是灵活的，它应用于生产、屠宰、加工、贮藏、销售等的操作，确定 CCP 时应使用判断树作为指南。判断树并不能适用于一切情况，也可采用其他方法。推荐对应用判断树进行培训。

如果一种危害在某一步骤中被确认，须予控制以使食品安全。但在该步骤，或任何其他步骤中都没有控制措施存在，那么在该步骤或其前后步骤应对产品或加工方法予以修改，包括控制措施。

8. 建立关键控制限值

在实际生产过程中建立操作限值也是确保产品安全的一项重要措施。如可能，对每个关键控制点必须规定关键限值，并保证其有效性。在某些情况下，在特定步骤中应对一个以上的关键限值作详细说明。建立关键控制限值的依据

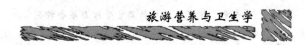

和信息来源主要有以下几个方面：公开发表的技术参数、专家建议、试验数据、标准法规指南和数学模型等。

9. 对各个关键控制点建立监控系统

监控是对控制点相关关键限值的测量或观察。监控方法必须能够检测 CCP 是否失控。进而，监控最好能及时提供检测信息，以便做出调整，以确保加工控制，防止超出关键限值。如可能，当监控结果表明 CCP 的控制有失控趋势时，应对过程进行调整并在偏差发生之前就采取调整措施。从监测中获得的数据必须由指定的技术人员和执行纠正措施的机构来评估。如果监控是不连续的，监控频率或数量必须足以保证 CCP 处于受控状态，绝大多数 CCP 监控程序需要快速进行，因为它们关系到流水线加工，同时也不需要过长的分析检验时间。物理和化学测量通常优于微生物检验，因此它们可以快速地进行，常常能显示产品的微生物受到控制。与监控 CCP 有关的所有记录和文件必须由监控人员签名和公司负责审核的官员签字。

10. 建立纠正措施

必须对 HACCP 体系中每个 CCP 制定特定的纠正措施，以便出现偏差时进行处理。措施必须保证 CCP 重新处于控制状态。采取的措施还必须包括受影响的产品的合理处置。偏差和产品的处置方法必须记载在 HACCP 体系记录保存档案中。纠偏措施一般包括两类，第一类是在事发现场应及时采取措施纠正，如果查出原因，应立即加以解决，恢复控制，并对由此产生质量问题的产品进行及时处理；第二类是事发前制定预防措施，以确定或说明产品偏差的根本原因。

11. 建立验证程序

建立验证程序。为了确定 HACCP 体系是否正确的运行，可以采用包括随机抽样和分析在内的验证和评审方法、程序和检验。验证的频率应足以证实HACCP 体系运行是否有效。审核的重点是监控结果和产品检测，监控结果和纠偏措施记录每天都应进行审查，审查后还要签名及注明审查日期。

12. 建立记录和文件管理系统

应用 HACCP 体系必须有效、准确地保存记录，这是 HACCP 体系的关键。HACCP 程序应文件化。文件和记录的保存应合乎操作种类和规模。

HACCP 记录主要有 4 个方面：CCP 监控记录、采取纠偏措施记录、验证/审核记录、HACCP 计划和支持性材料。

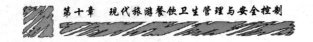

小　结

本章主要论述了餐饮业卫生管理的意义，卫生管理组织、食品卫生管理员及职责；对食品卫生法规和食品卫生标准进行了阐述；分析了食品良好生产规范和危害分析与关键点的起源、发展及内容。

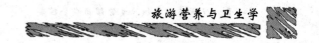

参考文献

［1］凌强．食品营养与卫生安全［M］．北京：旅游教育出版社，2012.

［2］吕建中．现代旅游饭店管理［M］．北京：中国旅游出版社，2004.

［3］王亚伟，刘爱月．烹饪营养与卫生［M］．北京：中国林业出版社，2008.

［4］林玉恒．食品营养与安全［M］．上海：上海交通大学出版社，2011.

［5］黄冈平．烹饪营养卫生学［M］．南京：东南大学出版社，2007.

［6］钱和．HACCP原理与实施［M］．北京：中国轻工业出版社，2010.

［7］国家食品药品监督管理局．餐饮服务食品安全操作规范（国食药监食［2011］395号）［S/OL］．［2011-08-22］．http：//www. sda. gov. cn/WS01/CL0851/65144. html.

［8］全国人民代表大会常务委员会．中华人民共和国食品安全法（主席令第二十一号）［S/OL］．［2015-04-24］．http：//www. gov. cn/zhengce/2015-04/25/content_ 2853643. html.

［9］嵇布峰，侯兵．餐饮管理［M］．北京：中国纺织出版社，2008.

［10］钱志伟．食品标准与法规［M］．北京：中国农业出版社，2008.

［11］田克勤．食品营养与卫生［M］．大连：东北财经大学出版社，2007.

［12］段仕洪．中餐烹饪原料加工工艺［M］．大连：东北财经大学出版社，2006.

［13］陈忘名，等．食品生产企业HACCP体系实施指南［M］．北京：中国农业科学技术出版社，2002.

［14］周旺，梁敏．烹饪营养学［M］．北京：中国轻工业出版社，2015.

［15］张志宇．餐饮服务与管理［M］．北京：中国财政经济出版社，2007.

［16］中国烹饪百科全书编辑委员会．中国烹饪百科全书［M］．北京：中国大百科全书出版社，1992.

［17］彭景．烹饪营养学［M］．北京：中国轻工业出版社，2000.

［18］易美华等．食品营养与健康［M］．北京：北京轻工业出版社，2000.

［19］赵廉，路新国，李陵申，等．烹饪原料学［M］．北京：中国纺织出版社，2008.

［20］孙长颢，凌文华，黄国伟．营养与食品卫生学［M］．北京：人民出版社，2012.

［21］中国营养学会．中国居民膳食指南（2016）［M］．北京：人民卫生出版社，2016.